经典胎教范例

让宝宝更聪明

郑国权 编著

全国知名妇幼保健专家
携专业团队倾情打造

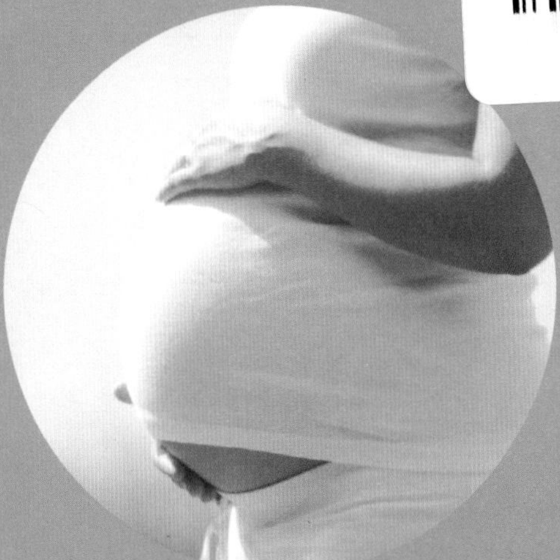

吉林科学技术出版社

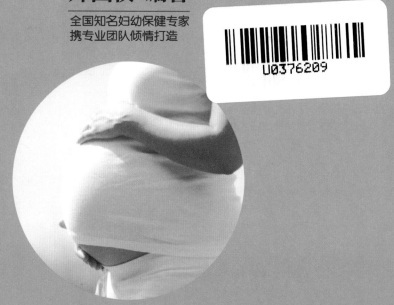

图书在版编目（CIP）数据

经典胎教范例　让宝宝更聪明 / 郑国权编著．-- 长春：吉林科学技术出版社，2015.2
ISBN　978-7-5384-8711-4

Ⅰ．①经… Ⅱ．①郑… Ⅲ．①妊娠期 – 妇幼保健 – 基本知识②胎教 – 基本知识 Ⅳ．①R715.3②G61
中国版本图书馆CIP数据核字（2014）第302229号

经典胎教范例　让宝宝更聪明

编　　著　郑国权
编　　委　何广举　佟　伟　李红霞　李华艳　关海红　耿换梅
王开凤　王亚楠　尹　念　宋犀堃　吴锦霞　叶学益
付娟娟　陈红燕　陈晓艳　付大英　何卫珍　傅晓云
薛　芹　杨　文　杨　帆　杨文告　杨旺庆　付燕君
黄美艳　黄海英　刘小敏　刘丽萍　刘建伟　刘艳如
孙玉梅　孙志虹　陈云龙　何三花　郭坤平　莫义亮
唐　玲　王春菊　叶金强　吕利萍　张　卉　赵丽丽
摄　　影　封昌丽　刘志刚　刘　计　谢振国　赵雷松　卢致进
罗永亮　孟庆才　邹文清　郑　红　胡永杰　张　洁
图片整理　张　晶　武万里　周亚丽　何东键　胡晶爽　齐　凤
出 版 人　李　梁
策划责任编辑　孟　波　冯　越
执行责任编辑　张　超
音乐策划　朱　鑫
封面设计　水长流文化
开　　本　710mm × 1000mm　1/16
字　　数　300千字
印　　张　20
印　　数　1– 8000册
版　　次　2015年5月第1版
印　　次　2015年5月第1次印刷

出　　版　吉林科学技术出版社
发　　行　吉林科学技术出版社
地　　址　长春市人民大街4646号
邮　　编　130021
发行部电话/传真　0431–85635181　85635177　85651759
85651628　85600611　85635176
储运部电话　0431–86059116
编辑部电话　0431–85642539
网　　址　www.j1stp.net
印　　刷　长春百花彩印有限公司

书　　号　ISBN 978-7-5384-8711-4
定　　价　49.80元

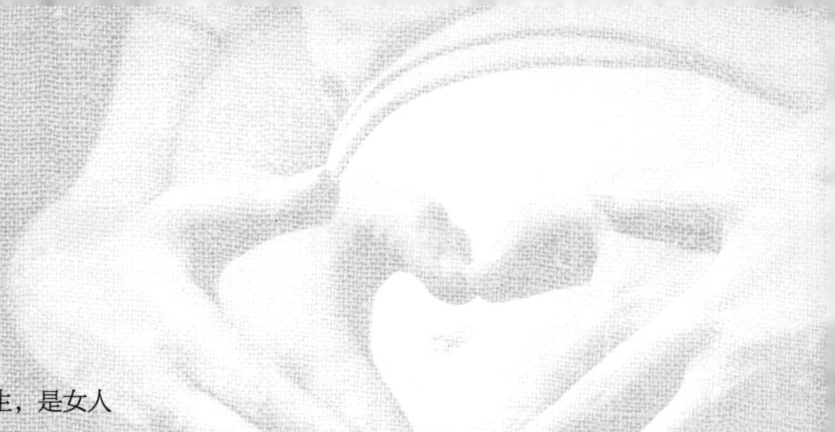

前言

PREFACE

一个新生命的诞生，是女人一生最幸福的时刻，而这个过程却不是很轻松。怎样才能孕育一个聪明、智慧的小宝宝，是准父母们最大的心愿，也是准父母都要面对的问题。

科学家认为胎宝宝具有思维、感觉和记忆能力。胎教不仅能使准妈妈身心愉悦、陶冶情操，而且准妈妈的一言一行都会潜移默化地影响胎宝宝。科学合理地对胎宝宝进行胎教，有助于胎宝宝的智力和人格的发展。其实，胎教并不像人们想象的那么复杂，只要准爸爸准妈妈们心中有爱，胎教就会变得简单。读一读《经典胎教范例——让宝宝更聪明》这本书，与你的胎宝宝一同开始一段充满快乐、爱意的幸福旅程吧！

《经典胎教范例——让宝宝更聪明》包括了经典的故事、名人的诗歌、快乐的童谣、诙谐的绕口令、有趣的谜语、幽默的笑话、准妈妈做手工、名画欣赏等等。准妈妈或者准爸爸，每天利用10分钟的时间，静下心来，全心全意地为胎宝宝讲一个小故事、吟诵几首唐诗……都会使胎宝宝受益匪浅。《经典胎教范例——让宝宝更聪明》是一本内容丰富、形式多样的胎教范例书，准妈妈和胎宝宝会从中学到不一样的知识、分享不一样的感动、体会不一样的乐趣！

音乐胎教

享受幸福美妙的音符

哼唱中得到熏陶

准妈妈可以每天哼唱几首歌，通过歌声减轻对怀孕的焦虑和紧张，而且还可以把好听的歌曲传递给胎宝宝。

倾听带来快乐

准妈妈每天都要听一些好听的音乐，在音乐中会让肚中的小宝宝有一种“世界是美好的”感觉，能获得感情、感觉上的满足。而且胎宝宝在不同发育阶段需要不同性质的胎教音乐来促进大脑神经发育。

曼舞中的律动

准妈妈还可以将适宜的音乐和孕妇舞蹈（体操）结合起来，唤起准妈妈音乐的本能，把音乐的律动感受传递给胎宝宝。

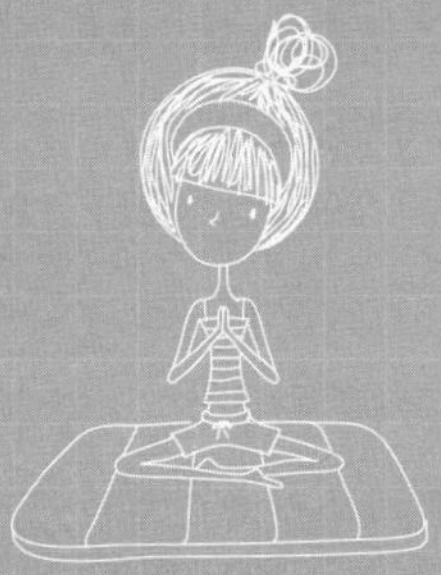

运动胎教

促进胎宝宝健康发育

散步是孕期最适宜的运动

运动胎教的前提是量力而行，而散步对于准妈妈来说无疑是最好的选择，是增强准妈妈和胎宝宝健康的有效运动方式，对母子的身心都起到极好的调节作用。散步最好在空气清新、绿树成荫的场所锻炼，着装宜宽松舒适，鞋要合脚轻便。

瑜伽让准妈妈身心健康

对准妈妈来说，瑜伽可以锻炼肌肉的韧性、灵活度和耐力，增强准妈妈的情绪自控力，还能让准妈妈们顺利地通过生产期。做瑜珈动作时一定要注意选择准妈妈适宜的动作，不要尝试特殊姿势。

享受游泳的浮力支撑

沉重的子宫受到水浮力的支持，能够减轻妊娠期腰肌和背肌的负担。而准妈妈在水中体位的变化，也有利于纠正胎位，促进顺产。但准妈妈不适合潜水运动。

语言胎教

与胎宝宝沟通的桥梁

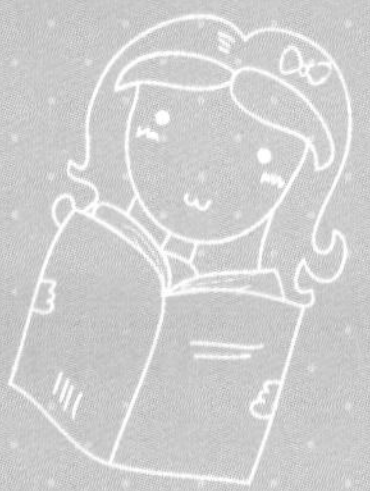

朗诵抒情法

在动听的音乐伴随下朗诵美文，可以让胎宝宝有一种安全与温暖的感觉，能促进其出生以后在语言及智力方面的良好发育。朗诵时间一般控制在5～10分钟以内。

深情地讲故事

准爸爸准妈妈可以将图画书上的故事用温柔而富有感情的声音讲给胎宝宝听，尽量将书画上的内容视觉化地传达给胎宝宝。声音要适当大和清晰，速度要缓慢，而且要发自内心。

交流中传递爱

给胎宝宝起个名字吧，每天在呼唤中多与胎宝宝做一些交流，可以是美文、故事，也可以是你穿的衣服、吃的东西，甚至只是和胎宝宝漫无目的地聊天，借交流的机会多与胎宝宝沟通、互动。不过准妈妈要记住，和胎宝宝说话，持之以恒很重要。

营养胎教

是准妈妈和胎宝宝的健康保障

规律饮食，养成良好饮食习惯

孕期，准妈妈三餐最好定时、定量、定点。最理想的吃饭时间为：早餐7~8点，午餐12点，晚餐18~19点。准妈妈一定要知道哦，母亲的不良饮食习惯会影响胎宝宝出生后的饮食习惯。

不挑不拣，吃出均衡营养

不同的食物所含的营养素是不一样的，所以建议准妈妈多变换食物的种类，每天尽可能多吃种类不同的食物，营养才会充足。

要以没有加工的食物为主

没有加工的食物中营养素不容易丢失，有利于为胎宝宝提供全面的营养。烹调时也以保留食物原味的方式为主，少用调味料。

环境胎教
营造良好的内外氛围

亲手装饰美丽的家

居室环境对于准妈妈来说是非常重要的，准妈妈可以发挥自己的想象，做做插花、学学布艺，亲手把自己的家重新装饰，布置要整洁雅致，而且只限于装饰而不是重新装修。

远离工作环境中的污染源

在整个孕期，准妈妈都要尽可能避开各种污染，比如二手烟、汽车排放的尾气等。准妈妈还要注意工作环境的状况，不要在有毒有害的环境内工作，远离噪声、震动、高温、粉尘等有害因素，以保证自己和胎宝宝的健康。

夫妻和睦，家和万事兴

夫妻感情融洽是幸福家庭的前提，胎宝宝在幸福和谐的家庭环境中愉快地生长发育，出生后往往也是非常健康聪明的。

美育胎教
将美感传递给胎宝宝

走进大自然

身体状况良好的准妈妈可以经常到空气清新、风景秀丽的地方游览，多看看美丽的花草，以调节情趣，使自己和胎宝宝一起充分享受大自然的美好。

在穿衣打扮中教会宝宝审美

准妈妈必须注意提高自身修养，注意个人言行举止和穿着打扮，运用审美心理学的知识，将自己的审美感知、审美情感、审美想象、审美理解传递给胎宝宝，为提高宝宝出生后对美的感知能力奠定基础。

赏析名作，熏陶中提高自我

准妈妈要丰富精神生活，多听音乐、看书、旅游，欣赏一些名家名作，在欣赏美术作品时，调动自己的理解力和鉴赏力，把生活中美的体验传递给胎宝宝。

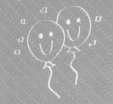

最成功的斯瑟蒂克胎教

一对普通的美国夫妇培养了四个天才儿童：大女儿5岁时，便从幼儿园一下子升到高中一年级，10岁便成为当时全美最年轻的大学生，其他三个女儿也同样优秀。“斯瑟克胎教法”将告诉你他们成功的答案。

胎宝宝有着巨大的潜力

随着苏珊和她另外三个妹妹的出生，斯瑟蒂克夫妇的胎教方法得到了证实：那就是采用胎宝宝容易接受的胎教法进行教育，出生的孩子就具有很高的素养，而这些素养能使孩子很快学会各种本领。换句话来说，胎宝宝具有惊人的能力，为开发这一能力而施行的胎内教育、胎宝宝教育，会让你的宝宝终身受益。

斯瑟蒂克胎教法

· 经常用悦耳、快乐的声音唱歌给胎宝宝听。

· 多听旋律优美、节奏明快的音乐或歌曲，将幸福与爱的感觉传递给胎宝宝。

· 随时与胎宝宝交谈，想到什么，都可以跟胎宝宝说。

· 讲故事给胎宝宝听，说故事时，声调要富有感情，不要单调乏味。

· 多出外散步，增长见识，无论看到什么都可以将它们变成有趣的话题，细致地描绘给胎宝宝听。

· 利用形象语言。比如告诉胎宝宝1加1等于2时，不妨说妈妈有一个苹果，如果爸爸再给我一个苹果，那么，我们就有两个苹果。

· 出生后一定要跟进。等小孩出生以后，最好把胎教所用过的东西放在婴儿面前，如此一来，婴儿会慢慢回忆起以前学过的东西。

CONTENTS 目录

孕 1 月

幸“孕”与胎教

孕2月

懵懂中感受宝宝的到来

Loves

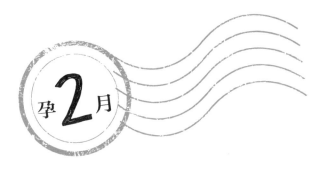

孕3月

胎宝宝告别危险期

孕4月

宝宝安定，妈妈舒心

Loves

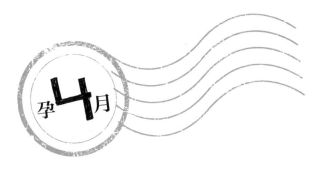

孕5月

用心感受胎宝宝

孕6月

感受幸福的律动

Loves

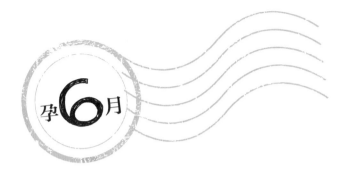

孕7月

与胎宝宝的亲密接触

孕8月

胎宝宝睁眼看世界

孕9月

忐忑中幸福的等待

孕10月

幸福地迎接宝宝的到来

Loves

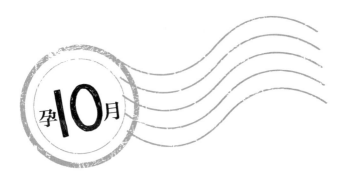

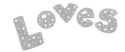

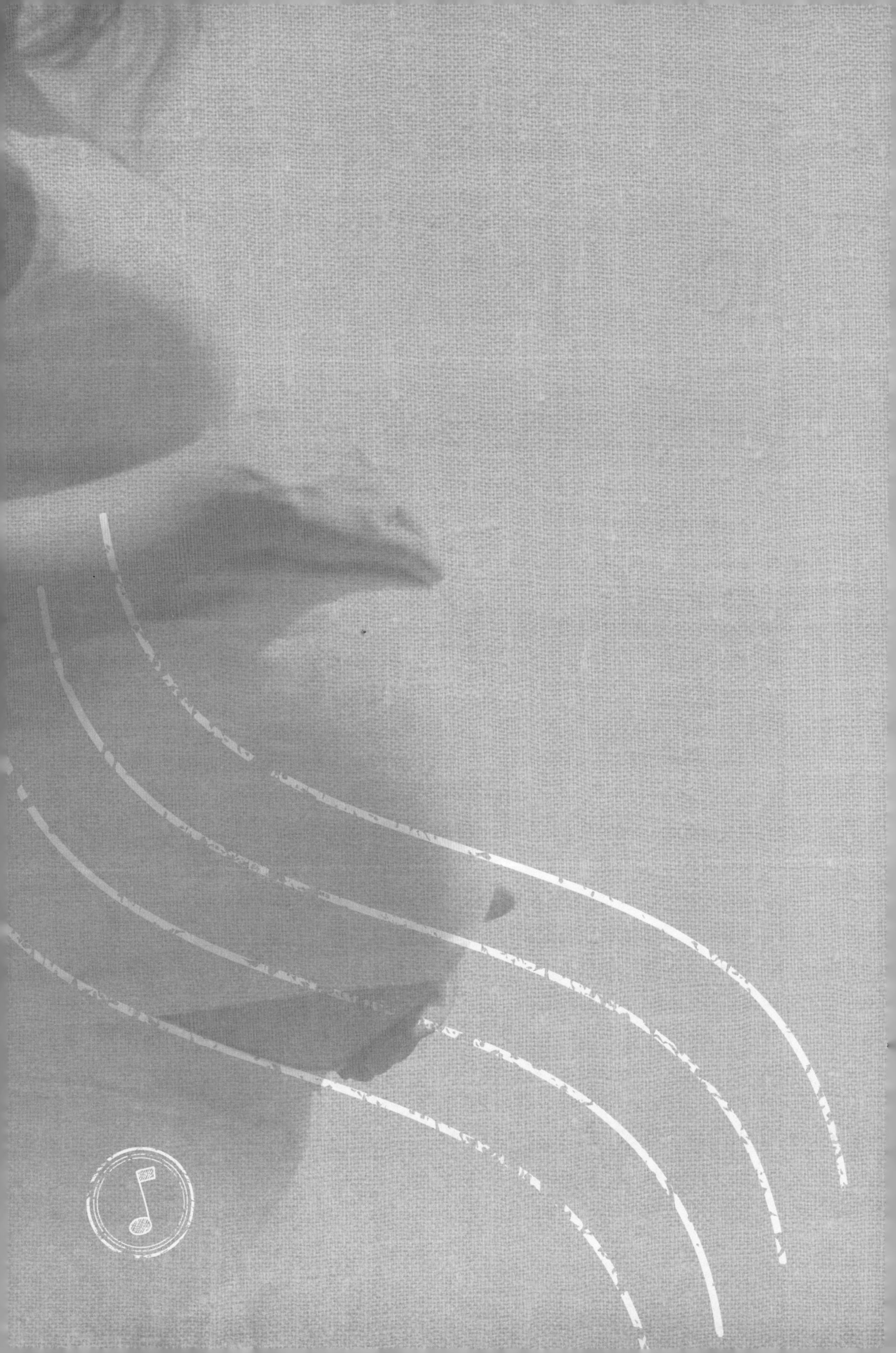

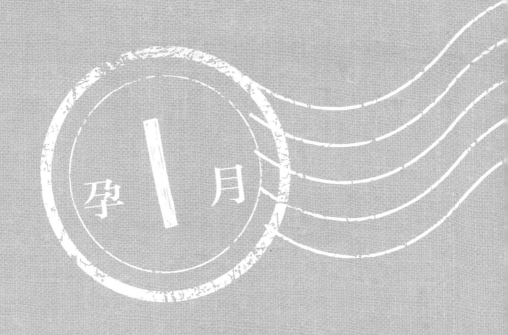

孕1月

幸“孕”与胎教

孕1月，此时受精卵还不能称之为胎宝宝，此时的胎教最重要的是给胎宝宝提供一个优良的环境，而胎宝宝的生活环境包括母亲身体内环境和父母生活的外在环境。外在环境，就是要保证有一个安全、稳定的生活环境；而内在环境，则要求准妈妈不要大悲大怒，以好的心情为胎宝宝的发育开个好头。

期待新生命的到来，
《你是人间四月天》

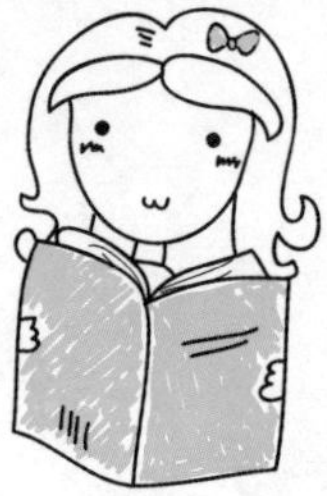

《你是人间四月天》是林徽因的经典名作，是林徽因在儿子出生后的有感力作，是一首亲子诗，洋溢着母爱的温暖。

你是人间四月天

我说你是人间的四月天，
笑响点亮了四面风；
轻灵在春的光艳中交舞着变。
你是四月早天里的云烟，
黄昏吹着风的软，
星子在无意中闪，
细雨点洒在花前。
那轻，那娉婷，
你是，鲜妍百花的冠冕你戴着，
你是天真，庄严，你是夜夜的月圆。
雪化后那片鹅黄，你像；
新鲜初放芽的绿，你是；
柔嫩喜悦，
水光浮动着你梦期待中白莲。
你是一树一树的花开，
是燕在梁间呢喃，
——你是爱，是暖，是希望，
你是人间的四月天！

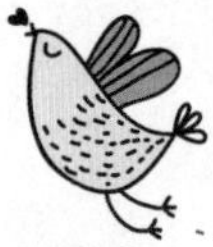

温馨提醒

《你是人间四月天》，是一首非常适合朗读的抒情诗歌，准妈妈可以带着感情地大声朗诵出来。只要心中有着对生命的一种热爱，一切美好的结果也就在意料之中了。

四月，春天中的盛季。在这样的季节里，诗人写下了心中的爱。这样的四月，该如苏东坡笔下的江南春景。那鹅黄，是绽放的生命；那绿色，蕴含着无限的生机；那柔嫩的生命，新鲜的景色，在这样的季节里泛着神圣的光。这神圣和佛前的圣水一样，明净、澄澈，和佛心中的白莲花一样，美丽、带着爱的光辉。

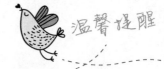

名画欣赏：
《圣母子》

拉斐尔是文艺复兴时期意大利著名画家，他创作了大量的圣母像。他的作品充分体现了安宁、协调、和谐、对称以及完美和恬静的秩序。今天，我们与准备当母亲的准妈妈一起来欣赏一下他的这幅著名的《圣母子》。

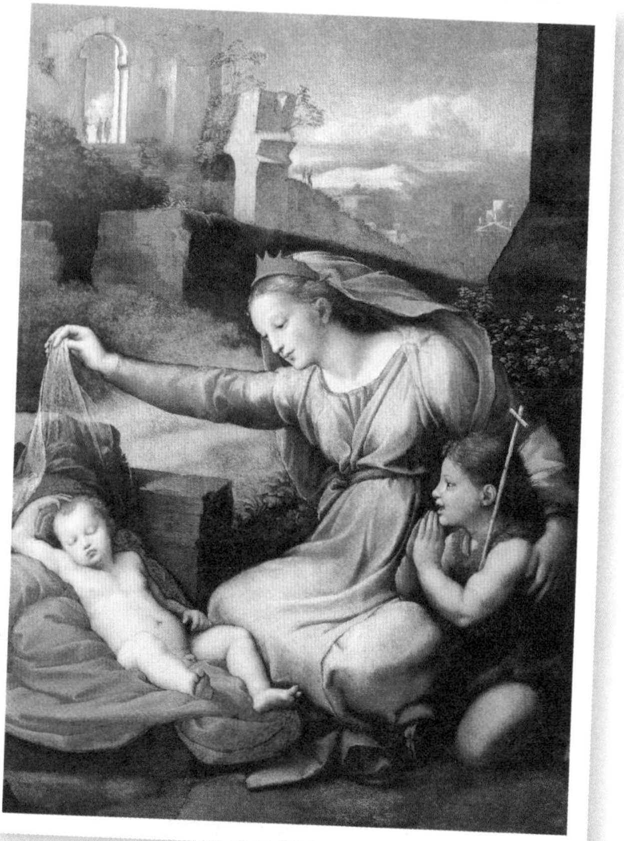

在《圣母子》这幅画中，我们看到画中的圣母圣洁优雅，具有拉斐尔笔下女性所共有的秀美绝伦。其表情安然如水，低眉顺目，端庄纯洁，是典型的慈母形象。画中的圣子酣然入睡，如同进入甜美梦乡的天使，微微翘起的嘴角宛如胧月的轻盈。在构图上，画面也很柔和圆润，把圣母子安置在优美的古建筑群中，更体现了隽永的古典美。

名曲欣赏：《维也纳森林的故事》

愉悦的心情是优生优孕的重要因素。备孕的准爸爸准妈妈们，那就让我们一起来倾听这首美妙的圆舞曲——《维也纳森林的故事》吧。在美妙的乐曲中，在维也纳森林的早晨，享受那份宁静与幸福。

维也纳的森林

奥地利首都维也纳的郊区有一片美丽的森林，它离城市不远，历来吸引着千千万万的游人。这片森林也是许多居住在维也纳的大作曲家们经常光顾的地方，森林的美景常常激起他们的灵感。小约翰·施特劳斯是地道的维也纳人，《维也纳森林的故事》就是他献给故乡的赞歌。为了使乐曲具有浓厚的乡土气息，小约翰·施特劳斯在管弦乐队里破例地加上了奥地利的民间乐器——齐特尔琴。

维也纳森林的音乐

《维也纳森林的故事》这首乐曲由序奏、五个圆舞曲和尾声构成，其结构属于典型的维也纳圆舞曲式。

乐曲的开始是一段很长的序奏。两支圆号的旋律描绘了优美动人的风景，双簧管和单簧管吹出抒情流畅的曲调，像是牧人的牧歌和角笛。钟声的响起，使音乐增加了很多光彩。然后，大提琴缓缓奏出第一圆舞曲的主题动机，作为全曲的引子。大提琴浑厚的音调、圆号美丽的牧歌和长笛玲珑的装饰音节，构成了一幅极美妙的且色彩斑斓的音画，十分优雅动人。齐特尔琴的加入更增添了浓厚的奥地利民族色彩，这种特色型乐器拨奏出这首圆舞曲中最主要的一段旋律，轻柔而华美，仿佛晨曦透过浓雾照进维也纳森林，还伴随着鸟儿们婉转的鸣叫。

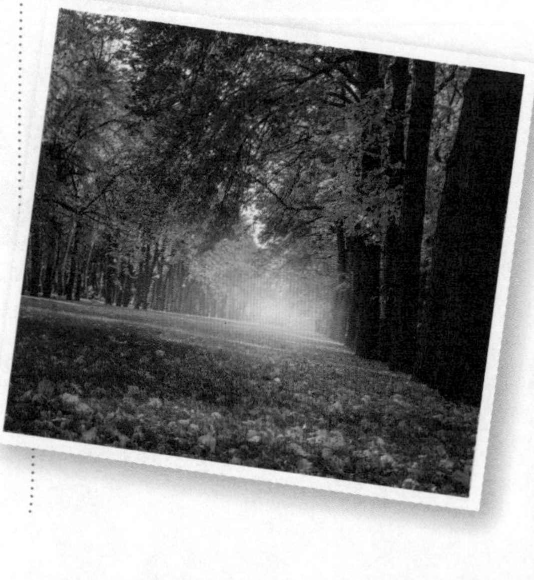

情感美文：
《爱和时间的故事》

准妈妈修养的不断提高，会让女性由女人向母亲角色转变过程中内心品质得到提升，达到母仪胎宝宝的目的。准妈妈读一些能触动心灵的故事、散文等，让自己的情感丰富起来。

爱和时间的故事

从前，在一个岛上住着人类的各种情感：快乐、悲伤、知识，还有爱等等。有一天，传言这个小岛就要沉入大海了。于是大家都开始忙着给自己造一艘船，只有爱没动静，他想坚持到最后一刻。眼看着小岛就要被海水吞没了，爱决定求救。

富裕乘着一艘大船从旁边经过。爱说："富裕，能带上我一起走吗？"富裕回答道："不行啊。我的船装满了金银，没你的地方啊。"爱决定向虚荣求救，他正坐着一艘漂亮的船经过。"虚荣，请救救我！""我没法帮你啊。你看看自己，浑身湿淋淋的，会把我的船弄坏的。"虚荣拒绝了。

然后悲伤划着船过来了。爱说："悲伤，让我和你一起走吧。""哦……爱，我太悲伤了，别理我，让我一个人待着吧！"

快乐也驾着船经过小岛，但她实在是太快乐了，根本没听见爱在向她求救。

突然，响起一个声音："来啊，爱。上船吧！"原来是一位老者。爱满心欢喜地上了船，激动得甚至忘了问老者姓甚名谁。等爱上了陆地以后，老者又默默地驾着小舟独自离开了。这时爱才回过神来，他忙问另一位长辈知识："刚才谁救了我啊？"

"是时间救了你。"知识回答道。

"时间？"爱问，"时间为什么要救我呢？"

知识高深地微微一笑："因为只有时间才懂得爱是多么宝贵。"

心灵感悟

没有人能丈量脚下的路有多长，没有人能够测试心中爱有多深，唯有时间，只有经过时间的流逝，人们才渐渐体会到爱的伟大。

写给妈妈的诗歌

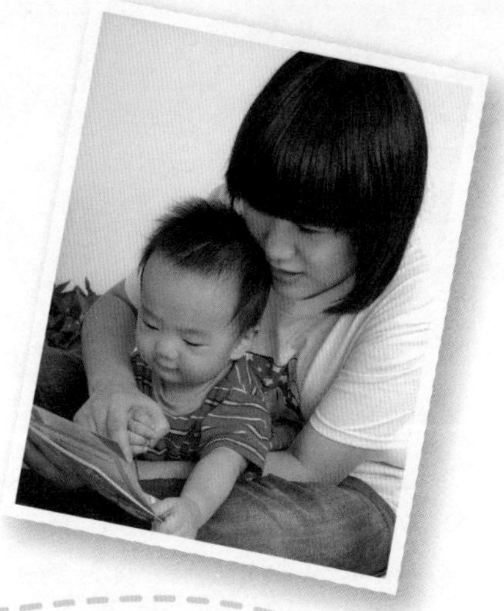

备孕的准妈妈可以读一些优美的诗歌，特别是一些写给妈妈的诗歌，读过以后，可以让自己紧张的情绪得到舒缓。

妈妈你别生气

妈妈你别生气，我不是故意来气你。

爷爷奶奶都是这么说：小孩子本来就淘气。

冬天我滚在雪地里，是和雪人做游戏。

我碰倒妈妈的新花瓶，是为了逮住小猫咪。

妈妈，妈妈你别生气，我不是故意来气你。

爷爷奶奶都是这么说：小孩子本来就淘气。

夜里我偷偷溜出去，是和星星有秘密。

我剪坏妈妈的新裙子，是想让妈妈更美丽。

妈妈，妈妈你别生气，我不是故意来气你。

轻轻对你说句悄悄话：叫一声好妈妈别生气。

永恒的妈妈

当第一次睁开初生的双眸，
最先看到的是人母的无比圣洁，
慈爱的睇视和欣喜的泪流：
眼睛一眨不眨，仔细地盯着你，
你朦胧无知的心本能地律动，
无法表述亲情，只一阵四肢乱舞，
急得你：忍不住大声啼哭。
经过多少个日日夜夜的抚育，
终于坐直了你小小的身躯，
在调整了情商和智商之后，决不等待，
径直喊出了生命中最珍宝的第一声：妈妈！
这是最感人的原始蕴蓄，
无论世界上流韵着多少种语言，
只有这一声呼喊绝对的相同，
没有什么乐音，没有什么诗歌，
能比这一声更动人。

动手布置照片墙

每张照片都有它美丽的故事、美好的回忆。准妈妈和准爸爸一起动手制作一面照片墙吧，既美化了居室，也记录下了过去的点点浪漫，在孕期中，还可以把那些照片里的故事讲给胎宝宝听。

选定照片墙尺寸和造型

照片墙的形式可以是各种各样，准妈妈可以根据自己手里的相片，根据家里墙面的尺寸，根据家里的装修风格来决定照片墙的形式。可以是规则的，也可以是不规则的；可以是彩色照片为主，也可以是用黑白照片做一个怀旧主题墙。

选择照片墙的背景

根据照片墙的造型选择适合的背景。大致有以下几种方法：

1.挂一块挂毯，挂毯面积大概与你的要求符合，颜色要素一点，将相框别到上面，或者直接将照片粘上。

2.用木条制作一面背景墙，类似公园的条椅，颜色可以是白色，然后将照片挂到背景墙上。

3.墙面处理干净平滑，往墙上粘一些背面有胶的小钩子，要买可以挂的那种相框。

4.使用双面胶直接挂，但双面胶要多用，并且相框要轻质的。

5.不用相框，将照片塑封好，用双面胶粘贴到一张壁纸上，然后将壁纸粘到背景墙上。

6.就是直接钉钉子了，不过这种方法尽量不要用，对墙面会有损坏。

照片墙的一个流行趋势是混搭，随意选取几幅自己喜欢的照片，用高低错落的挂法作为墙面装饰，会收到意想不到的装饰效果，瞬间就能让居室充满艺术感和独特气质。

胎教百科：
精子“求爱”路线图

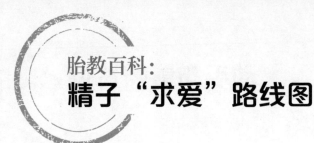

受精是卵子和精子融合为一个合子的过程。它是有性生殖的基本特征，普遍存在于动植物界，但人们通常提到最多的是指的动物。受精成功也就意味着新生命孕育开始。这个过程准妈妈了解吗？

精子与卵子的约会

当夫妻双方性交后，男子射出的精液量有2~5毫升，内有1~3亿个精子，精子靠尾巴的摆动在女性生殖道内快速游动，每分钟能游动2~3毫米。要同卵子相会，精子至少要闯过4关：要通过阴道、穿过子宫颈、在子宫腔内运行，最后才能进入输卵管，同卵子相会。

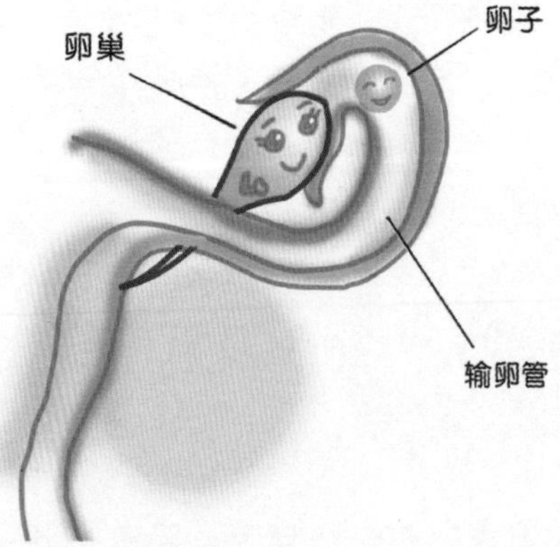

约会成功后的着床

当精子与卵子结合形成受精卵时，生命的旅程开始了。在以后的几天里，受精卵沿着输卵管向子宫移动，同时迅速进行细胞分裂。受精后4~5天就到达子宫腔。受精卵到达子宫腔后，能分泌一种分解蛋白质的酶，侵蚀子宫内膜并埋在功能层中，子宫内膜缺口迅速被修复，这个过程称为受精卵的植入或着床。

胚芽的发育过程

当受精卵着床后，不断分裂的细胞会依照预定的模式分为两组，一部分发育成胎宝宝，其他的则形成胎盘等组织。受精卵埋在子宫内膜里，得到子宫的滋养，就好像种子种在肥沃的田里，得到它生长发育所需要的营养，孕卵不断地生长、发育，直至成为胎宝宝。

心灵感悟

精子在“求爱”的过程中可谓曲折而艰难，它需要靠精子自身主动运动或依靠生殖道上皮细胞的纤毛运动抵达卵子附近与卵子相遇，而这一路上经过重重难关，最终基本上只有一个精子能与卵子约会成功。

《桃花源记》，
给心灵一片净土

古今中外的优秀散文是非常适合准妈妈品读的，这些散文思想境界较高，情景交融，感情细腻，准妈妈读后易引起共鸣。如陶渊明的《桃花源记》、杨朔的《荔枝蜜》等。

桃花源记

晋太元中，武陵人捕鱼为业。缘溪行，忘路之远近。忽逢桃花林，夹岸数百步，中无杂树，芳草鲜美，落英缤纷，渔人甚异之。复前行，欲穷其林。

林尽水源，便得一山，山有小口，仿佛若有光。便舍船，从口入。初极狭，才通人。复行数十步，豁然开朗。土地平旷，屋舍俨然，有良田美池桑竹之属。阡陌交通，鸡犬相闻。其中往来种作，男女衣着，悉如外人。黄发垂髫，并怡然自乐。

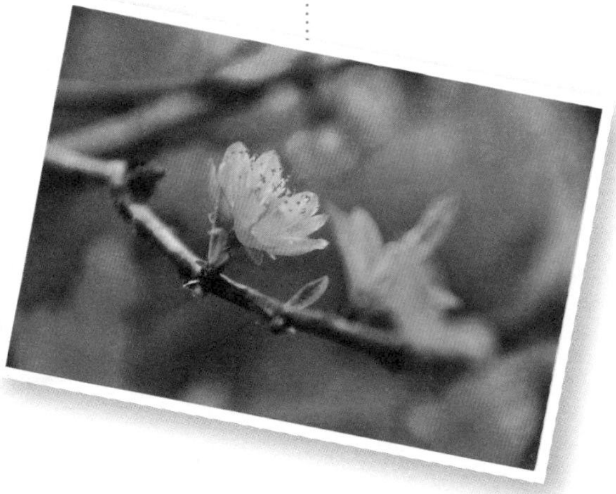

陶渊明把他的理想世界展示在了我们的面前。文章开端，先以“芳草鲜美，落英缤纷”的桃花林作为铺垫，引出一个质朴自然化的世界。那里没有阶级之分，没有税赋，没有战乱，没有沽名钓誉，也没有钩心斗角。人与人之间的关系也是那么平和。他们日出而作、日落而息，过着与世无争的平静生活，那么诚恳。我们无法不被这世外桃源景色、安居乐业的人们、快乐和平的生活所深深折服。一切都是那么单纯，那么美好，这个幻想中的桃源世界，对生活在虚伪黑暗、战乱频繁、流血不断的现实世界中的人们来说，无疑是令人神往的。这一切竟让如今的我们深深向往。虽是虚构的世界，却给了我们无限的畅想空间，似乎那些沉于水底的黑暗社会只是一个噩梦，梦醒了，窗外依旧是生机盎然的大地美景。

舒缓情绪赏音乐：《圣母颂》

舒伯特的《圣母颂》是一首举世闻名而且也非常适合准妈妈舒缓情绪听的胎教名曲，准妈妈听着这样的曲子，就像是在聆听福音，会让不平静的心绪平静，在平静中向往着孕育的幸福。

音乐欣赏

舒伯特的这首《圣母颂》是他在1825年根据英国诗人瓦尔特·司各特的叙事长诗《湖上美人》中的《爱伦之歌》谱写而成。歌曲抒发了叙事诗主人少女爱伦祈求圣母饶恕其父罪行的纯真感情。

舒伯特的《圣母颂》曲调优美，把人引入圣洁的心境，听到它那纯真的旋律，可以驱散心头的种种烦扰与孤寂，心情趋向纯净虔诚的境界，它引导人心向善，追求人类共同的精神目标。歌曲采用分节形式，曲调柔美委婉、纯净朴实，音乐表情细腻丰满。歌曲在分解和弦的伴奏下以平稳的旋律为起点，通过浪漫主义音乐常用的种种手法，描绘了一个纯洁的少女真诚地祈求圣母马利亚赐予心灵抚慰的情景。同时，我们还可以从这首小曲里，感受到作者在坎坷的人生道路上所体验到的痛苦和哀怨、幸福和希望。

歌曲开始的前奏，采用了六连音的分解和弦造成一种感情上的起伏。当歌曲唱到第八小节，出现了感情的高潮，然后逐渐平静下来，轻声呼唤圣母的名字。最后，全曲在宁静的气氛中结束。

这首《圣母颂》因为歌词来自文学作品，内容与宗教礼仪无关，歌曲表达的是一位生活在战争动乱年代的少女对和平安宁生活的渴望，感情极为纯洁虔诚。伴奏的钢琴模仿竖琴的琴音，烘托出一种宁静纯美的气氛。

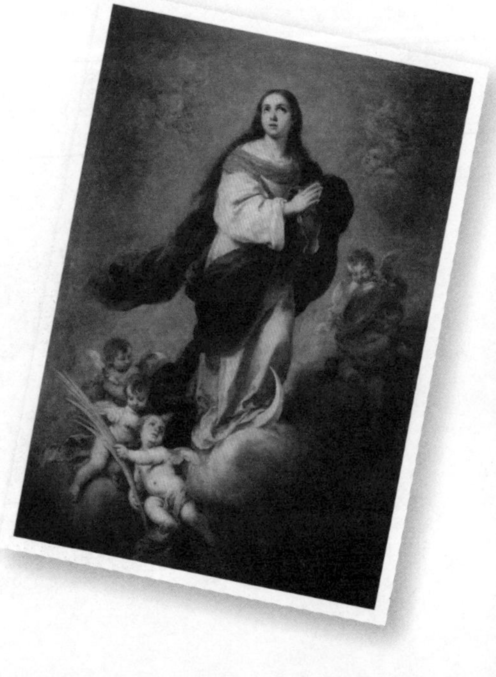

脑筋急转弯（1）

脑筋急转弯是一种有趣的游戏，它要求参与者在思维遇到特殊的阻碍时，要很快离开习惯的思路，从别的方面来思考问题。准爸爸和准妈妈不妨一起来玩一玩。

人脱衣服，它穿衣服，人脱帽子，它戴帽子。

答案：衣帽架

2 有面没有口，有脚没有手，虽有四只脚，自己不会走。

答案：桌子

3 一根小棍儿，顶个圆粒儿，小孩儿玩它，容易出事儿。

答案：火柴

一根柱子好些梁，没有门窗没有墙，好像一座小亭子，用它挡雨遮太阳。

答案：伞

看看像块糕，不能用嘴咬，洗洗衣服洗洗手，生出好多白泡泡。

答案：肥皂

6 平又平，亮又亮，平平亮亮桌上放。它会告诉你，脸上脏不脏。

答案：镜子

小小木房站路旁，两边开着活门窗。要使街道干干净，果皮纸屑往里装。

答案：垃圾箱

8 丁零零，丁零零，一头说话一头听。俩人不见面，说话听得清。

答案：电话

9 别看它的身子小，头上戴顶大白帽，睁开眼睛屋里亮，地上蚂蚁也能找得到。

答案：电灯

10 屋子方方，有门没窗，屋外热烘，屋里冰霜。

答案：冰箱

四四方方一块布，嘴和鼻子都盖住，两根带子耳上挂，不怕风沙不怕土。

答案：口罩

下盘五子棋

五子棋这种游戏，是两人对弈的纯策略型棋类游戏，非常适合准妈妈玩，既动了脑子又可以让自己在下棋的过程中享受平静；而且又有准爸爸的参与，又可增进夫妻之间的感情。

传统五子棋

传统五子棋的棋具与围棋大致相同，棋子分为黑白两色，棋盘为15×15，棋子放置于棋盘线交叉点上。两人对局，各执一色，轮流下一子，先将横、竖或斜线的5个或5个以上同色棋子连成不间断的一排者为胜。

因为传统五子棋在落子后不能移动或拿掉，所以也可以用纸和笔来进行游戏。

五子兵法

中国现代五子棋的开拓者那威荣誉九段，多年钻研五子棋，潜心发掘五子棋的中国民间阵法，他总结了五子棋行棋的要领和临阵对局的经验，得出一套“秘诀”，谓之《那氏五子兵法》：

先手要攻，后手要守，以攻为守，以守待攻。
攻守转换，慎思变化，先行争夺，地破天惊。
守取外势，攻聚内力，八卦易守，成角易攻。
阻断分隔，稳如泰山，不思争先，胜如登天。
初盘争二，终局抢三，留三不冲，变化万千。
多个先手，细算次先，五子要点，次序在前。
斜线为阴，直线为阳，阴阳结合，防不胜防。
连三连四，易见为明，跳三跳四，暗剑深藏。
己落一子，敌增一兵，攻其要点，守其必争。
势已形成，败即降临，五子精华，一子输赢。

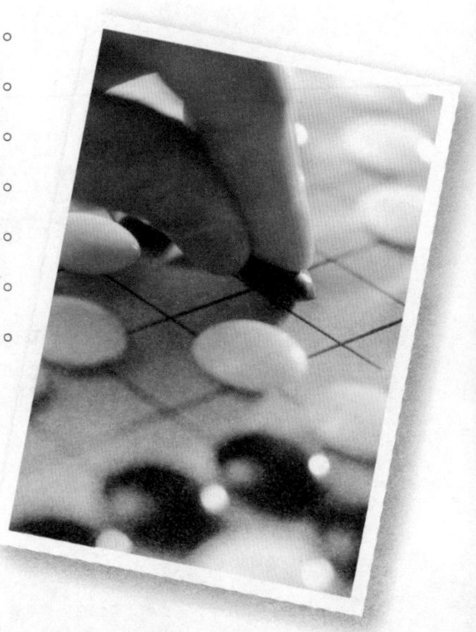

笑话：
动物们的故事

小动物们每天快乐地生活在森林里，有时也会闹出不少笑话。准妈妈可以读一读这些笑话，体会一下动物们欢乐的世界。这种快乐的情绪会让你对孕期充满期待。

忘交电费了

一群萤火虫在空中飞呀飞，其中有一只不发光！

另一只就好奇地问它："哥们，你怎么不亮啊？"

不发光的萤火虫幽默地答道："哎，哥们上月忘交电费了！"

你跑什么

一只鸡问猪："你主人呢？"猪回答："出去买蘑菇了。"鸡听后撒丫子就跑。猪说："你跑什么？"鸡说："有本事你主人买粉条的时候你小子别跑！"

森林交警队

森林里最近交通经常堵塞，于是，大家商量后组建了一个交警队。黑猫就是其中的一员，这一上路，可把它给忙坏了，看见兔子开车过来，它马上吹哨，训斥道："兔子，看你眼睛红红的，你酒后驾车？"

螃蟹的车也开过来了，它又吹哨："螃蟹，你又横穿马路！"

骑电动车的袋鼠路过，又被它拦住了："袋鼠，你以后不许骑车带小孩！"

它一瞧见乌龟，更是气不打一处来，怒道："乌龟，谁让你上快车道的？"

龟和蛇

龟和蛇逛公园，可只有一张门票，于是，龟让蛇缠在脖上向公园走去。入园时，检票的鹰说："站住"，龟蛇非常慌张，鹰又说："看你那鳖样，还打条领带！"

好孕营养餐：

肉丁豌豆饭

即将到来的孕期对于女性来说所需要的营养会越来越多。为了适应母子的需求，准妈妈最重要的就是要均衡摄取食物，包括奶类、鱼肉蛋豆类、五谷根茎类、蔬菜类、水果等。而从营养角度讲，吃单一的精米、精面或吃单一的粗粮都不可取，最好是粳米、粗粮混合着吃，这样对健康更有益。

食谱原料

粳米250克，鲜豌豆150克，猪肉80克，盐适量。

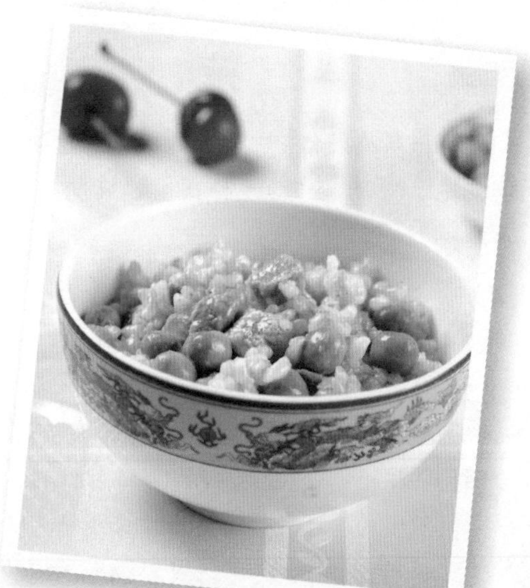

制作方法

1. 将粳米淘洗干净；豌豆洗净；猪肉洗净、切丁。
2. 将锅置旺火上，放入油烧热，下入肉丁翻炒几下，倒入豌豆煸炒1分钟，加入盐和水，加盖煮开后，倒入粳米，用锅铲沿锅边轻轻搅动。
3. 此时锅中的水被粳米吸收而逐渐减少，搅动的速度要随之加快，同时火力要适当减小，待米与水融合时把饭摊平， 用竹筷在饭中扎几个孔，便于蒸汽上升，以防米饭夹生，再盖上锅盖焖煮至锅中蒸汽急速外冒时，转用文火继续焖15分钟左右即可。

美食道理

粳米健脾养胃、滋阴润肺、除烦渴；豌豆所含的膳食纤维是所有豆类中最丰富的；猪肉的蛋白质为完全蛋白质，含有人体必需的各种氨基酸，易被人体充分利用。

动嘴又动脑，
绕口令里说植物

绕口令是一门妙趣横生的语言艺术，内容诙谐而活泼，节奏感较强，富有音乐效果。准妈妈练习一下绕口令，可以让自己每天都过得更充实、更快乐。

花和瓜

瓜藤开花像喇叭，娃娃爱花不去掐。
瓜藤开花瓜花结花，没花就没瓜。
吃瓜要爱花，娃娃爱花也爱瓜。

温馨提醒

说绕口令时，不论是准爸爸还是准妈妈，一定要做到口齿清晰、感情充沛，调整好气息。

看花和吃瓜

妈妈爱栽花，爸爸爱种瓜；
妈妈栽桃花，爸爸种西瓜；
桃花红，红桃花，娃娃脸上笑哈哈；
爸爸给我吃西瓜，娃娃心里乐开花。

种冬瓜

东门童家，门东董家，童董两家，同种冬瓜。
童家知道董家冬瓜大，来到董家学种冬瓜。
门东董家懂种冬瓜，来教东门童家种冬瓜。
童家董家都懂得种冬瓜，童董两家的冬瓜比桶大。

植树

老顾大顾和小顾，扛锄植树走出屋。
漫天大雾罩峡谷，雾像灰布满路铺。
大顾关注喊小顾，老顾扛锄又提树。
雾里植树尽义务。

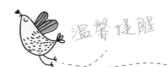

励志故事：
《音乐神童莫扎特》

也许准妈妈听过莫扎特的音乐，如果说贝多芬通过不懈的奋斗而努力接近上帝的话，那么莫扎特就是天使在人间。准妈妈读一读莫扎特的故事，看从中会得到哪些启迪。

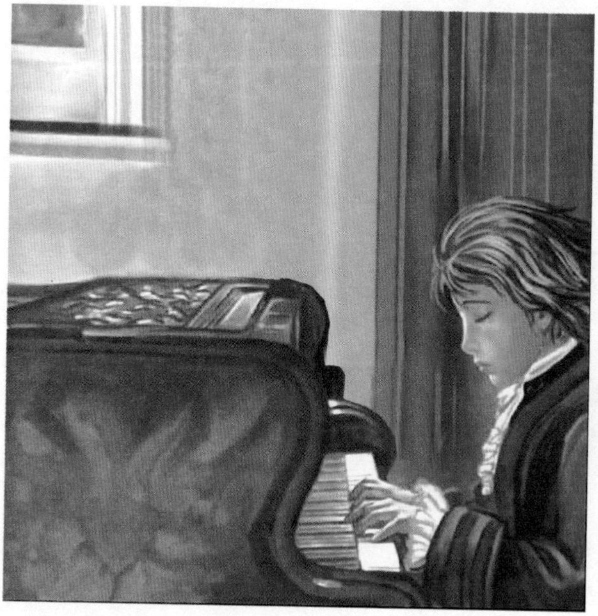

音乐神童莫扎特

1756年，莫扎特出生于奥地利萨尔兹堡。他的父亲是一位宫廷乐师，莫扎特从小就接受音乐的熏陶，自幼展现出超出常人的音乐天赋。

莫扎特学起音乐来就如同别的婴儿学说话一样发自天然。他有一个姐姐叫玛丽安娜。当莫扎特刚会走路时，在父亲给小玛丽安娜上音乐课的时候，他就听着。然后他蹒跚着走到拨弦古钢琴那里把教材从头到尾弹得一点不差。到他四岁时，他不仅能弹拨弦古钢琴，而且开始写作小巧的小步舞曲，甚至为乐队写一部协奏曲。在任何人都不知道的情况下，他得到了一把小型的小提琴并且学着拉它。有一天，当他的父亲和三个朋友正在花园的凉亭里弹奏一部弦乐四重奏时，小莫扎特把那第二小提琴分部一点不错地拉了出来。他们都大为惊讶，他又同样把那第一小提琴分部拉完。

莫扎特是出色的钢琴家，可视谱演奏协奏曲，能即兴演奏。从6岁开始作曲：8岁时写下第一首交响曲，11岁写下第一首清唱剧，12岁写下第一部歌剧，14岁指挥了该歌剧的12场演出。他在1773年听了海顿的弦乐四重奏后，同年首次写出自己的六首四重奏，时年17岁。

莫扎特的父亲把两个孩子带到德国的音乐城市慕尼黑。在那里，他们接到了来自皇宫的邀请，到皇帝的宫殿里去演出。孩子们在皇帝和皇后以及他们的整个宫廷面前演奏。小莫扎特视奏了宫廷作曲家一首难弹的协奏曲，那作曲家为他翻着乐谱，看着他在主题上出色的即兴演奏；他用一个手指弹琴，又在蒙着一块布的键盘上弹奏。最后，皇帝称他是一个小魔术家。一位英国评论家写道：“这个孩子出于本能懂得的音乐比许多大教堂教师钻研了一辈子所学的还多。”

这位音乐天才，16岁时被任命为萨尔兹堡宫廷的管风琴师。虽然这段时间，莫扎特创作了大量的优秀作品，也受到过王公贵族的厚爱和赞赏，但也饱尝了贵族阶层对他人格的蔑视和侮辱，身心遭到一次次打击。后来，莫扎特辞掉宫廷里的职位，摆脱了奴仆般的地位，勇敢地成为奥地利第一位不依附于贵族的自由作曲家。但在当时的社会，做一个自由作曲家并不为人们所认可，选择这条道路就等于选择了艰辛。在维也纳的大部分时间里，莫扎特都是在窘迫中度过的。但他创作的作品，具有优雅、清新、欢快和抒情的风格，旋律天真质朴、温和、甜美，充满了青春的朝气。

在莫扎特短短的36年人生中，给这个世界留下近50部交响曲，22部歌剧，50部各种形式的协奏曲，还有许多室内乐、独唱、合唱作品，他为人类做出了巨大贡献，在世界文化史上立下了永久的丰碑。

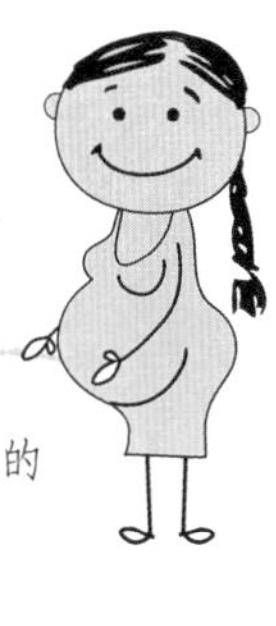

心灵感悟

看了莫扎特的故事，妈妈一定会希望宝宝将来也是一个勇敢的孩子，不管遇到什么困难，都要有永不放弃的精神。

经典传承：
《孟母三迁》

妈妈在子女的教育中有着举足轻重的作用，那么准妈妈是否知道在古代有很多优秀的母亲，她们重视孩子的教育，并通过一些有效的方法，培养出一个个伟大的思想家、科学家。她们的那些方法和理念在今天依然有意义，值得传承和发展下去。

原文

邹孟轲母，号孟母。其舍近墓。孟子之少时，嬉游为墓间之事，踊跃筑埋。孟母曰：“此非吾所以居处子。”乃去，舍市旁。其嬉游为贾人炫卖之事。孟母又曰：“此非吾所以处吾子也。”复徙居学宫之旁。其嬉游乃设俎豆，揖让进退。孟母曰：“真可以处居子矣。”遂居。及孟子长，学六艺，卒成大儒之名。君子谓孟母善以渐化。

译文

孟子的母亲，世人称她孟母。孟子小时候，居住的地方离墓地很近，孟子学了些祭拜之类的事，玩起办理丧事的游戏。他的母亲说：“这个地方不适合孩子居住。”于是将家搬到集市旁，孟子学了些做买卖和屠杀的技艺。母亲又想：“这个地方还是不适合孩子居住。”又将家搬到学宫旁边。孟子学会了在朝廷上鞠躬行礼及进退的礼节。孟母说：“这才是孩子居住的地方。”就在这里定居下来了。

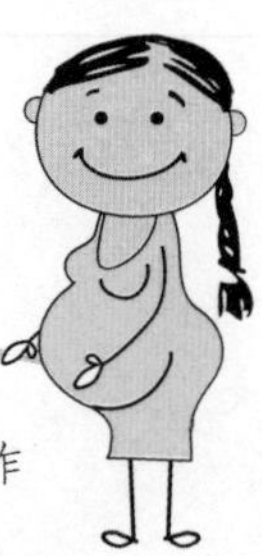

心灵感悟

通过孟母三迁的故事我们知道了家庭教育对子女成长起重要作用，而良好的人文环境对人的成长及品格的养成也是至关重要的，在生活中，环境造就人才，环境也淹没才人。所以要尽量给宝宝创造一个良好的环境。

琵琶曲：《阳春白雪》

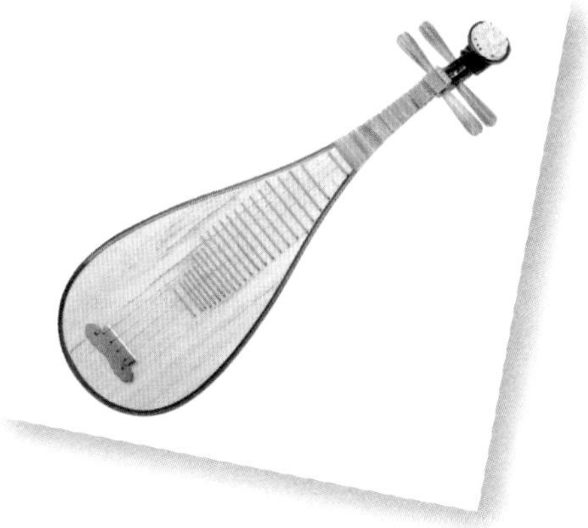

《阳春白雪》是中国十大著名古曲之一。表现的是冬去春来，大地复苏，万物欣欣向荣的初春美景。听来会让准妈妈感觉耳目一新，神清气爽。

音乐欣赏

《阳春白雪》本是传说中的古代歌曲。是由楚国著名歌舞家莫愁女在屈原、宋玉的帮助下传唱开来的，至今已有两千多年的历史。

《阳春白雪》可分成起、承、转、合四个组成部分，是一首具有循环因素的变奏体乐曲。

起部：《独占鳌头》曲首出现长达十七拍的“八板头”变体，它在以后三个部分的部首循环再现。

承部：《风摆荷花》、《一轮明月》这两个《八板》变体，在头上循环再现《八板头》之后，旋律两次上扬，在高音区上活动，表现情绪较为热烈。

转部：《玉版参禅》、《铁策板声》、《道院琴声》在这三个段落中首先是乐曲结构的分割和倒装，并出现新的节拍和强烈的切分节奏。其二是运用“摭分”、“板”和“泛音”等演奏指法，使音乐时而轻盈流畅，时而铿锵有力。

合部：《东皋鹤鸣》是本部的动力性再现，采取突慢后渐快的速度处理，使音乐气氛异常热烈。

《阳春白雪》经过历代名人的删改，音乐结构更集中、更严谨、更富有层次，音乐形象也更加鲜明，并以其对音乐形象精练的概括，质朴而丰富的音乐语言，表现了人们的积极进取、乐观向上、对大自然充满无限感情的精神气质。全曲呈现出一种明亮的色调，活泼、乐观，以活泼清新的旋律，富于活力的节奏描绘了万物生机盎然的春意景象，是一首雅俗共赏的优秀传统乐曲。

修身养性写书法：“精气神”

练书法是很好的修身养性之法，可以从自己的创作中得到满足感，心境也随之得到一种超然与净化，达到心绪舒畅。而且对于平常总是坐着或躺着的准妈妈来讲，也是个不错的锻炼，但要注意掌握练习时间，不要久站。

书写“精气神”

今天，我们推荐准妈妈用毛笔写写“精气神”三个字，在书写中去体会字里行间的意义，相信，通过书写，准妈妈不但练了字，内在也得到了升华。

精气神，是指精、气、神，道教内丹学术语。

精，泛指有形状态之精微物质，比如粒子状态的基本粒子。在人，则指构成人体生命活动的各层次的有形元素，常呈固体或液体状态。

气，泛指无形状态之精微物质，比如波动状态的基本粒子。在人，则指构成人体生命活动的基本无形元素，常呈气体状态。

神，泛指精气之活力，比如基本粒子的形态功能变化。在人，则指构成人体生命活动的各层次的形态功能变化活力，比如：新陈代谢、吐故纳新的过程，显然是由浑然天成、与生俱来的一套自组织自稳定的自动控制系统在运作。

而这三个字对准妈妈来说也是意义匪浅。一个人的“精气神”不仅是反映了他的生存状态、身心健康和心理素质的表象体征，而且还是反映一个人在工作上是否进取、事业上是否有成、责任上能否担当的一个重要尺度。准妈妈为孕育一个健康的宝宝一定要保证自己的精气神。

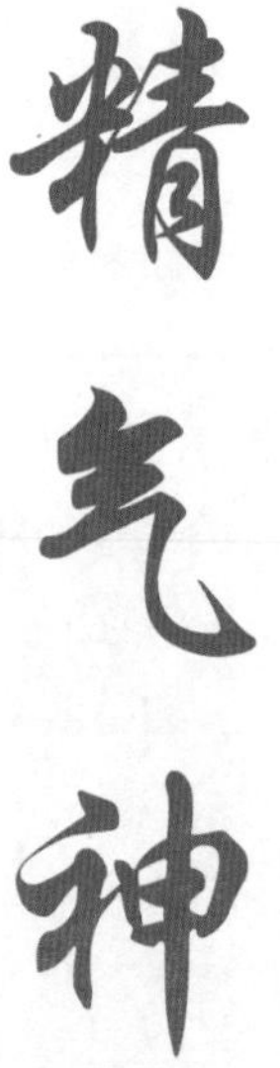

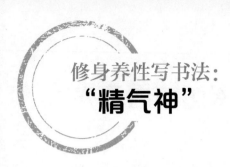

一起猜字谜

准爸爸准妈妈一起来玩玩有趣的猜字谜游戏，不仅从中增长了文化知识，还可以增进夫妻情感，同时也使大脑变得更灵活。

温馨提醒

猜字谜是一种传统文字游戏，主要是根据方块汉字笔画繁复、偏旁相对独立，结构组合多变的特点，运用离合、增损、象形、会意等多种方式来进行。

皇帝新衣

2 一流水准

3 石达开

拱猪入门

格外大方

6 走出深闺人结识

一千零一夜

8 七十二小时

9 床前明月光

10 需要一半，留下一半

一口咬住多半截

12 一月一日非今天

13 要一半，扔一半

14 综合门市

15 不是冤家也碰头

16 上气接下气

四方来合作，贡献大一点

18 贪前稍变就成穷

19 半布春秋

20 银川

答案

1 袭 2 淮 3 研 4 阂 5 回 6 佳 7 歼 8 晶 9 旷 10 雷 11 名 12 明 13 奶 14 闹 15 硼 16 乞 17 器 18 贫 19 秦 20 泉

成语故事：
《愚公移山》

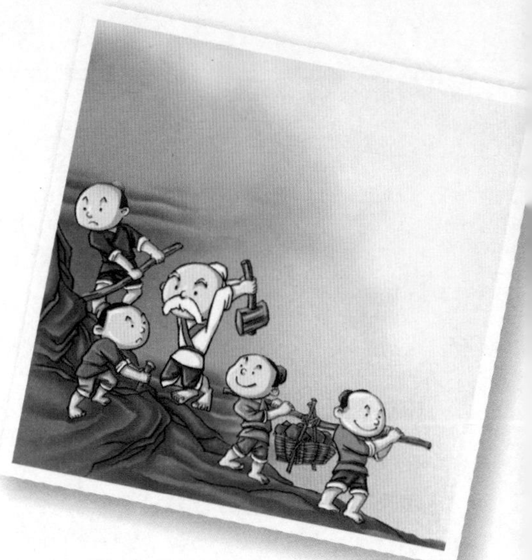

愚公移山是一个家喻户晓、尽人皆知的故事。准妈妈真正能理解不怕困难、坚持不懈的精神吗？推荐准妈妈再读一读这个故事。

愚公移山

传说，古时候有两座大山，一座叫太行山、一座叫王屋山，四周各七百里，有七八万尺那么高。那里的北山住着一位老人名叫愚公，年纪将近90岁，靠山居住。因被这两座大山阻隔，交通不便。

有一天，愚公召集全家人来商量说：“我准备与你们一起，用毕生的精力来搬掉太行山和王屋山，修一条道路一直通向豫州的南部，到达汉水南岸，你们说好吗？”大家纷纷表示赞成。

第二天，愚公率领子孙中能挑担子的几个人，开始凿石、挖土，并用箕畚装了土石运到海边。虽然一家人每天挖不了多少，但他们还是坚持不懈地挖。每到冬夏换季，他们才往返家中一次。

河湾上有一个名叫智叟的老人得知这件事后，用讥讽的口气劝愚公说：“你这样做太不聪明了，就凭你这么高的年龄和剩下的有限力量，连山上的一棵草都不能铲平，又能把泥土、石头怎么样呢？”

愚公长叹一声说：“你思想太顽固了，即使我死了，我还有儿子；儿子又生孙子，孙子又生儿子；子子孙孙是没有穷尽的，然而山却不会加大增高，为什么挖不平？”智叟听了愚公的话，张口结舌，回答不上来。

天帝被愚公挖山的诚心和精神所感动。于是，命令大力神夸娥氏的两个儿子将这两座山背走了。从此，冀州的南部，直到汉水南岸都没有高山阻隔了。

小故事大道理

这个故事告诉我们做事情要学习愚公，不怕困难，为了实现目标要坚持不懈，并且用实际行动去完成。

玉雕艺术：
《大禹治水图玉山》

从古到今玉石都被人们视为珍宝，一直备受追捧。今天，准爸爸准妈妈与胎宝宝一起来欣赏精美的玉雕作品吧。

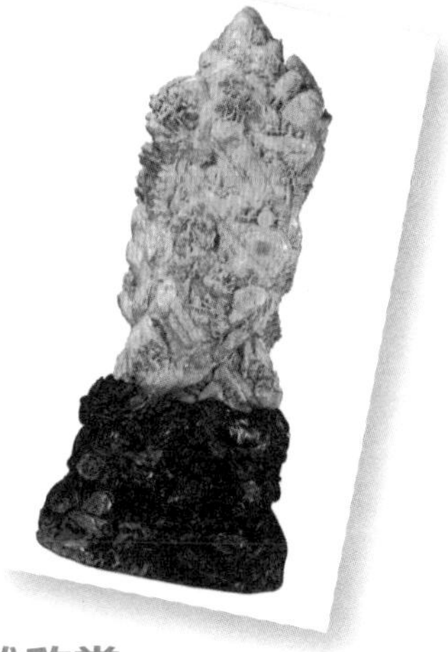

玉雕欣赏

《大禹治水图玉山》，高224厘米，宽96厘米，座高60厘米，重5000千克。是中国玉器宝库中用料最宏、运路最长、花时最久、费用最昂、雕琢最精、器形最巨、气魄最大的玉雕工艺品，是世界上最大的玉雕作品，也是我国的国之瑰宝。

玉山采用新疆和田玉制成。底座为嵌金丝山形褐色铜铸座。此玉山由当时两淮盐政所辖的扬州工匠雕凿而成。玉上雕成峻岭叠嶂，瀑布急流，遍山古木苍松，洞穴深秘。在山崖峭壁上，成群结队的劳动者在开山治水，此景即用大禹治水之故事。玉山正面中部山石处，刻乾隆帝阴文篆书“五福五代堂古稀天子宝”十字方玺。玉山背面上部阴刻乾隆皇帝《题密勒塔山玉大禹治水图》御制诗，下部刻篆书“八徵耄念之宝”六字方玺。

大玉于乾隆四十六年(1781年)发往扬州，至乾隆五十二年(1787年)玉山雕成，共用6年时间。乾隆五十三年(1788年)，乾隆帝又命宫中造办处如意馆刻玉匠朱泰将乾隆御制诗和两方宝玺印文刻制在玉山上。最后由乾隆帝钦定，安放在宁寿宫乐寿堂内，至今已有二百余年的历史。

心灵感悟

大禹治水图玉山在神州大地上辗转万里，从开凿、运输到雕琢经过数千工匠之手，历时十余年，追述着数千年前中华民族一个伟大的故事。在光滑温润的青玉上，一个个精致工巧的劳动场景似乎影射出一个古老民族勤劳自强的伟大灵魂！

书中旅游：
浪漫的爱琴海

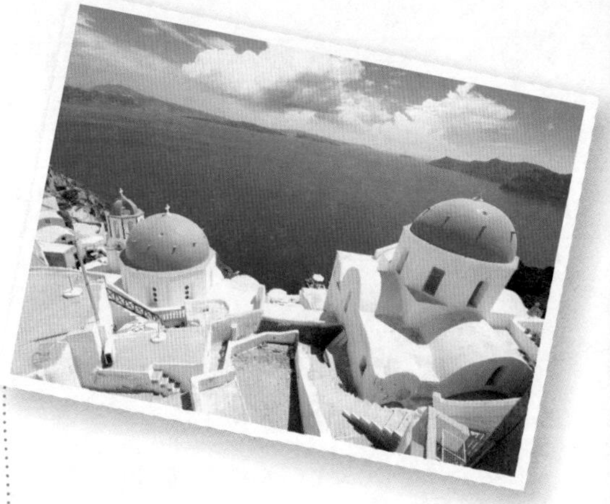

因为怀孕，准妈妈肯定还有一些想去而没有去的地方，那么可以现在书里去畅游一番，以慰藉自己躁动的心。

浪漫的爱琴海

爱琴海是地中海的一部分，位于希腊半岛和小亚细亚半岛之间。海岸线非常曲折，港湾众多，岛屿星罗棋布。它所拥有的岛屿数量之众，全世界没有哪个海能比得上，所以爱琴海又有“多岛海”之称。

爱琴海是世界上最浪漫的地方。水蓝的天、洁白的屋、美丽的爱琴海、热力无比的天堂海滩、令人称奇的日落美景、爱恨纠葛的神话故事、沉默不语的帕特农……光是这些形容的堆砌,似乎就有足够的理由,让自己放肆地到位于欧洲巴尔干半岛南部的希腊感受浪漫。

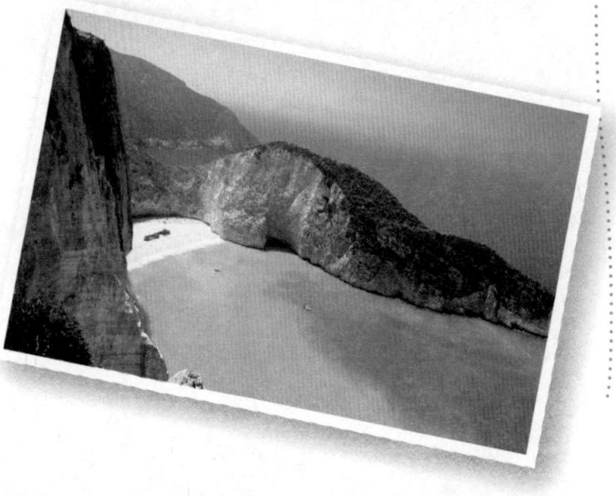

爱琴海的传说

在远古的时代，有位国王叫弥诺斯，弥诺斯的儿子在雅典的阿提刻被人阴谋杀害了。为了替儿子复仇，弥诺斯战胜了雅典，雅典向弥诺斯王求和。弥诺斯要求雅典每9年送来7对童男童女，供奉给克里特岛迷宫里的米诺牛吃。

这一年，又是供奉童男童女的年头了。雅典国王爱琴的儿子忒修斯决定上岛杀死米诺牛。忒修斯和父亲约定，如果杀死米诺牛，他在返航时就把船上的黑帆变成白帆。

忒修斯终于杀死了米诺牛。他带着童男童女逃出了克里特岛，启航回国。终于又看到祖国雅典了，但兴奋的忒修斯忘了和父亲的约定，没有把黑帆改成白帆。翘首等待儿子归来的爱琴国王看到归来的船挂的仍是黑帆时，以为儿子已被米诺牛吃了，他悲痛欲绝，跳海自杀了。为了纪念爱琴国王，他跳入的那片海，从此就叫爱琴海。

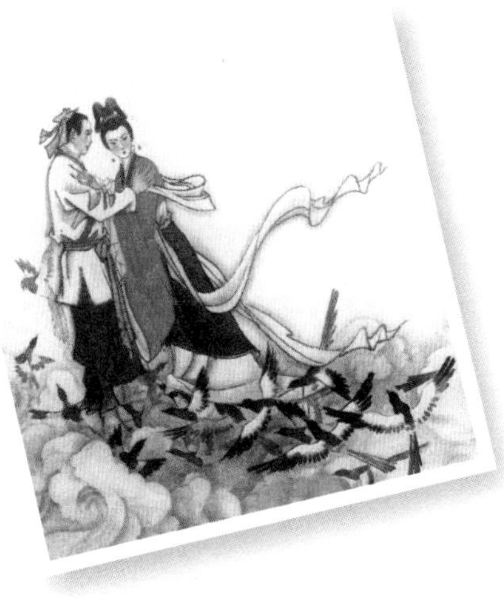

黄梅戏：《天仙配》

黄梅戏，旧称黄梅调或采茶戏，中国五大戏曲剧种之一。黄梅戏唱腔淳朴流畅，以明快抒情见长，具有丰富的表现力；黄梅戏的表演质朴细致，以真实活泼著称。

戏曲欣赏

《天仙配》是黄梅戏的传统曲目，剧情是从历史上孝子董永的传说演变而来。董永“卖身葬父”的故事经过民间或野史不断的流传，最终就成了神话爱情故事，其本义也就是宣扬孝道、尽孝能够感动上天，给自己带来好运。

50年代经改编后的剧本，并没有放弃神话的因素，只是将主题升华，加入“玉皇大帝”“财主”的反面角色，将整个剧情改编成包含“劳动人民追求幸福生活，与封建统治势力作斗争”的寓意，既保留了传统的文化精华，又贴近时代的特点，满足时代进步文化的要求。

树上的鸟儿成双对，
绿水青山带笑颜，
从今再不受那奴役苦，
夫妻双双把家还。
你耕田来我织布，
我挑水来你浇园，
寒窑虽破能避风雨，
夫妻恩爱苦也甜。
你我好比鸳鸯鸟，
比翼双飞在人间。

《天仙配》的戏曲音乐，不论从词或是曲来看，都是非常的朴实，就和家乡的百姓一样淳朴。《天仙配》的唱词极其通俗，接近大白话，告诉大家劳动人民的幸福就是夫唱夫随、夫妻恩爱、家庭和谐，体现在具体的表象上就是“你耕田来我织布”“你挑水来我浇园”，很简单但又非常真实，不需要过多的华丽辞藻，不需要过多的典故来装饰。老百姓很容易就能理解其中包含的喜怒哀乐的情绪。

一曲《天仙配》让黄梅戏流行于大江南北，在海内外亦有较高声誉。

中国民俗说过年

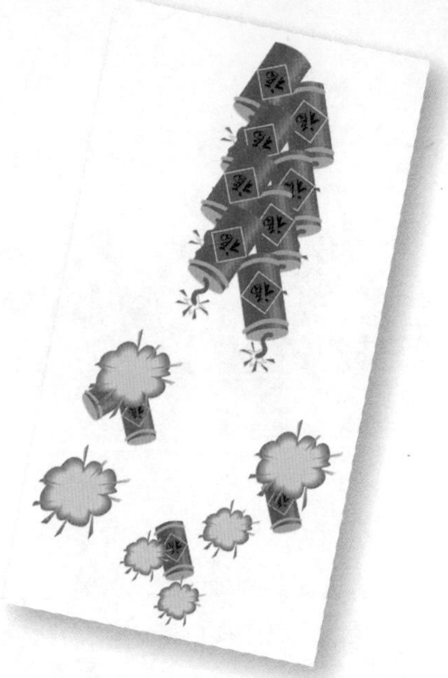

我们中国传统文化文化博大精深，其中农历年是大家最重视的一个节日。要当妈妈了，这个年肯定意义不一样。那准妈妈了解过年都要有哪些风俗吗?

守岁

守岁就是除夕之夜全家聚在一起吃年夜饭。现在我们都有守岁的习俗，这种习俗最早兴起于南北朝，以后逐渐盛行，到唐朝初期，唐太宗李世民写有“守岁”诗：“寒辞去冬雪，暖带入春风。”

吃饺子

饺子形如元宝，人们在春节吃饺子取“招财进宝”之音。饺子有馅，便于人们把各种吉祥、喜气的东西包到馅里，以寄托人们对新的一年的美好期盼。

贴福字

春节贴“福”字，是我国民间由来已久的风俗。每逢新春佳节，家家户户都要在屋门上、墙壁上、门楣上贴上大大小小的“福”字。至于福字倒着贴，取福到（倒）之意，乃吉庆之兆。

放爆竹

中国民间有“开门爆竹”一说。新年第一件事就是燃放爆竹，以除旧迎新。据说现在放炮仗，因为要赶走一个叫年的怪物，于是，每当新年来临，人们都要燃放烟花爆竹，以求得新年的平安。

拜年

古时“拜年”一词原有的含义是为长者拜贺新年。随着时代的发展，现在人们除了沿袭以往的拜年方式外，又兴起了电话拜年和手机短信拜年、网络QQ拜年等。

吃年糕

据说最早年糕是为年夜祭神、岁朝供祖先所用，后来才成为春节食品。春节的大年初一的早点人们讲究吃年糕，这是取其“年年高”之意。

民间艺术：
扭秧歌

秧歌是一种载歌载舞的综合艺术，用锣鼓等伴奏，将舞蹈、歌唱等融为一体的民间艺术。

秧歌的历史

扭秧歌是传统的中国民间艺术，是一种汉族舞蹈，源于插秧耕地的劳动生活，与祭祀农神、祈求丰收所唱的颂歌有关。扭秧歌在中国已有上千年的历史，明清之际达到了鼎盛期。主要于农历正月十五元宵节时在广场上表演，是一种集歌、舞、戏为一体的综合艺术形式。

秧歌的传说

民间有一种说法是古代农民在插秧、拔秧等农事劳动过程中，为了减轻面朝黄土背朝天的劳作之苦，所以唱歌曲，渐渐就形成了秧歌。

民间的另一种传说是“秧歌”起源于抗洪斗争。古代黄河岸边的百姓为了生存，奋力抗洪，最后取得了胜利，大家高兴地拿起抗洪的工具当道具，唱起来，跳起来，抒发高兴的心情，随着参加人数的增多，有了舞蹈动作和舞蹈组合，逐渐就形成了秧歌。

民间的第三种说法，根据《延安府志》记，有“春闹社，俗名秧歌”，可见秧歌可能源于社日祭祀土地爷的活动。

秧歌的形式

民间主要流传着唱秧歌、扭秧歌、戏曲秧歌、戏剧秧歌四种形式。

每逢重大节日，例如新年等，城乡都组织秧歌队，拜年问好，互相祝福、娱乐。另外，不同的村邻之间还会扭起秧歌互相访拜，比歌赛舞。

扭秧歌时人们所穿的服装色彩对比强烈，有红蓝黄绿。大家在锣鼓的伴奏声中边歌边舞，以此抒发愉悦的心情，表达对美好生活的憧憬。

准妈妈快乐唱童谣（1）

快乐、有趣的童谣是专门为小朋友们写的诗歌，内容大多数是描述生活情景、日月星辰、鱼虫鸟兽、花草树木等，读起来很有韵律。现在，准妈妈就来唱几首童谣吧，感受一下属于小时候的那份童真与快乐。

好孩子

擦桌子，擦椅子，
拖得地板像镜子，
照出一个小孩子。
小珍珍，卷袖子，
帮助妈妈扫屋子，
忙得满头汗珠子。

瓜儿谣

圆圆大西瓜，
胖胖绿冬瓜。
蔓上结南瓜，
土里藏地瓜。
架上脆黄瓜，
叶下香甜瓜。
拌一盘苦瓜，
炒一盘茭瓜。
撑着了憨瓜，
饿坏了傻瓜。

小兔子逛铺子

小兔子，
逛铺子，
买了一双红袜子，
两条蓝裤子，
三件绿袍子，
四条黄裙子，
五件紫褂子，
六床花被子。
东西太多拿不动，
急得兔子哭鼻子。

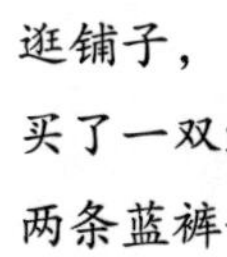

温馨提醒

这几首儿歌都是字头歌。字头歌是传统儿歌中的一种常见形式。每句最后一字几乎相同，一韵到底，有很强的韵律感。一般多见的有子字歌、头字歌、儿字歌等。

胎教手语：
欢迎你，宝贝

手语同语言一样，是一种交流的方式。准妈妈轻柔地舞动着手指，与胎宝宝心灵相通地“讲话”；另外，手语是全球唯一真正通用的语言。在手语的传递中，准妈妈的情绪稳定而愉快，这对胎宝宝的良性刺激同样不可小觑。在做手语时，准妈妈要带着感情，眼睛跟着动作走，心里想着胎宝宝的样子，就会将你的爱传递给宝宝。

欢迎▶欢迎这个词是分解动作。

第一步：双手鼓掌。

第二步：双手掌心向上，往旁移动一下，如邀请动作。

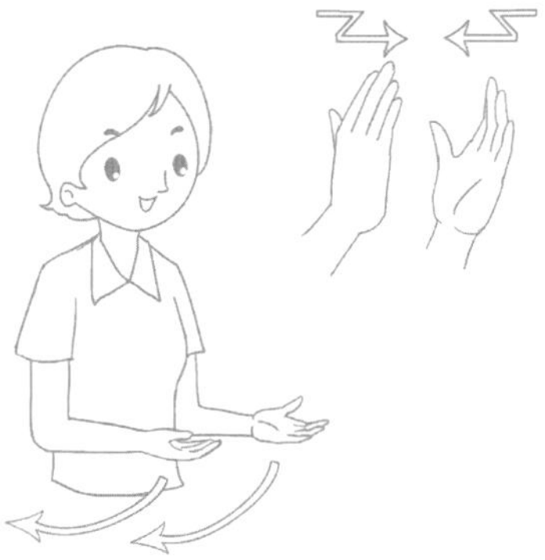

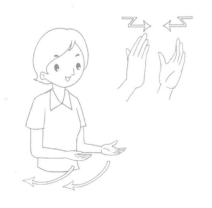

宝贝▶宝贝这个词也是分解动作。

第一步：右手虚握，然后甩腕，五指张开，掌心向下。

第二步：左手伸出拇指，手背向外。

第三步：右手轻拍几下左手背。

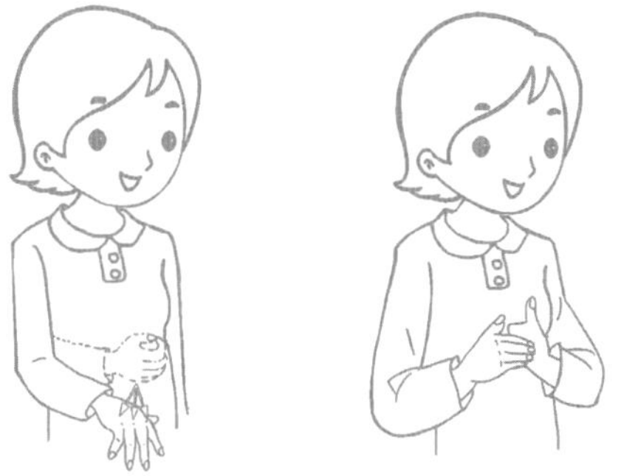

你▶一手食指指向对方。

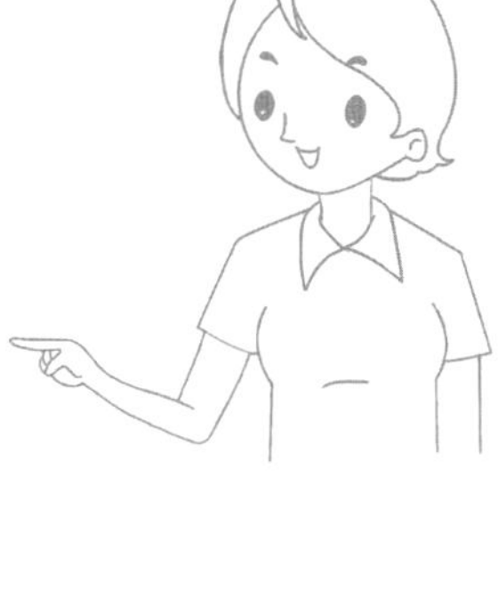

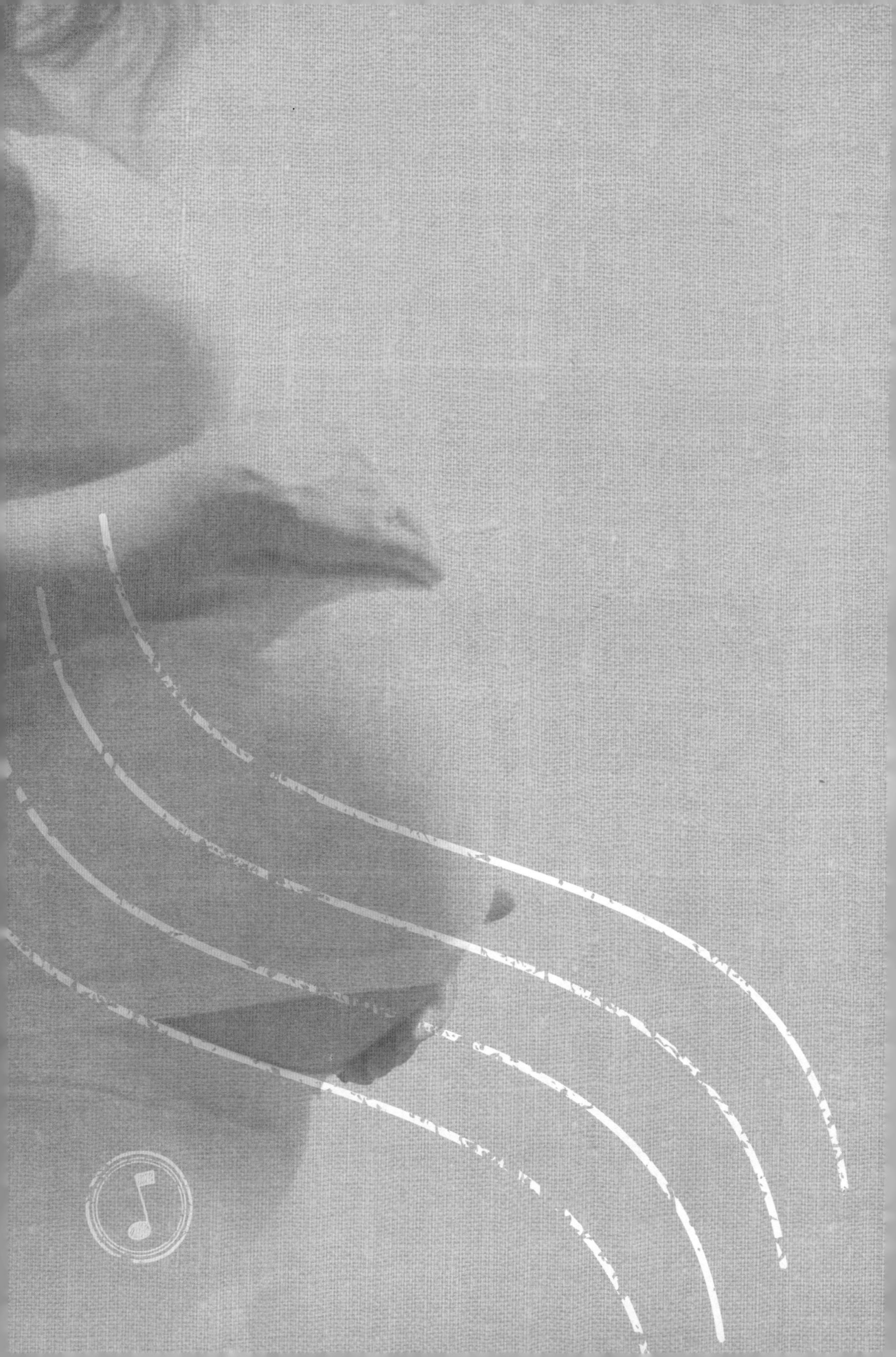

孕2月

懵懂中感受宝宝的到来

经过懵懵懂懂的第一个月，绝大多数的准妈妈已经确诊知道了自己怀孕的好消息。但是在这个时候很多准妈妈同样也遭受着妊娠反应的侵扰，准妈妈一定不要烦恼，一切都是正常，一切也都会过去，以后的路还很长，一起加油吧，为了迎接明天健康聪明的宝宝！

带给准妈妈的美丽，《致大海》

大海有涨有落，有平静有风暴，宽广而美丽。准妈妈读一读舒婷的这首《致大海》，更能感受到大海的魅力与生活的美丽。

致大海

舒婷

大海的日出
引起多少英雄由衷的赞叹
大海的夕阳
招惹多少诗人温柔的怀想
多少支在峭壁上唱出的歌曲
还由海风日夜
日夜地呢喃
多少行在沙滩上留下的足迹
多少次向天边扬起的风帆
都被海涛秘密
秘密地埋葬
有过咒骂，有过悲伤
有过赞美，有过荣光

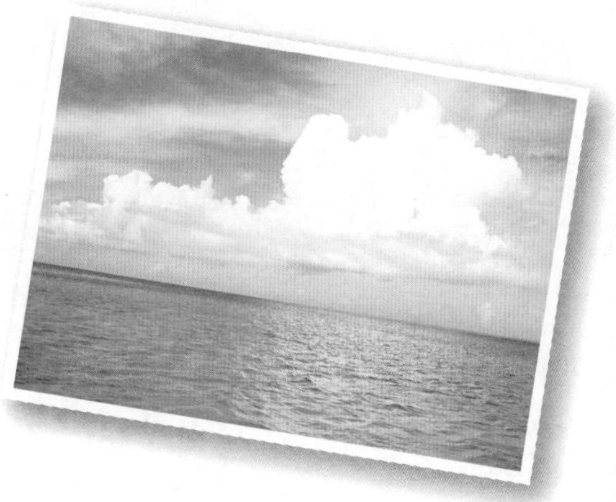

诗人把大海作为一面镜子来表现自己对社会人生的理解。诗人采用借景抒情的表现手法，通过多次排比和反复，将自己对生活的诠释融入对大海的描写当中。面朝大海，春暖花开，把黑暗放下就是光明，把损失放下就是收获。面对现实生活，诗人希望像海燕一样，坚强地在生活的风浪中自由飞翔，对生活充满了自信，充满了积极向上的精神。诗中阐述的主旨是作者对生活的感悟，“大海——变幻的生活，生活——汹涌的海洋”。她的大海不是完美的化身，而是变幻的生活，是对生活细腻的观察，海边的每一种风景都是生活的真实写照。诗人感受着大海的宽广与静寂，就像在感受自己。

这首诗，将澎湃的感情化作诗意，理智的思考蕴藉其中。作者对人生、对自然、对生活的感悟加上流畅的情感诉说，使其达到了完美的艺术境界。

倾听班得瑞的灵动音乐

班得瑞，是瑞士音乐公司Audio Video Communications AG旗下的一个新纪元音乐团体。班得瑞创作的音乐唯美、宁静，每一声虫鸣、流水，都是深入瑞士山林、湖泊，走访瑞士的阿尔卑斯山、罗春湖畔、玫瑰峰山麓等地记录下来的，每一个音符，都代表层层压缩到内心里的感动。听到这样一些予人身处仙境的音乐，会让准妈妈真正享受到那生命最原始的幸福。

《仙境》

《仙境》这张专辑收集了14首充满新世纪风格的作品。本专辑中，他们以简单流畅的旋律，加入大自然意象与流行元素，使人悠然神往仙境的美丽景象。从呼啸的风声中听见悠扬的排笛，加上恬静的钢琴、吉他仿佛置身仙境之中。

1.变幻之风

2.安妮的仙境

3.巴格达之星

4.曙光

5.安妮之歌

6.魔幻时刻

7.阿迪玛斯

8.你的笑靥

9.普罗文斯

10.小美人鱼

11.三部曲

12.钟爱一生

13.曼蒂之歌

《寂静山林》

《寂静山林》全新改编了14首经典名曲。在这张大碟中，我们可以听到阿尔卑斯山的鸟鸣声，罗亚尔河的溪流声。寂静的山林，让我们静静地，没有任何的干扰，置身于山林的新听觉享受！

1.老鹰之歌

2.寂静之音

3.誓言

4.想象

5.烈火战车

6.牺牲

7.真爱时光

8.上帝颂

9.红丝绒

10.你若成风

11.爱的真谛

12.摇篮曲

13.白日梦

14.空灵之声

名画欣赏：《向日葵》

作为世界最名贵二十幅名画之一的《向日葵》，是荷兰画家凡·高怀着极狂热的冲动、追逐着猛烈在阳光明媚的法国南部即兴而作的。

关于《向日葵》，凡·高自己写道："我正试着找到了一种特殊的笔法，它不需要用点描法或其他手法，而就只是多变化的笔触而已。"

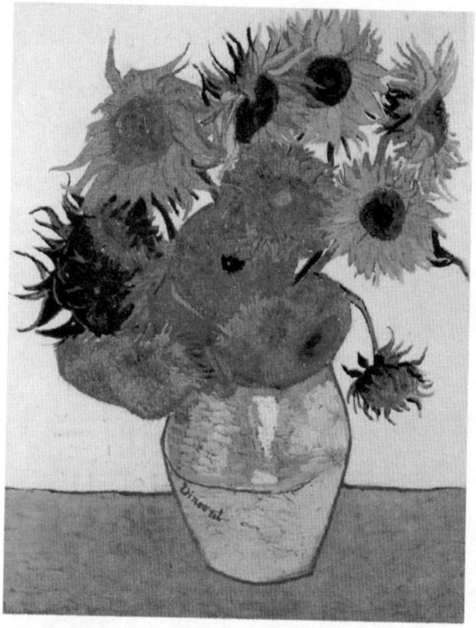

在他的笔下，每一朵向日葵都像是一团炽热的火球在燃烧，各种黄色组成的响亮鲜明的调子和奔放不羁、挥洒自如的笔触，使画家涌动的创作激情得到了最为充分的发挥。

他画《向日葵》时，精神异常激动，向日葵金黄色的花瓣，给他一种温暖的感觉，使他内心充满激情地去画那些面朝太阳而生的花朵。花蕊画得火红火红，就像一团炽热的火球；黄色的花瓣就像太阳放射出耀眼的光芒一般。厚重的笔触使画面带有雕塑感，耀眼的黄颜色充斥整个画面，引起人们精神上的极大振奋。

作画时凡·高像闪烁着熊熊的火焰，满怀炽热的、运动感的和仿佛旋转不停的笔触是那样粗厚有力，色彩的对比也是单纯强烈的。然而，在这种单纯和粗厚中却又充满了灵气和智慧。

欣赏此画时，我们无不为那激动人心的画面效果而感应，心灵为之震颤，激情也喷薄而出，共同融入凡·高丰富的主观感情中去。

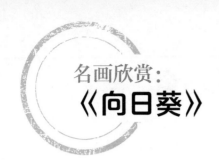

美文欣赏：
《麻雀》

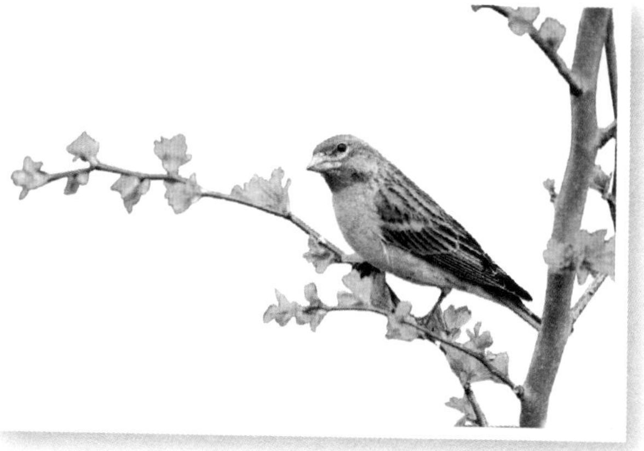

伊凡·谢尔盖耶维奇·屠格涅夫是19世纪俄国有世界声誉的现实主义艺术大师和现实主义作家。而他的散文《麻雀》是一篇寓意深刻的美文。读了这篇散文，准妈妈的内心必然会涌动一片爱心，感到母爱的伟大。

麻雀

我的狗慢慢地逼近它。忽然，从附近一棵树上扑下一只黑胸脯的老麻雀，像一颗石子似的落在狗的嘴脸眼前——它全身倒竖着羽毛，惊惶万状，发出绝望、凄惨的吱吱喳喳叫声，两次向露出牙齿、大张着的狗嘴边跳扑前去。

它是猛扑下来救护的，它以自己的躯体掩护着自己的幼儿……可是，由于恐怖，它整个小小的躯体都在颤抖，它那小小的叫声变得粗暴嘶哑了，它吓呆了，它在牺牲自己了！

在它看来，狗该是个多么庞大的怪物啊！然而，它还是不愿站定在自己高高的、安全的树枝上……一种比它的意志更强大的力量，使它从那儿扑下身来。

屠格涅夫的《麻雀》着重表现了母爱的伟大。作者详细描写了老麻雀和小麻雀之间的感人故事，作者把野麻雀描写得生动形象，语言运用极其巧妙，如“势如飞石一般”描摹了老麻雀“飞”的情态，有力而迅猛，把老麻雀的勇敢描写得淋漓尽致。又如“倒竖了全身的羽毛”“绝望而哀求的叫声”是对老麻雀惊惶万状而又不惜一切的具体描述，充分表现出老麻雀爱子心切，为救小麻雀不顾一切，愿意牺牲自己的崇高境界。

正因为这样，才让我们对这场惊心动魄的“战争”有了更加深刻的认识。生命因为有了爱才有价值。由于爱的永恒，才有生命的存在和生命的延续。

神话故事：
《诺亚方舟》

“诺亚方舟”是希伯来语，又译挪亚方舟，是《希伯来圣经·创世纪》中的故事。准妈妈读读这首神话故事吧，看看上帝是怎样眷顾勤劳、善良的诺亚的。

诺亚方舟

在上古时代，由于偷吃禁果，亚当夏娃被逐出伊甸园。他和夏娃的子女无数，他们的后代子孙传宗接代，越来越多，逐渐遍布整个大地。此后，该隐诛弟，揭开了人类互相残杀的序幕。人类打着原罪的烙印，上帝诅咒了土地，人们不得不付出艰辛的劳动才能果腹，因此怨恨与恶念日增。人们无休止地相互厮杀、争斗、掠夺，人世间的暴力和罪恶简直到了无以复加的地步。上帝看到这一切，他非常后悔造了人，对人类犯下的罪孽心里十分忧伤。上帝说：“我要将所造的人和走兽并昆虫以及空中的飞鸟都从地上消灭。”但是他又舍不得把他的造物全部毁掉，他希望新一代

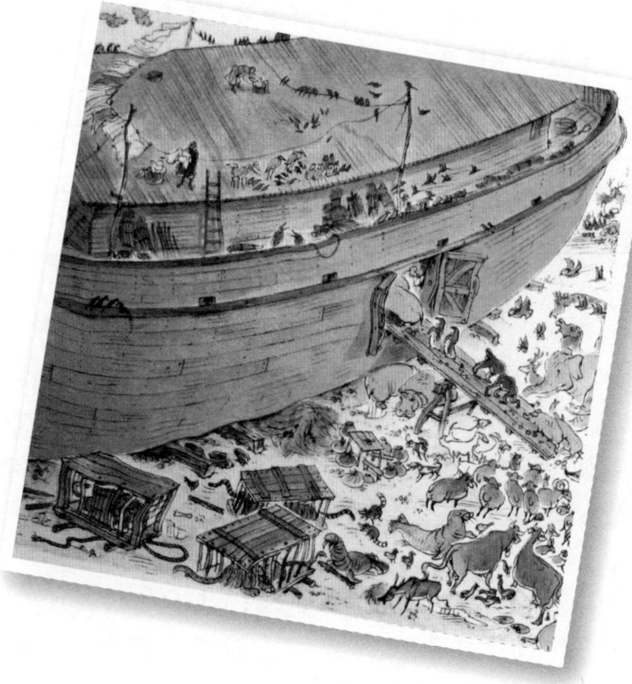

的人和动物能够比较听话，悔过自新，建立一个理想的世界。

在罪孽深重的人群中，有一个叫诺亚的人，勤劳、勇敢、善良，与他人和谐相处。上帝看在眼里，觉得如果人类要重新开始，诺亚是最适合传宗接代的人选。于是，上帝吩咐诺亚造一条长137米、宽23米、高13米的大船。并带上他的妻子、儿子与媳妇。同时上帝还指示诺亚将牲畜与鸟类等动物带上方舟，且必须包括雌性与雄性。

这在当时是一件困难非常大的事情，但不论困难再大，诺亚决心遵照上帝所说的开始造船。

“这方圆千里既没河又没海，造船干什么？”邻居们觉得很好笑。

诺亚和儿子们夜以继日地干，方舟终于造好了。他们听从上帝的话，全家八口搬了进去，并且将飞禽走兽各挑选了一对，有条不紊地进入方舟。然后，诺亚一家准备启程。

诺亚一家上了船。第七天的傍晚，洪水自天而降，半夜里狂风大作，暴雨连绵，一连下了40个昼夜，人群和动植物全部陷入灭顶之灾。除诺亚一家人以外，亚当和夏娃的其他后代都被洪水吞没了，连世界上最高的山峰都低于水面7米。上帝顾念诺亚和方舟中的飞禽走兽，便下令止雨兴风，水势渐渐消退，诺亚方舟停靠在亚拉腊山边。

过了好多天，诺亚打开方舟的窗户，放出一只乌鸦去探听消息，但乌鸦一去不回。诺亚又把一只鸽子放出去，要它去看看地上的水退了没有。由于遍地是水，鸽子找不到落脚之处，又飞回方舟。七天之后，诺亚又把鸽子放出去，黄昏时分，鸽子飞回来了，嘴里衔着橄榄叶，诺亚由此判断，地上的水已经消退。又等了7天之后，诺亚一家人与各种动物便走出方舟。在这里开始了男耕女织的幸福生活。

温馨提醒

“诺亚方舟”虽然是个传说，但由于《圣经》中记载的很多事情都被证实是真实的，所以，很多年以来，许多国家的圣经考古学家都希望揭开这个千古之谜。但那毕竟是个谜，是由科学家们去探索的问题，而幸福生活却是要靠自己的双手创造出来的。

出去散散步

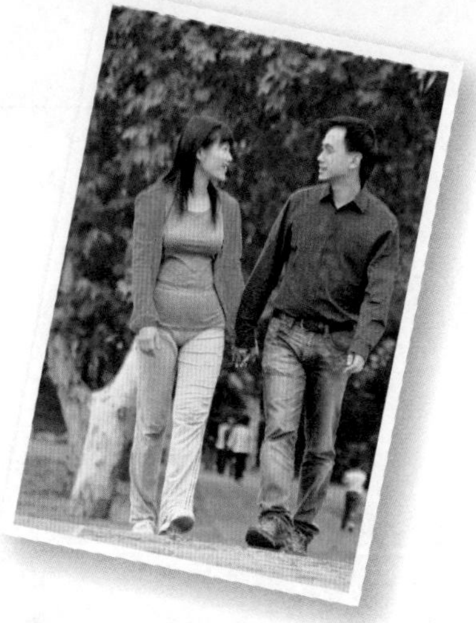

散步是一项非常适宜准妈妈的有氧运动，它温和、安全，优美的自然景色又可使准妈妈的精神得到放松。准妈妈应该将散步作为锻炼的主要项目之一，而且要持续在整个孕期。

散步要注意方法

散步时要和缓，心里不慌，脚下不乱，从容地行走。每分钟60~80步，每次30分钟左右，做到形劳而不倦，汗出而微见，气粗而不喘。这样才有利于气血畅达，百脉流通，内外调和。散步时还可配合擦双手、浴眼、浴鼻、浴面等活动，以增强健身效果。

散步要找好地点

散步行走，以绿色环境和新鲜空气为最佳，准妈妈可在环境幽静的公园、田野、树林或河畔散步。这些地方空气清新，负离子多，准妈妈边散步边吸入负离子，可增加氧的吸入量及二氧化碳的呼出量，既改善和调节大脑皮层及中枢神经系统的功能，又增强抵抗力，有防病保健之功效。

散步前一定要考虑好路线，避开车多、人多、台阶、坡度陡的地方。

散步要选对时间

每天早上起床后和晚饭后是散步最佳时间，当然，只要天气不错，随时都可以到外面走一走。

值得注意的是，孕妇散步时不要在饭后马上进行，更不要在雨后、雪后锻炼，因为雨雪天路面湿滑，容易摔倒，威胁健康。

要有准爸爸的陪伴

散步的时候最好有准爸爸的陪伴，尤其是孕晚期的时候。另外，准妈妈如果单独出去散步的时候，一定要随身带上手机，以备有问题的时候可以及时找到人帮助。

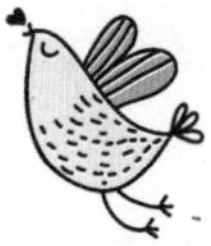

温馨提醒

准妈妈在散步的途中如果感到不舒服，可找一个安全、干净的地方稍事休息，然后赶紧回家。

胎教名曲：
《春之歌》

《春之歌》，是门德尔松创作的所有“无词歌”中最为著名的曲子。这首乐曲以简洁的音乐语言、淳朴的和声、严谨的曲式结构、背景性的流动音型织体、如歌的旋律，描绘了春天来临、大地苏醒、春意盎然的美景。使人产生一种心旷神怡的愉悦心情，能缓解准妈妈孕早期的疲劳感。

音乐欣赏

“无词歌”亦称“无言歌”，是门德尔松首创的一种小型器乐体裁，大部分由歌曲似的旋律及简单的伴奏所组成。这种方法为的是使旋律能在一定音型的伴奏下表露无遗。而且，无词歌的旋律不一定非得像歌曲一般，被限制在一定的音域之内，而可以稍稍宽广一些。

《春之歌》为单一主题的再现单三部曲式。优雅的小快板，具有带伴奏的独唱曲特点。全曲始终涌动着分解和弦式的小琵音音型，有规律的和弦脉动，加强了乐曲的流动性，如涓涓溪水潺潺而过，从而活跃了情绪。其间又隐隐透出一丝淡淡的甜蜜哀愁，被一群群环绕身边的装饰音点缀，更烘托出春天的美好意境和蓬勃生机。乐曲没有引子，一开始就呈现出主题。在丰富多彩的伴奏音衬托下，奏出既优美而又赋予歌唱性的主旋律。

《春之歌》，旋律无比优美，格调圣洁高雅，意境深邃隽永，它强烈的艺术效果置听众于静穆而丰富多彩的春意之中，唤起人们充满着对大自然和生活的无限热爱。

春　日

朱　熹

胜日寻芳泗水滨，
无边光景一时新。
等闲识得东风面，
万紫千红总是春。

心灵感悟

宝宝，这是妈妈跟你一起听的《春之歌》，好听吗？听着这欢快的旋律，妈妈似乎感到了生命力的旺盛，似乎看到了你的生命在春天里绽放。宝宝，妈妈期待着你的到来！

快乐折纸：
可爱的小狗头

准妈妈喜欢折纸吗？是不是那是小时候的记忆，已经好长时间没有动手了。那么，现在就动起来，从最简单的做起，与胎宝宝一起折个可爱的小狗头吧。

1.准备一张正方形的纸，按箭头方向对折成三角形。

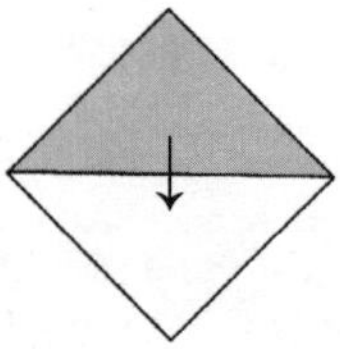

2.将上面的两个角沿线条按箭头方向折叠。

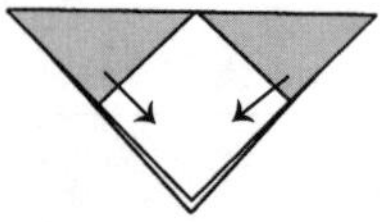

3.按照箭头方向，沿途中横线，将下面两个角向上折。

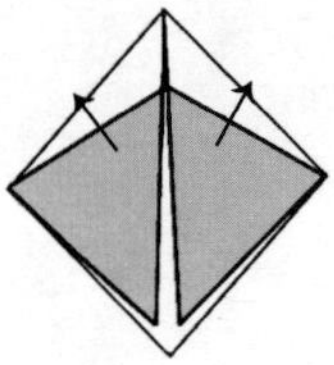

4.沿线条方向并按箭头指示将两边折好，然后翻转过来。

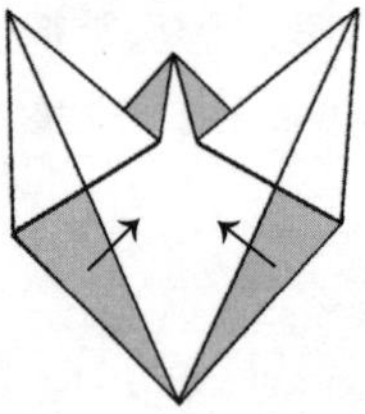

5.沿着横线，按照箭头方向向后翻折。

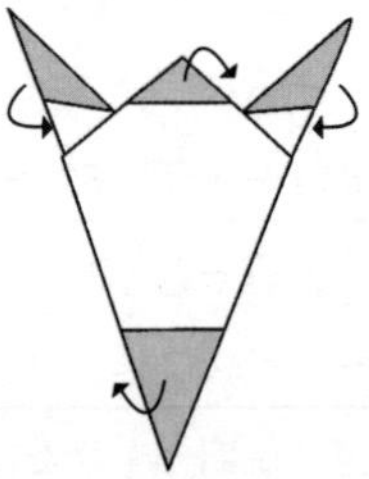

6.用笔画上眼睛、鼻子、嘴巴，一个可爱的小狗头就完成了。

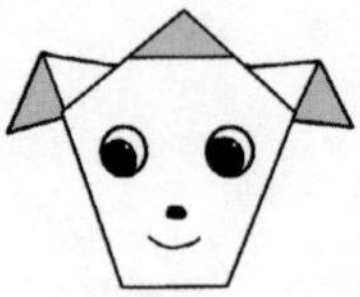

笑话：
校园里的故事

进入孕早期，很多准妈妈会产生种种令人不适的妊娠反应，因而情绪不太稳定。这时，准爸爸应该多关心准妈妈，要用风趣的语言以及幽默的笑话宽慰和开导妻子，这是稳定妻子情绪的良方。给准妈妈讲一些发生在校园里的故事吧，也许能勾起准妈妈的一些回忆，让她在欢笑中忘掉不快。

数学问题

在一堂数学课上，老师问同学们："谁能出一道关于时间的问题？" 话音刚落，有一个学生举手站起来问："老师，什么时候放学？"

椅子是什么做的

老师正在上认字课，明明走神没有听，老师叫明明起来，指着黑板上的"木"字，问明明，"这是什么字"，明明摇头不认识。于是，老师便问道："明明，你看一下小椅子是什么做的呀？"明明马上回答："椅子是屁股坐的。"

词语圈套

上学的时候，同学之间经常会设下一些"套"来开玩笑。记得学《岳阳楼记》的时候，小明突然指着课本上的"刻唐贤今人诗赋于其上"一句中的"诗赋"二字问小强："这两个字怎么念？"

小强脱口而出："'诗赋'啊！"

小明马上答道："哎，徒弟！"

小强知道上当了。当下沉思片刻，然后问："那你说这两个字怎么念？"

小明："我不认识。"

小强早知有此一答，于是笑着说："你也太不像话了！你连'师傅'都不认识了！"

中国民俗话元宵

农历正月十五是元宵节，又称为“上元节”，是中国汉族和部分兄弟民族的传统节日之一，亦是汉字文化圈的地区和海外华人的传统节日之一。准妈妈一定期待着和宝宝一起赏灯吃元宵。

元宵节的起源

元宵节是中国自古的传统节日，元宵赏灯始于上古民众在乡间田野持火把驱赶虫兽，希望减轻虫害，祈祷获得好收成。直到今天，中国西南一些地区的人们还在正月十五用芦柴或树枝做成火把，成群结队高举火把在田头或晒谷场跳舞。而元宵节俗真正的动力是因为它处在新的时间点上，人们充分利用这一特殊的时间阶段来表达自己的生活愿望。

花灯寄寓

元宵节花灯种类甚多，或是仿照事物的形象编制的形象灯，如龙灯、虎灯、兔灯等，或是根据民间故事编制而成的活动灯，如牛郎织女、二十四孝等，表现忠孝节义的民族精神。各种花灯制作工巧，一展工匠的智慧和技能。随着时代的发展，元宵灯节办得越来越盛大，民族特色越来越浓，灯节的时间也越来越长。取意驱魔降福、祈许光明。

元宵赏灯诗

“一曲笙歌春如海，千门灯火夜似昼。”历代文人墨客赞美元宵花灯的诗句数不胜数，如今读来仍趣味无穷。而充满诗情和浪漫色彩的元宵节，往往与爱情连在一起。历代诗词中，就有不少诗篇借元宵抒发爱慕之情。

生查子·元夕

宋·欧阳修

去年元夜时，花市灯如昼。
月到柳梢头，人约黄昏后。
今年元夜时，月与灯依旧。
不见去年人，泪湿春衫袖。

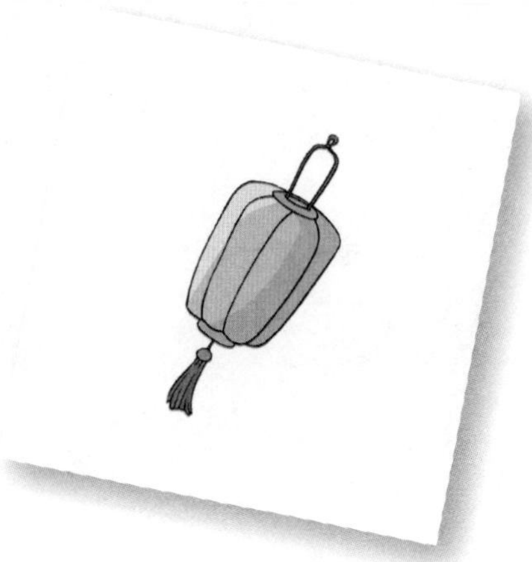

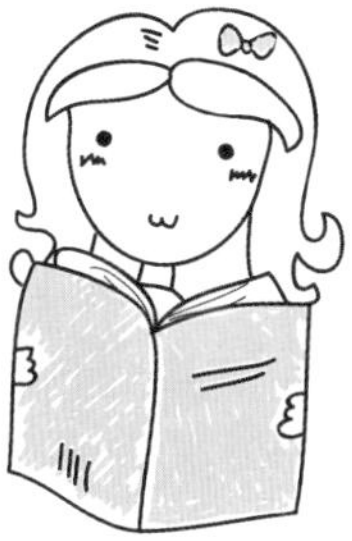

李白诗词

李白是唐代著名的浪漫主义诗人。他性格豪迈，热爱祖国山川大河，足迹游遍南北各地，写出了大量赞美名山大川的壮丽诗篇。他的诗，既豪迈奔放，又清新飘逸，而且想象丰富，意境奇妙，语言轻快，无愧一代“诗仙”。准妈妈深情地给胎宝宝吟上几首李白的诗词吧，并将诗词的意境描述给胎宝宝听，一起感受一下李白浪漫的情怀。

把酒问月

青天有月来几时？我今停杯一问之。
人攀明月不可得，月行却与人相随。
皎如飞镜临丹阙，绿烟灭尽清辉发。
但见宵从海上来，宁知晓向云间没？
白兔捣药秋复春，嫦娥孤栖与谁邻？
今人不见古时月，今月曾经照古人。
古人今人若流水，共看明月皆如此。
唯愿当歌对酒时，月光长照金樽里。

望庐山瀑布

日照香炉生紫烟，
遥看瀑布挂前川。
飞流直下三千尺，
疑是银河落九天。

早发白帝城

朝辞白帝彩云间，
千里江陵一日还。
两岸猿声啼不住，
轻舟已过万重山。

从诗词读李白

李白所作诗歌，总体风格豪放俊逸，清新飘逸，气势磅礴，大气十足。既反映了时代的繁荣景象，也揭露了统治阶级的荒淫和腐败，表现出蔑视权贵，反抗传统束缚，追求自由和理想的积极精神，极具浪漫主义情怀。

李白所作的词赋，宋人已有传记（如文莹《湘山野录》卷上）。就其开创意义及艺术成就而言，“李白词”享有极为崇高的地位。

止吐果汁：

橘子苹果鲜姜汁

孕吐如期而至，而且越来越明显，恶心、干呕，准妈妈甚至是闻到一点气味就翻江倒海地吐。其实，解决孕吐最好的方法就是消除顾虑，适当调整饮食。

现在，我们一起来做一道鲜美可口的水果汁，让这飘香的果香味慢慢地冲淡准妈妈的孕吐之苦。

食谱原料

橘子100克，苹果80克，鲜姜50克。

制作方法

1. 将橘子去皮，去籽。
2. 苹果洗净，去皮，切小块。
3. 鲜姜洗净，去皮，切小块。
4. 将橘子、苹果、鲜姜放入豆浆机中，加凉白开到机体水位线间，接通电源，按下“果蔬汁”启动键，搅打均匀过滤后倒入杯中即可。

美食道理

橙子中含有丰富的果胶、蛋白质、钙、磷、铁及维生素B_1、维生素C等多种营养成分，尤其是维生素C的含量最高，具有生津止渴、消食开胃的功效；苹果甜酸爽口，可增进食欲，促进消化，还可以补充碱性物质及钾和维生素，对缓解孕吐有一定作用；生姜能抑制胃肠运动、松弛胃肠道的肌肉，能缓解准妈妈反胃、恶心的感觉。此果汁非常适于有胃气上逆的妊娠期呕吐的准妈妈饮用。

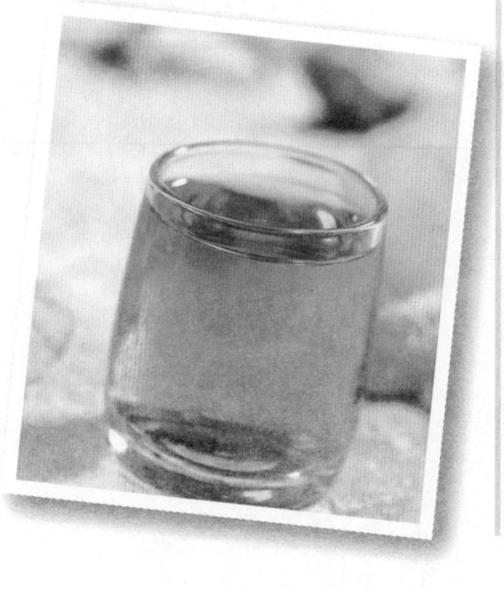

谜语猜五官

这里我们给准妈妈推荐几个有趣的五官谜语，看看准妈妈能猜得出来吗？可能的话，可以让准爸爸也猜猜，看能不能难住他。

上边毛，下边毛，中间加着个黑葡萄。

2 两间房子一样宽，大门常开也常关，房里可容千万人，难容沙粒在里面。

3 日日开箱子，夜夜关箱子，箱里一面小镜子，镜里一个小影子。

黑线球，白线球，猜不着，看着我。

左一孔，右一孔，是香是臭它最懂。

6 平地一座山，望去看不见，手可摸到山顶，脚踏不到山边。

红门楼，白门槛，锁不住，关不严。

8 小石碑，几十块，竖在门口分两排，日夜三次大门开，十人两浆划进来。

9 左一片，右一片，说话能听见，隔个山头不见面。

10 兄弟二人分两家，隔山隔水不隔音，无冤无仇也无恨，就是老死不相见。

答案

1 眼睛 2 眼睛 3 眼睛 4 眼睛 5 鼻子 6 鼻子 7 嘴巴 8 嘴巴

9 嘴巴 10 耳朵 11 耳朵

画出你心中的宝宝

准妈妈画画时不用拘泥于形式，可以想到哪里画到哪里。准妈妈想提前知道未来宝宝的模样吗？试试简笔画，为宝宝画张像。

1.画脸的轮廓。如果妈妈脸形是圆形、爸爸是长方形，就按照两者取中的程度来画宝宝的脸形。

2.画出头发。可以根据想象和希望画一个男宝宝或女宝宝。头发的特征是细细软软的、比大人头发的颜色要浅一些。重点是要用细线。

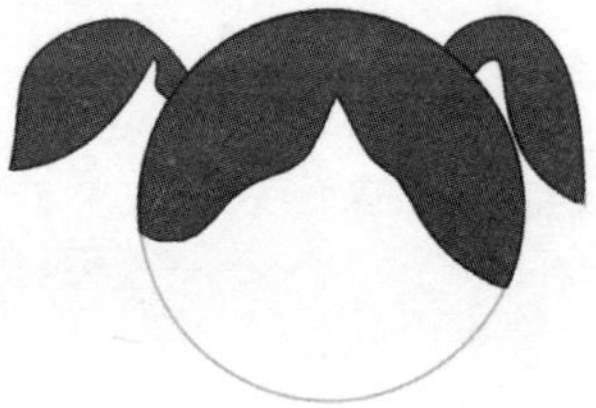

3.画出五官。在脸的中间用十字线分割，以十字线为基准来画。在横线下方，竖线两侧的位置要用虚线画出眼睛；眉毛最好画得不要太显眼，才更显可爱；在十字线的竖线上画出鼻子。与眼睛一样用虚线小小地勾画出鼻子的轮廓；然后是画嘴，即在下颚附近的竖线上浅浅画出嘴部轮廓，从而能增强可爱的印象。

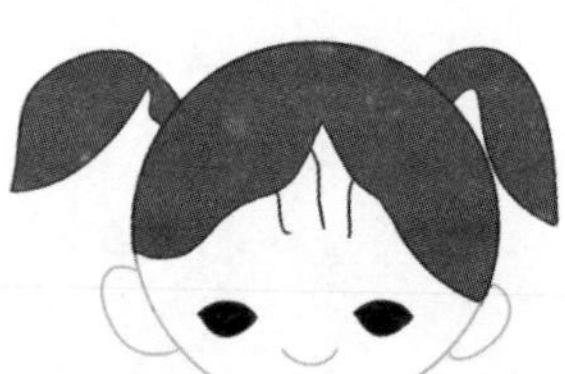

准妈妈快乐唱童谣（2）

老鼠是害虫，是生活中人人讨厌的动物。可是，在很多童谣里，老鼠是很可爱的。准妈妈听听、唱唱这些童谣，让宝宝也“看看”这些可爱的小老鼠。

小老鼠上灯台

小老鼠，上灯台，
小老鼠，上灯台，
偷油吃，下不来。
喵喵喵，猫咪来，
叽里咕噜滚下来。

一只小老鼠

一只小老鼠，
瞪着小眼珠，
龇着两只小牙，
长着八字胡。
一只小花猫，
喵喵喵喵喵，
吓得老鼠赶快往回跑。

小老鼠搬鸡蛋

小老鼠搬鸡蛋，
鸡蛋太大怎么办？
一只老鼠地下躺，
紧紧抱住大鸡蛋。
一只老鼠拉尾巴，
拉呀拉呀拉回家。

小老鼠打电话

小老鼠，打电话，
找个朋友过家家，
电话本呀手中拿。
5432678，
“小老鼠喂喂喂，请你快到我的家。”
“小花猫喵喵喵，马上就到你的家。”
咦？朋友怎么会是他？
哦！原来号码拨错了！

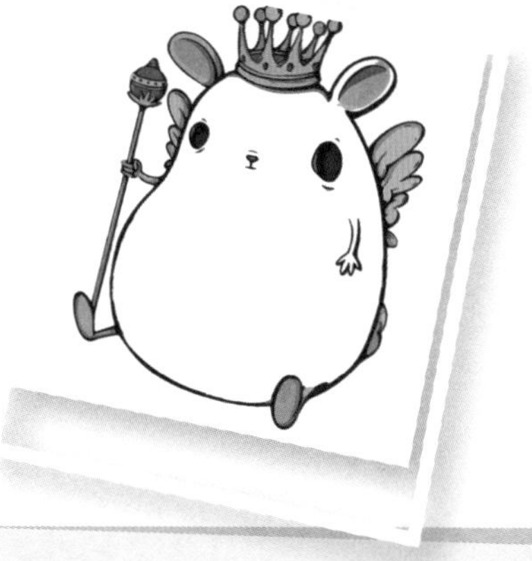

安徒生童话：
《卖火柴的小女孩》

安徒生是世界文学童话的创始人。他的童话具有独特的艺术风格，深受世界各地的小朋友、大朋友喜爱。现在，准妈妈就来读一读《卖火柴的小女孩》给自己和宝宝听。

卖火柴的小女孩

在大年夜到时候，一个小女孩孤零零地赤脚走在街头。她的一双小脚被冻得红一块青一块的，她的围裙里兜着一些火柴，手里还拿着一把。这一整天，她没卖掉一根。小女孩在墙角坐下来，蜷缩着身子，她不敢回家，回去会被爸爸毒打，而且，家里一样冷。

小女孩看着手中的火柴，犹豫了。“哧——”她终于擦着了一根火柴，火柴发出了奇异的光芒，一个很大的火炉出现在小女孩的面前，小女孩伸出双手，想暖和暖和自己，当她正准备伸出脚来取取暖时，火柴灭了，大火炉消失不见了。她又擦着了一根，火光照在墙上，小女孩看见了长长的餐桌上许许多多的美味佳肴，它们在小女孩面前飞舞，这时，火柴又灭了。火柴又被擦着了，小女孩坐在了美丽高大的圣诞树下，这棵圣诞树很美。火柴又灭了，圣诞树上的一点烛光慢慢升上天，划过天空，留下一道红线。

“又有人要死了。”小女孩说，唯一疼爱她的奶奶曾告诉过她，一颗星星落下，就有一个灵魂要到上帝那去了。小女孩对着墙角擦燃了火柴，奶奶出现了。“奶奶！”小女孩叫道“请把我带走吧，我知道，我火柴一灭，您就会消失不见！”小女孩赶紧擦燃了一大把火柴，火光让奶奶变得更加高大、美丽，奶奶抱着小女孩，把她搂在怀里，她俩在光明和幸福中飞走了。小女孩死了，谁也不知道，她曾经是多么幸福地和奶奶在一起。

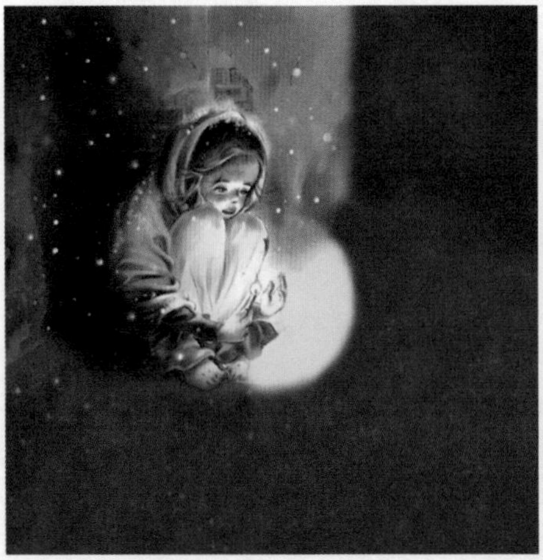

胎教百科：

昆虫趣事

昆虫是动物界中种类最多、个体数量最大的一个群体。在昆虫世界里，有很多或“身怀绝技”，或“心思聪敏”，或“体型独特”的高手，它们都在演绎着属于自己的精彩。

跳高冠军跳蚤

跳蚤是小型、无翅、善跳跃的寄生性昆虫，成虫通常生活在哺乳类动物身上，少数在鸟类身上。可别看不起小小的跳蚤，它不仅跳得高，而且跳得快，堪比宇宙飞船的速度。跳蚤每4秒钟跳一次，可连续跳78小时，垂直起跳所作用的力竟然是地球引力的140倍，也就是说，是跳蚤自身重量的140倍。如果人以正常的旅行速度到达外星球需要100年的话，跳蚤只需要1年的时间就够了。

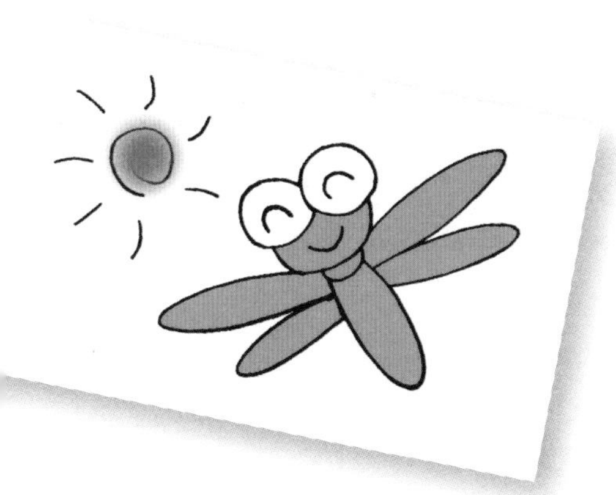

建筑专家蚂蚁

蚂蚁绝对是建筑专家。蚂蚁一般都会在地下筑巢，地下巢穴的规模非常大，有着良好的排水、通风措施。一般工蚁负责建造巢穴。而出入口大多是一个拱起的小土丘，像火山那样中间有个洞。也有用来通风的洞口。巢穴里的每个房间都有明确分类。在沙漠中有一种蚂蚁，建的窝远看就如一座城堡，有4.5米之高。那些窝废弃之后，就会被一些动物拿来当自己的窝了，它们的4.5米就相当于人类的4500米。

飞行高手蜻蜓

蜻蜓是真正的飞行高手。蜻蜓的翅质薄而轻，重量只有0.005克，每秒却可振动30～50次；它们的飞行速度可达每小时40.23千米，冲刺飞行速度可高达40米/秒，是昆虫中飞得最快的。它们的两对翅膀各自独立工作。当它们需要慢速飞行时，第一对翅膀在第二对翅膀之前扑打，而要快速飞行时，则同时扑打两对翅膀。

建筑艺术：
悉尼歌剧院

悉尼歌剧院是世界艺术的殿堂，是无数艺术家向往的地方。准妈妈带着胎宝宝一起来欣赏这座建筑艺术的魅力吧！

美丽的悉尼歌剧院

悉尼歌剧院的设计者为丹麦设计师约恩·乌松，于1973年正式落成，位于澳大利亚悉尼，是20世纪最具特色的建筑之一，也是世界著名的表演艺术中心，已成为悉尼市的标志性建筑。2007年6月28日被联合国教科文组织评为世界文化遗产。

悉尼歌剧院不仅是悉尼艺术文化的殿堂，更是悉尼的魂魄。清晨、黄昏或星空，不论徒步缓行或出海遨游，悉尼歌剧院随时为游客展现不同的迷人风采。从远处看，悉尼歌剧院就好像一艘正要启航的帆船，带着所有人的音乐梦想，驶向蔚蓝的海洋。

歌剧院整个分为三个部分：歌剧厅、音乐厅和贝尼朗餐厅。歌剧厅、音乐厅及休息厅并排而立，建在巨型花岗岩石基座上，各由4块巍峨的大壳顶组成。这些“贝壳”依次排列，前三个一个盖着一个，面向海湾依抱，最后一个则背向海湾侍立，看上去很像是两组打开盖倒放着的蚌。高低不一的尖顶壳，外表用白格子釉瓷铺盖，在阳光照映下，远远望去，既像竖立着的贝壳，又像两艘巨型白色帆船，飘扬在蔚蓝色的海面上，故有“船帆屋顶剧院”之称。

约恩·乌松晚年时说，他当年的创意其实是来源于橙子。正是那些剥去了一半皮的橙子启发了他。而这一创意来源也由此刻成小型的模型放在悉尼歌剧院前，供游人们观赏这一平凡事物引起的伟大构想。

悉尼歌剧院犹如一簇簇盛开的花朵，在蓝天、碧海、绿树的映衬下，婀娜多姿，轻盈皎洁。真美啊！

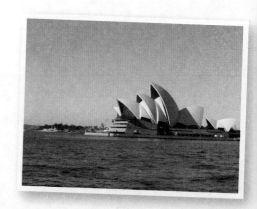

歌剧：《图兰朵》

歌剧是一门综合的艺术。它和交响乐、室内乐等纯音乐形式不同，是综合了音乐、戏剧和美术等各门类艺术的体裁。现在，准妈妈和胎宝宝就一起来欣赏优秀的歌剧——《图兰朵》。

图兰朵的故事

元朝时，公主图兰朵为了报祖先暗夜被掳走之仇，便设计以“猜谜”的方式残杀所有向她求爱的男人。她公开张榜：如果有男人可以猜出她的三个谜语，她就会下嫁给他；如果猜错，便要被处死。很久以来公主的这三个谜语没有一人能猜出，但却有许多人成了这场残酷游戏的刀下鬼。年轻的鞑靼王子卡拉夫深为图兰朵的美丽容颜所动心，于是冒死求婚并用他的勇敢和智慧以及火热的爱情征服了图兰朵。

歌剧欣赏

《图兰朵》是意大利著名作曲家贾科莫·普契尼根据童话剧改编的歌剧。在这部歌剧中，普契尼把一个古老的东方传说贯穿始终，并吸收了中国民歌的音调，同时将抒情性、英雄性和中国音调融为一体。

第1集是歌剧的序曲。序曲很短，铜管阴森的声音给人以强烈的震撼，作曲家想告诉我们：这里不是一个祥和的国家，而是充满了杀气的地方。

从第2集开始，歌剧正式展开，直至第7集结束，都在讲述着图兰朵与卡拉夫王子的传奇故事。这是歌剧的主体部分，一首一首的咏叹调，或急或缓，或激昂或舒缓，其间用宣叙调代替以往的“独白”来展示戏剧性的矛盾与冲突。

第8集是最后的场景。最后的场景是在色彩明亮的皇宫里，作曲家用音乐营造了庄重而热烈的气氛，他让嘹亮的铜管演奏《茉莉花》旋律的变体，听上去这亲切的旋律显得极其壮丽辉煌。众人齐声歌唱，他们赞颂爱情的伟大力量，祝愿他们永远幸福美满，祝愿国家永远祥和富强。作曲家让合唱队和乐队发出响亮饱满的声音，达到了全剧最辉煌的高潮。

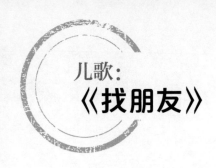

儿歌：
《找朋友》

《找朋友》是一首歌经典的儿童歌曲，给无数人的童年带来了快乐。准妈妈可以用自己动听的声音给胎宝宝唱唱这首歌，眼前是否出现了带着宝宝一起做游戏的样子，是否也勾起了准妈妈对童年美好的回忆。

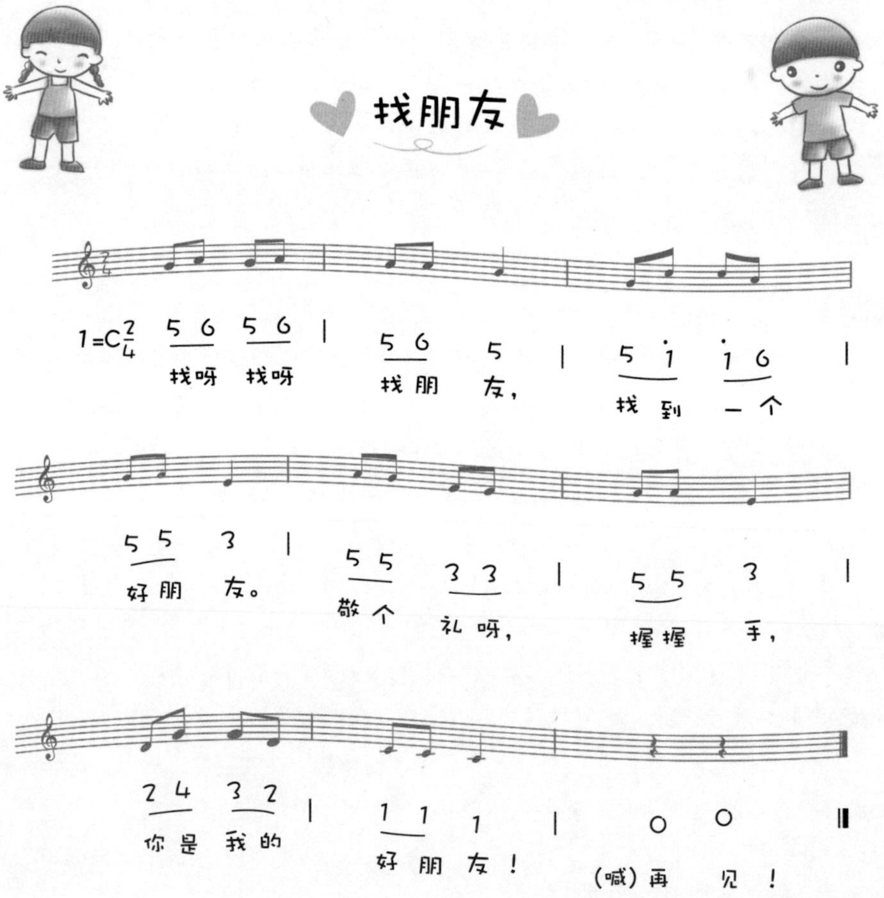
找朋友
1=C 2/4 56 56 | 56 5 | 5 i i6 |
找呀 找呀 找朋 友，找 到 一 个
55 3 | 55 33 | 55 3 |
好朋 友。敬 个 礼 呀，握握 手，
24 32 | 11 1 | 0 0 ‖
你是 我的 好 朋 友！（喊）再 见 ！

动脑又动嘴，
绕口令里说哥哥

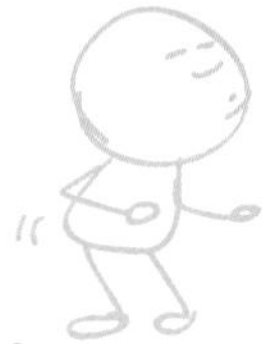

好长时间没有说绕口令了，今天准妈妈来练几个关于哥哥的绕口令，在绕来绕去之中冲淡早孕反应的烦恼。

分果果

国国和哥哥，
树下分果果。
哥哥给国国大果果，
国国把大个给哥哥。
哥哥让国国，
国国让哥哥。
都说自己要小个，
外婆见了乐呵呵。

鹅过河

哥哥弟弟坡前坐，
坡上卧着一只鹅，
坡下流着一条河，
哥哥说：宽宽的河，
弟弟说：白白的鹅。
鹅要过河，河要渡鹅，
不知是鹅渡河，还是河渡鹅。

喂蝈蝈

哥哥喂蝈蝈，
蝈蝈要果果，
哥哥给果果，
蝈蝈叫哥哥。

补裤

一块土粗布，
一条粗布裤，
哥哥屋里补布裤，
飞针走线自己做。
粗布裤上补粗布，
土粗布补粗布裤，
哥哥穿上粗布裤，
艰苦朴素牢记住。

电影欣赏：《当幸福来敲门》

准爸爸陪准妈妈一起来欣赏一下这部感人至深的影片——《当幸福来敲门》吧，看看影片中的父亲是如何把握幸福的。

故事梗概

克里斯·加德纳是一个生活在旧金山的黑人青年，靠做推销员养活妻子和儿子。公司裁员让克里斯丢掉了工作。妻子又因忍受不了长期的贫困生活离家出走。从此，克里斯不仅要面对失业的困境，还要独立抚养儿子。克里斯坚强面对困境，同时，还努力培养儿子乐观面对困境的精神。

有一天，克里斯在停车场遇见一个开高级跑车的男人，向前便问：“做什么工作能过上这样好的生活？”那人告诉他：“我是做股票经纪人的。”从此，克里斯就决定要做一个出色的股票经纪人，和儿子过上好的生活。

完全没有股票知识的克里斯靠着毅力在华尔街一家股票公司当上学徒，头脑灵活的他很快就掌握了股票市场的知识，随后开上了自己的股票经纪公司。父子俩相互扶持最终完成了心中的梦想。

电影欣赏

《当幸福来敲门》是一个非常典型的为梦想而不懈努力的故事。原来在颠沛流离的混乱生活里充斥着的不光是对简单的生活的追求，还有对亲情和对美好未来的向往，似乎也在诠释着都市人的生活，解答着对梦想的不懈追求。很多人往往会关注对于梦想的树立，而往往忽略过程的艰辛。只要我们有勇气去追逐，我们就有可能实现梦想，其实每个人都可以通过努力改变自己的命运。

同时该片也对追求幸福给出了最完美的诠释，幸福不只是得到了自己想得到的东西，而是在心里所存在的感受，不管是艰辛的生活还是快乐的享受。梦想，不管在什么时候突然来临，其实都不算太晚。这似乎就是结尾所表现出来的：幸福，会来敲门。

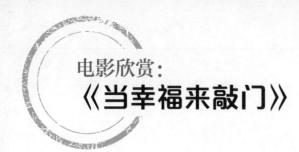

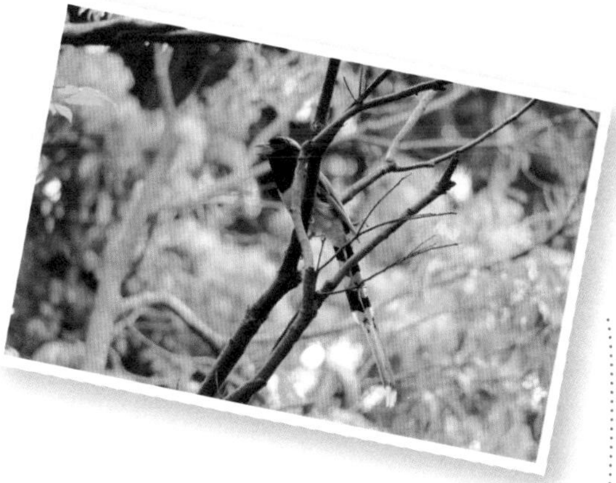

二胡演奏：《空山鸟语》

说到二胡，大家想到的可能都是阿炳的那首《二泉映月》。不过，今天推荐给准妈妈的是一首刘天华的《空山鸟语》，这种仿佛天籁一般的自然界的声音正是非常适合准妈妈倾听的音乐。

创作背景

《空山鸟语》的标题是作者引用了王维诗作《鹿柴》之意，以富于民族性的旋律，在民间传统演奏手法的基础上，借鉴西洋音乐创作和表演手法的技巧，构成了这首结构完整、富有诗意的乐曲，表达了作者对大自然的热爱。

音乐欣赏

乐曲的引子徐徐而起，把人带到这样一个境地：深山幽谷，密林荆丛，一片尚未遭受人欲侵扰的清静世界。在这里，各种各样不知名的鸟儿无忧无虑，尽情欢叫。独处者引颈长鸣，扑棱棱腾空而起；和群体彼呼此应，声啾啾嬉戏亲昵。一阵子喧闹，一阵子寂静；静中似闻鸟鸣声，有声更显山中静。静中似闻鸟鸣声，有声更显山中静，充满诗意。正是“空山不见人，但闻鸟语声”。

乐曲在缓慢的引子后进入主题。第一、第二两小段，旋律性很强，表现人的欢快情绪；三、四、五是炫技性乐段，形形色色的百鸟在争鸣，热闹非凡。尾声重现第一小段的音调后，随即以一个主三和弦短琵音向高处攀升，如众鸟飞离远去，使空山复归寂静。留在人们心中的是一幅美好的情景。正是“山林多奇采，阳鸟吐清音”。

多么美妙的一幅水墨卷轴，疏密有序，动静交替，生机盎然，充满诗意。作曲家如此着力用音符加以描绘的，也许就是他心中的理想境界。此刻，音乐家如在虔诚祝福：愿世界少一点纷扰，多一分安宁，愿人类能像鸟儿一样无忧无虑，快乐幸福。

鹿　柴

（唐）王　维

空山不见人，
但闻人语响。
返景入深林，
复照青苔上。

国学经典：
《弟子规》（节选）

《弟子规》原名《训蒙文》，它的影响之大，读诵之广，仅次于《三字经》，是良好品德养成的上好读物。今天，准妈妈不妨找来其中的一部分来读一读。

入则孝

父母呼，应勿缓；父母命，行勿懒。
父母教，须敬听；父母责，须顺承。
冬则温，夏则凊，晨则省，昏则定。
出必告，返必面，居有常，业无变。
事虽小，勿擅为，苟擅为，子道亏。
物虽小，勿私藏，苟私藏，亲心伤。
亲所好，力为具，亲所恶，谨为去。
身有伤，贻亲忧；德有伤，贻亲羞。
亲爱我，孝何难？亲憎我，孝方贤。
亲有过，谏使更，怡吾色，柔吾声。
谏不入，悦复谏，号泣随，挞无怨。
亲有疾，药先尝，昼夜侍，不离床。
丧三年，常悲咽，居处变，酒肉绝。
丧尽礼，祭尽诚，事死者，如事生。

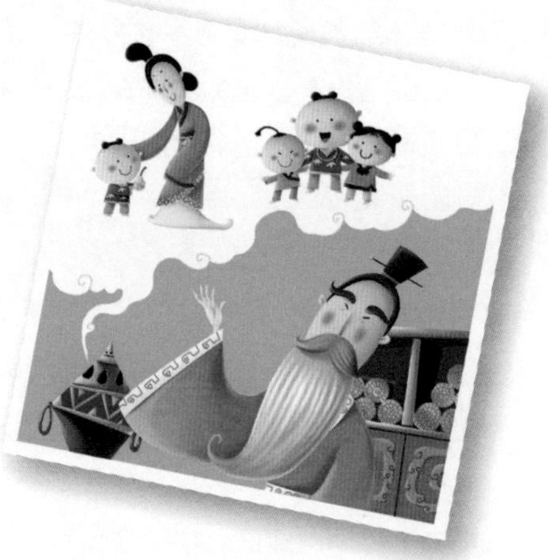

弟子就是学生，规是规范，《弟子规》是人们的生活规范。《弟子规》主要分为五个部分，具体列述学生在家、出外、待人、接物与学习上应恪守的守则规范，即在日常生活中，要做到孝顺父母，友爱兄弟姊妹。其次一切日常生活中行为要小心谨慎，言语要讲信用，和大众相处时要平等博爱，并且亲近有仁德的人，向他们学习。

心灵感悟

宝宝，妈妈每一次读《弟子规》都有不一样的感受，让我知道了人生需要考虑的还有很多很多，昨天是曾经，是过去，今天是面临，是现实，而你是妈妈的未来，妈妈期待与你一同迎接明天！

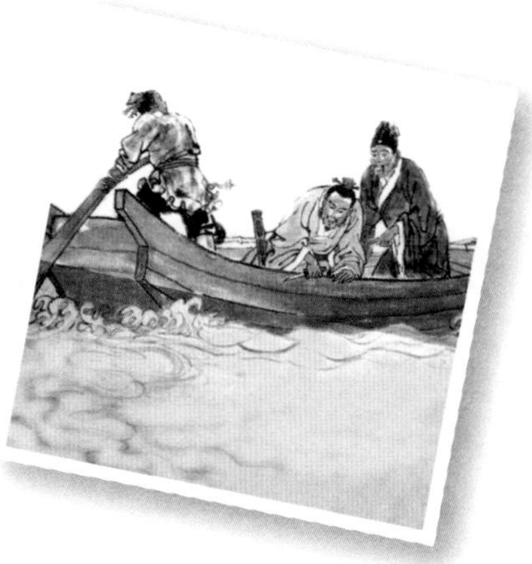

成语故事：《刻舟求剑》

今天，准妈妈来读读《刻舟求剑》这个成语故事，体会一下简简单单四个字背后的故事和表达出的道理。

刻舟求剑

战国时，有一个楚国人要出门远行。他乘船过江，船到江心时，一不小心，把随身带着的一把宝剑落到江中的急流里去了。船上的人对此感到非常惋惜，都说："你的宝剑掉进水里了！"但那个楚国人似乎胸有成竹，他马上掏出一把小刀，在船舷上刻上了一个记号，并对大家说："大家不要着急，这是我宝剑落水的地方。"

众人疑惑不解地望着那个刀刻的印记。有人催促他说："快下水去找剑呀！不然就来不及了。"

楚国人不慌不忙地说："不着急，我有记号呢。"

大船继续前行，这时又有人催他说："再不下去找剑，这船越走越远，当心找不回来了。"

楚国人依旧自信地说："不用急，不用急，记号刻在那儿呢。"

过了许久，大船终于在岸边停靠下来。这时，楚国人立即在船上刻记号的地方下水，去捞取他掉落的宝剑。可是，捞了半天仍不见宝剑的影子。他觉得很奇怪，自言自语说："我的宝剑不就是在这里掉下去吗？我还在这里刻了记号呢，怎么会找不到的呢？"

此时，船上的人见到楚国人的行为，纷纷大笑起来说："船一直在行进，而你的宝剑却沉入了水底不动，你怎么能找得到你的宝剑呢？"

小故事大道理

这个故事告诉我们：世界上的事物，总是在不断地发展变化，人们想问题、办事情，都应当考虑到这种变化，适合于这种变化的需要；同时还应该虚心听取别人的意见和建议。

民间艺术：
狮子舞

怀孕了，这份喜悦无以言表。而那为了喜庆而舞动的狮子是否能表达出你的这种心情呢？准妈妈来看看这热闹的场面，胎宝宝也会感受到这份喜庆和吉祥。

狮子舞的历史

狮子在中国民间视为瑞兽和“百兽之王”。狮子舞是喜庆性舞蹈，每逢传统节日，象征吉祥的狮子舞是必不可少的。乔装狮子进行表演盛行于3~5世纪的魏晋时期。到了唐代，狮子舞在宫廷和民间已为人们喜闻乐见了。

狮子舞的表演

狮子舞分为两类：文狮、武狮。文狮子一般是戏耍性的。擅长表演各种风趣喜人的动作，比如：挠痒痒、舔毛、抓耳挠腮、打滚、跳跃、戏球等等。武狮子则重在耍弄技巧。最普通的是踩球、过跷跷板，走梅花桩是高难动作。

狮子舞通常由两人扮演，前者双手握狮头道具戴于头上，扮演狮头，后者俯身，双手扶前者腰部，身披用麻、布等材料装饰成的狮皮，扮演狮身。两人合成一只大狮，称“太狮”。也有一人头戴狮头面具，身披假狮皮，扮演小狮子，称“少狮”。前有狮子郎，手持一个能转动的五光十色的绣球进行逗引，舞球的动作有摇球、转球、抛球、抖球等数十种，狮子随之做出各种舞蹈动作。而有些地方狮子郎戴上大头面具，扮成大头和尚，手里也不持绣球，而代之以拂尘、大蒲扇，甚至大刀之类。

经历了两千多年的狮子舞，各地都自成一派。少数民族也都有着不同风格的狮子舞。狮子舞遍及中国各地，南北都有，甚至远至西藏。在新中国成立以后，歌舞团、杂技团都把舞狮子作为传统节目来演出，并根据各行各业的不同特长进行加工、整理，成为我国舞蹈、杂技中的一个亮点。

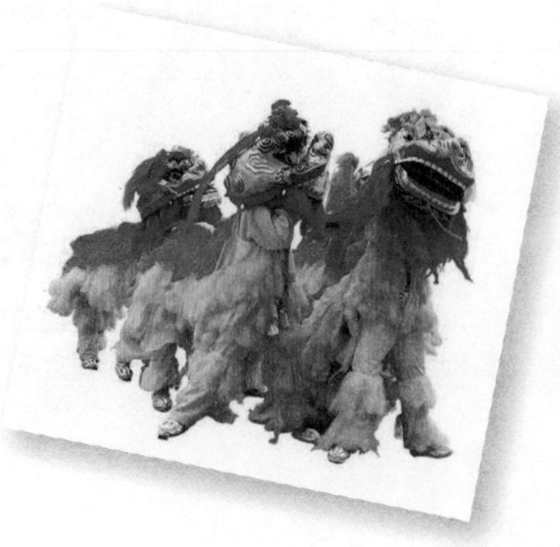

脑力游戏：
好玩的七巧板

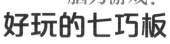

七巧板作为我国古老的拼板游戏，相信大家对它并不是很陌生，而这简单的七个图形却有着万般变化，准妈妈可以动手试一试。

动手制作七巧板

准妈妈可以利用一个正方形板或硬卡纸材，按照图示画出图形，然后利用工具剪切出七块，这样，七巧板就做好了。为了好区分，最好不同形状的图形用不同的颜色加以区分。

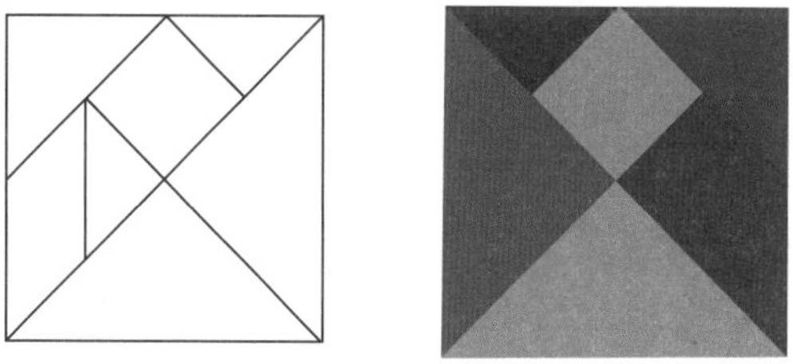

玩转七巧板

不要小看这简单的七种图形，可以利用七巧板拼接出不同的图案。试一试，看看能拼出多少种。我们这里介绍了几种拼图。

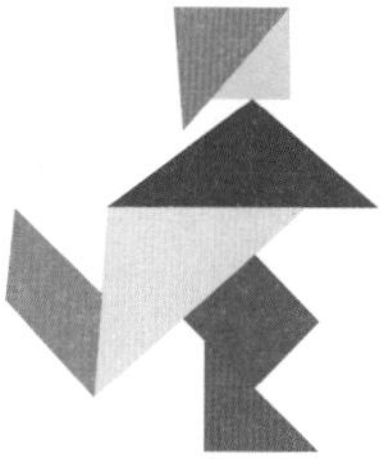

准妈妈拼一拼，这个小人很漂亮吧。

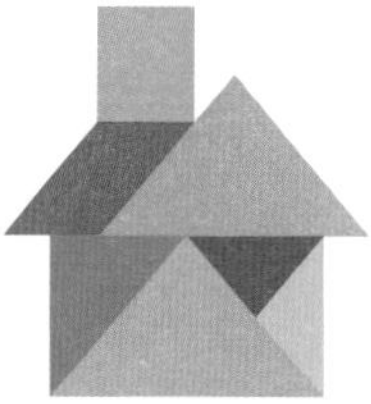

这个漂亮的小房子就像你们的家，相信你的宝宝一定喜欢，拼给他看看吧。

还可以利用七巧板拼出很多的图案，准妈妈自己想一想，做一做，会让你的孕期生活更有情趣。

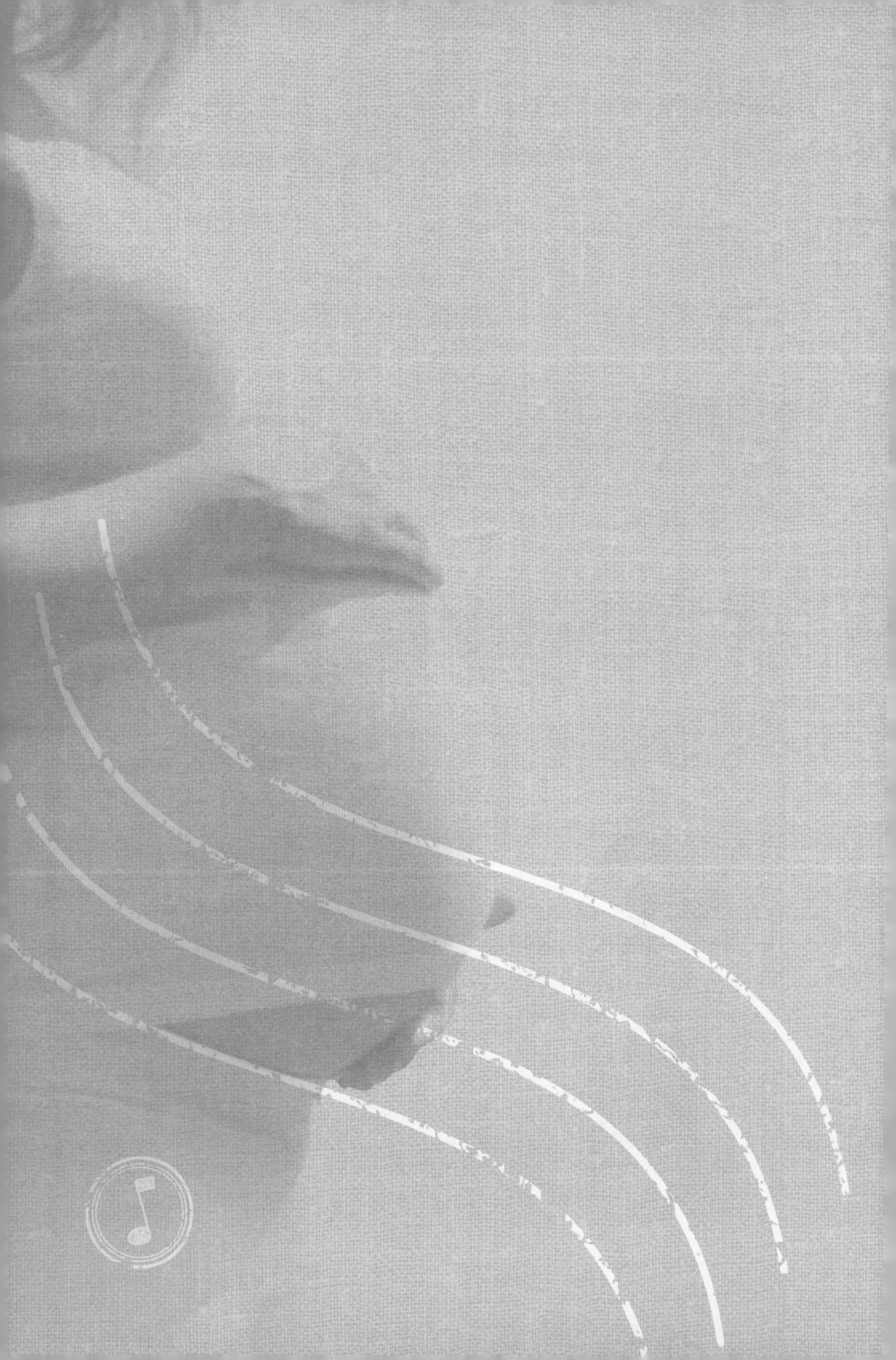

孕3月

胎宝宝告别危险期

怀孕第3个月，正处于胎宝宝器官分化发育的关键时期，也是神经系统快速发育时期。这时候，由于准妈妈的情绪会影响胎宝宝的发育，因此，准妈妈应积极稳定自己的情绪，乐观面对每一天。同时，准妈妈应利用一切条件，充分发挥自己的想象，科学地实施每项胎教。

散文：《荷塘月色》

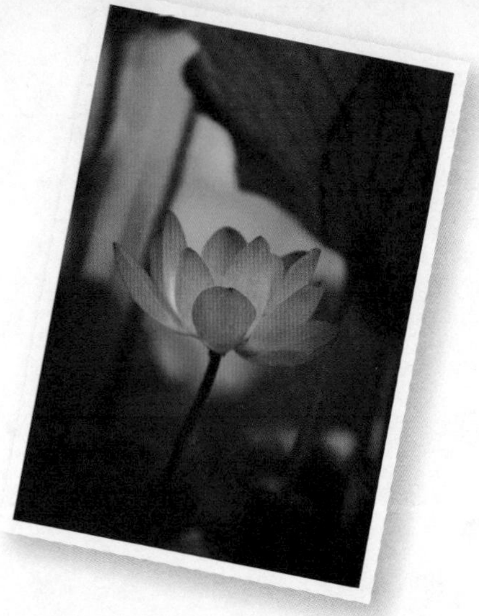

《荷塘月色》是我国著名文学家朱自清任教清华大学时所写的一篇著名的描写自然景色的散文，就如在夏日炎炎中的一阵微风，让人有一种心静如水、轻快凉爽的感觉。准妈妈带着胎宝宝一起来读读吧。

荷塘月色

朱自清

曲曲折折的荷塘上面，弥望的是田田的叶子。叶子出水很高，像亭亭的舞女的裙。层层的叶子中间，零星地点缀着些白花，有袅娜地开着的，有羞涩地打着朵的；正如一粒粒的明珠，又如碧天里的星星。微风过处，送来缕缕清香，仿佛远处高楼上渺茫的歌声似的。这时候叶子与花也有一丝的颤动，像闪电般，霎时传过荷塘的那边去了。叶子本是肩并肩密密地挨着，这便宛然有了一道凝碧的波痕。叶子底下是脉脉的流水，遮住了，不能见一些颜色；而叶子却更见风致了。

月光如流水一般，静静地泻在这一片叶子和花上。薄薄的青雾浮起在荷塘里。叶子和花仿佛在牛乳中洗过一样；又像笼着轻纱的梦。虽然是满月，天上却有一层淡淡的云，所以不能朗照；但我以为这恰是到了好处——酣眠固不可少，小睡也别有风味的。月光是隔了树照过来的，高处丛生的灌木，落下参差斑驳的黑影，峭楞楞如鬼一般；弯弯的杨柳的稀疏的倩影，却又像是画在荷叶上。塘中的月色并不均匀；但光与影有着和谐的旋律，如梵婀玲上奏着的名曲。

作者用上“袅娜、羞涩”二词，表现荷花形态，在作者的眼里荷花俨然已是仙子一般，荷花、荷叶的优美形象似已展现在眼前。荷香如歌，似有若无，花叶颤动，流波溢彩，叶、花、形、色、味浑然一体。

这似乎还不够极致！再看看塘上的月色，一个“泻”字，化静为动，使人看到了月光的流动感；一个“浮”字又突出了雾的轻飘朦胧，如梦似幻。月色清淡，黑白相间的光和影犹如和谐的旋律，荷香缕缕，水乳交融，作者如此细腻入微的感受真是令人如痴如醉！

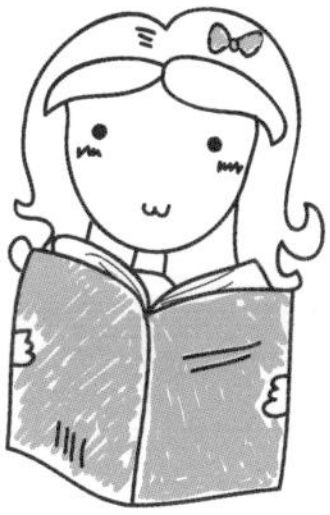

赞颂母亲的名言

人的嘴唇所能发出的最甜美的字眼，就是“母亲”，最美好的呼唤，就是“妈妈”。（纪伯伦）

世界上的一切光荣和骄傲，都来自母亲。(高尔基）

世界上有一种最美丽的声音，那便是母亲的呼唤。（但丁）

母爱是一种巨大的火焰。（罗曼·罗兰）

母爱是世间最伟大的力量。（米尔）

慈母的胳膊是慈爱构成的，孩子睡在里面怎能不甜？（雨果）

我给母亲添了不少乱，但她好像对此颇为享受。（马克·吐温）

世界上的一切光荣和骄傲，都来自母亲。(高尔基）

我的生命是从睁开眼睛，爱上我母亲的面孔开始的。（乔治·艾略特）

全世界的母亲是多么的相像！她们的心始终一样，每一个母亲都有一颗极为纯真的赤子之心。（惠特曼）

妈妈是我最伟大的老师，一个充满慈爱和富于无畏精神的老师。如果说爱如花般甜美，那么我的母亲就是那朵甜美的爱之花。（史蒂维·旺德）

母亲对我的爱之伟大让我不得不用我的努力工作去验证这种爱是值得的。（夏加尔）

母性的力量胜过自然界的法则。（芭芭拉·金索尔夫）

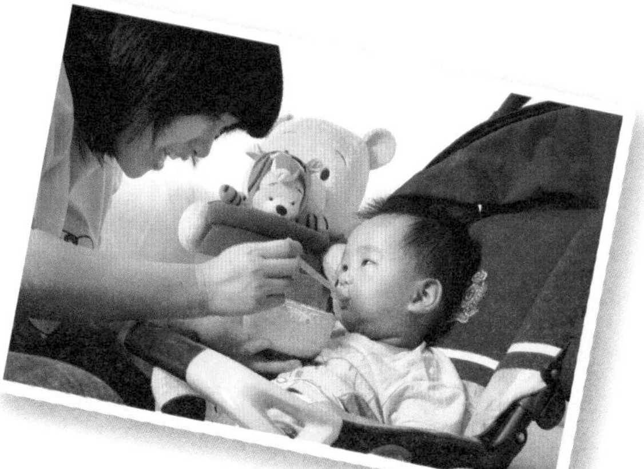

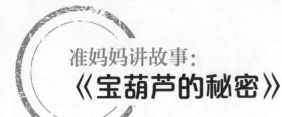

准妈妈讲故事：
《宝葫芦的秘密》

准妈妈小时候听过《宝葫芦的秘密》这个故事吗？这是一个有趣而很有意义的故事，准妈妈可以读一读，并讲给胎宝宝听。

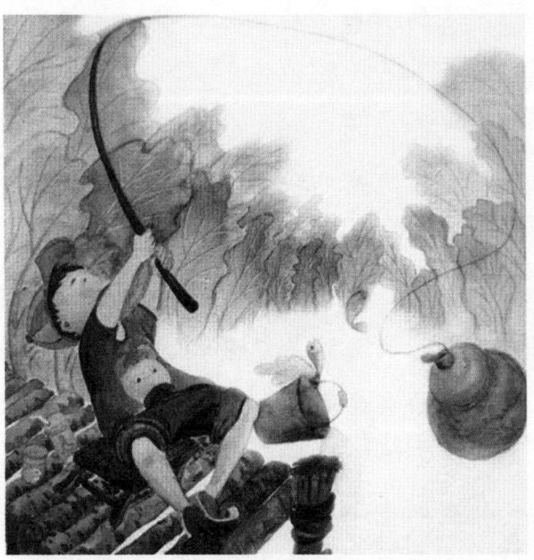

宝葫芦的秘密

清晨，朝阳透过窗帘照进室内，都快七点钟了，小学生王磊还在酣睡着。他妹妹把他叫醒了，他一看时间已晚，一阵忙乱后，就匆匆忙忙地上学去了。第一堂课是算术，王磊愣住了，原来昨天晚上他忙着给队里画画，忘记温习功课，这次老师提问，他无法回答，只好难为情地走下讲台来。王磊回家以后，听见奶奶给他的妹妹讲宝葫芦的故事。王磊听到奶奶说："有了这个宝贝呀，要什么就会有什么。"他想：如果自己也有那么一个"宝贝"，不要费力气、不用动脑筋、想要什么就有什么，那该多好啊！

一天，爱幻想的王磊正在河边钓鱼，忽然看见河面上漂过来一个小葫芦。于是，他把小葫芦"钓"了上来。令他惊奇的是小葫芦竟然说话了："小朋友，我叫宝葫芦。你心里想要什么，我可以变给你。不过，你必须守口如瓶，不能泄露拥有'我'的秘密，否则，我会立刻消失。"

王磊听了，惊喜万分，连忙答应了。

王磊看见画册上的小白兔，心想："我要小白兔和我一起玩。"宝葫芦果然给他变出一只雪白的小白兔。"我想吃蛋糕"，蛋糕立刻就出现在他的面前。在学校里，王磊想要同学一个好看的笔记本，于是，笔记本钻进他的书包里；他想要同学漂亮的钢笔，钢笔马上插在他的衣袋里。

班上的同学发现丢了东西，告诉老师说："东西刚才还在身边，忽然就不见了。”这样的失窃事件一次又一次发生，大家都觉得莫名其妙。为此，老师搜查了全班同学的衣袋和书包，结果在王磊的书包里找到了所有的“赃物”。同学们非常生气，纷纷指责他是“小偷”，说得王磊无地自容，有口难言。

在文娱室里，王磊与同学张明德下象棋，张明德的一只马十分厉害，王磊心想：要是吃掉这只马就好了。刹那间，这只马猛然飞进王磊的嘴里，弄得王磊十分尴尬。

有一天，数学测验，王磊看到卷子，发现一道题都不会做，他只好向宝葫芦求助。等到要交卷时，宝葫芦竟然把小明的卷子变给了他。一向数学很好的小明，竟然交了白卷！老师觉得这件事太奇怪了，于是追问王磊，同学们也说王磊变了。

王磊有了宝葫芦，不但得不到幸福和快乐，反而带来了痛苦和烦恼。他认识到宝葫芦是害人的坏东西，向同学们揭露了宝葫芦的秘密。王磊说出秘密后，宝葫芦“轰”的一声爆炸了，王磊也惊醒了，原来他做了一个梦。此刻，同学们正等着他去温习功课呢！他回忆梦中的事情，下决心认真学习，做一个好学生！

心灵感悟

亲爱的宝宝，一分耕耘，一分收获。世界上没有不劳而获的东西。只有靠自己的努力，才能收获丰收的果实。只有靠自己的努力得到的成果，才能给自己带来真正的快乐。所以，我们应该做爱劳动、爱学习、不偷懒、不说谎的好孩子。

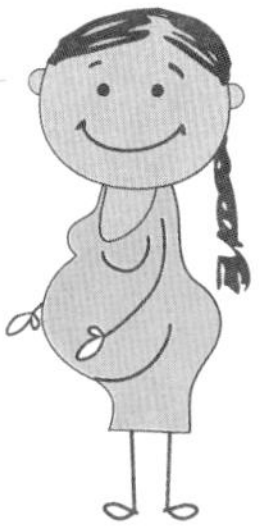

准妈妈学画画：
简笔画水果

准妈妈可以亲自动手做一些色彩卡片。水果的颜色很丰富，准妈妈可以画一些水果，然后把它们涂上颜色。相信这一张张倾注了准妈妈爱的卡片，胎宝宝一定会喜欢的。

美味诱人的香蕉

1. 先在白纸上画一个椭圆，最好是从右向左的斜椭圆，要不，下一步不好画了。

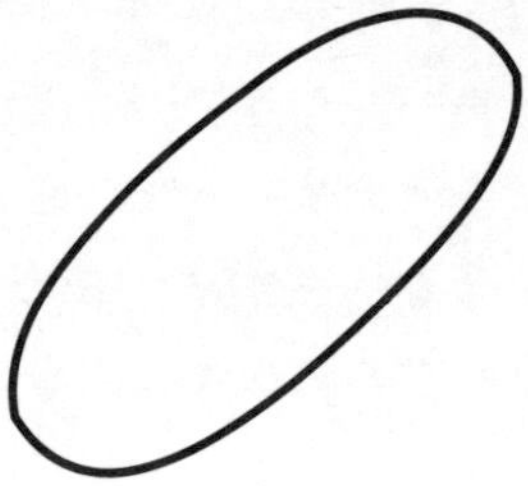

2. 在椭圆右侧，挨着椭圆画一个弯弯的“月牙”。

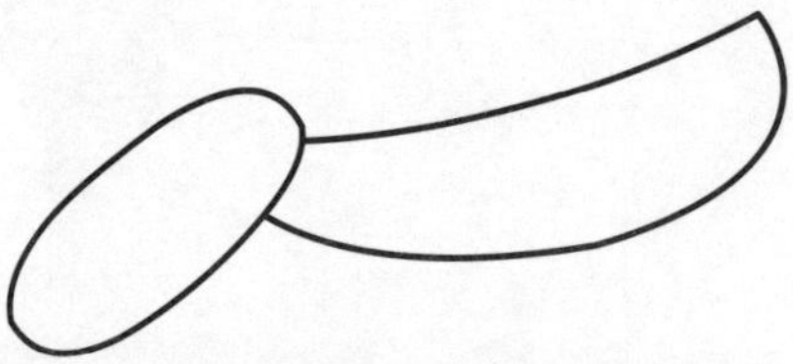

3. 接下来，挨着这个“月亮”再画三个差不多的“月牙”。

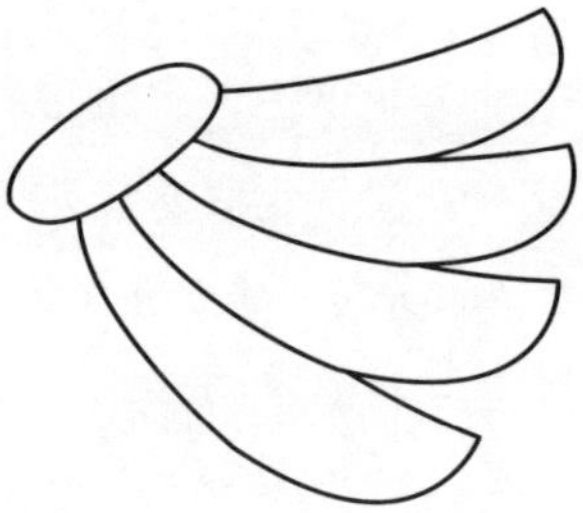

4. 再给画好的香蕉涂上颜色吧，那样会更有成就感。

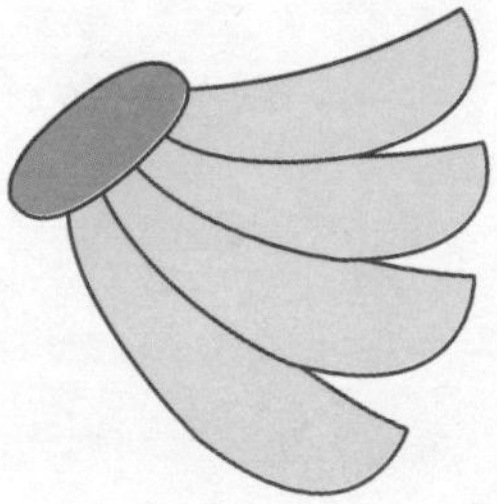

谜语猜水果

五彩缤纷的水果是准妈妈孕期不可或缺的营养食品。今天，准爸爸给准妈妈出一些关于水果的谜语，看看准妈妈能猜对吗？

青青果子浑身毛，绿色果肉味佳肴。

2 瓜中之王黄金龙，香甜奶香味儿浓。

3 一个小胖子，藏着黑珠子，剥开黄身子，露出白肚子。

清香怡人味儿甜，消暑必备利小便。

小小灯笼红彤彤，白白珍珠里面藏。轻轻掀开白纱帐，胖胖饺子甜心头。

6 红红圆圆皮肤好，一口咬下脆脆甜味。

关公皮，刘备脸，圆圆张飞藏里面。

8 白里透红浑身毛，果肉丰富皮儿薄。

9 白粉包裹小浆果，甜酸适口味飘香。

10 绿纱帐里珍珠藏，剥开紫衣水汪汪。用它酿酒美天下，果实晒干肉软香。

绿圆圆浆果色泽艳，草龙珠儿味道甜。

12 黄金布，包银条，中间弯弯两头翘。

答案

1 猕猴桃 2 哈密瓜 3 龙眼 4 香瓜 5 橘子 6 苹果 7 荔枝 8 水蜜桃 9 蓝莓 10 葡萄 11 葡萄 12 香蕉

静中有动的冥想式瑜伽

冥想可以帮助准妈妈保持愉悦的心情。而在冥想时配合做一做瑜伽就可以静动相结合，是非常适合准妈妈的。但是，如果准妈妈有严重的关节炎，这个瑜伽动作就不适合了。

如何做冥想

刚开始做冥想，最大的障碍是心绪纷乱，这时采用缓慢而深沉的呼吸，把注意力集中在呼吸上，可以帮助准妈妈安静下来，顺利进入状态。准妈妈坐好以后，用鼻子慢慢吸气，边吸气边在心里数数，数到5，开始呼气，数10个数后开始下一个循环。在吸气的时候，让自己感觉气体被储存在腹中，呼气时感觉气体从腹中缓缓逸出。一般用这样的方式反复呼吸1~3分钟，心情就会平静下来，头脑清醒，可以开始冥想了。

冥想的内容主要集中在胎宝宝身上，可以想象胎宝宝在子宫里是什么样子、正在做什么、拥有什么性格、什么模样等。这样的冥想可能激发胎宝宝的潜意识，并按照准妈妈冥想的样子塑造自己。

冥想式瑜伽体式

准妈妈双脚交叉盘坐，脊柱挺直收腹，双手手掌向上放在双膝上，肩、肘放松，排除脑中的杂念，闭上眼睛进行正常呼吸。

在动作进行中，准妈妈尽可能解开身上所有的束缚，轻松舒坦地练习静坐；根据自己的身体情况来决定运动时间，以舒服为主；要注意静坐的环境，一般选择安静、空气流通的地方，房间灯光必须柔和；要注意身体的保暖，特别是腿部和膝部的保暖，避免寒气侵入。

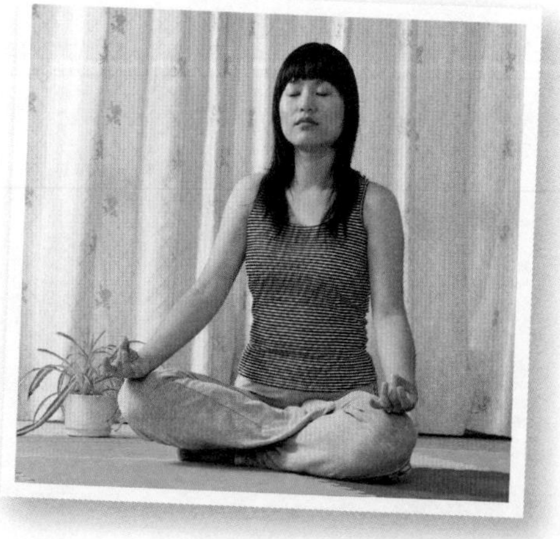

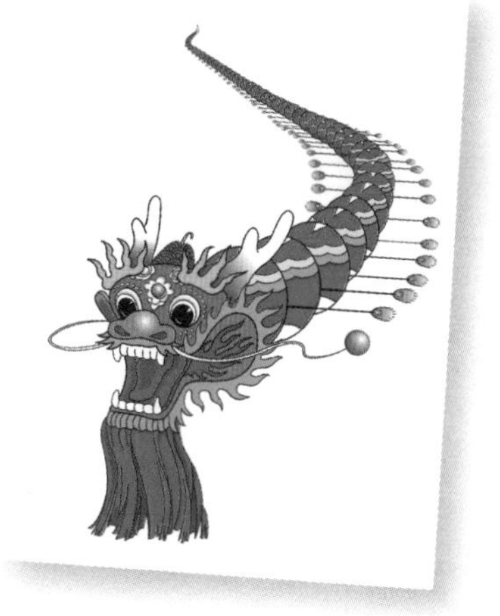

胎教百科：

风筝的起源

美丽的风筝在天空飞翔，带给人们无限的遐想。准妈妈是否希望宝宝将来无论飞得多高，飞得多远，那根连接风筝的线永远在自己的手中。

风筝的起源

风筝起源于中国，最早的风筝是由古代哲学家墨翟用木头制造的。唐宋时期，由于造纸业的出现，风筝改由纸糊，很快传入民间，成为人们的娱乐的工具。宋朝风筝已在民间广泛流行。

道光年间，郭麟吟清明的一首竹枝词描绘道：“一百四日小寒食，冶游争上白浪河。纸鸢儿子秋千女，乱比新来春燕多。”

郑板桥有诗曰：“纸花如雪满天飞，娇女秋千打四围。飞彩罗裙风摆动，好将蝴蝶斗春归。”

潍坊的风筝

山东潍坊是我国著名风筝产地，明代就已在民间出现扎制风筝的艺人。清代，随着放风筝习俗的流行，风筝艺术亦达到鼎盛阶段。

潍坊风筝主要有三种基本造型：串、硬翅和筒形，其中以龙头蜈蚣最突出。现在已发展成许多品种，小的可放在掌上，大的有几百米长，造型、色彩也各不相同，从很简单的白纸糊身，红纸糊头，不画一笔，不染一色的蜈蚣风筝，到色彩缤纷，绘金描银的九头神龙风筝。真是千变万化，“奇巧百出”。

现在潍坊已成为国际风筝节的固定举办地。现代风筝在继承传统精华的基础上，不断花样翻新，赢得了“风筝艺术，潍坊第一”的美誉。

心灵感悟

看到天上美丽的风筝，就会想到小时候自己在广场放风筝的美丽画面。不由自主地盼望着宝宝快点出世，快点长大，在美丽的草坪上，在明媚的蓝天下，一家三口一起去放风筝。

名画欣赏：《荷花图》

准妈妈经常欣赏一些名人画作，不仅陶冶了自己的情操，愉悦了心情，更有益胎宝宝健康发育。今天，我们就来欣赏张大千大师的作品《荷花图》吧。

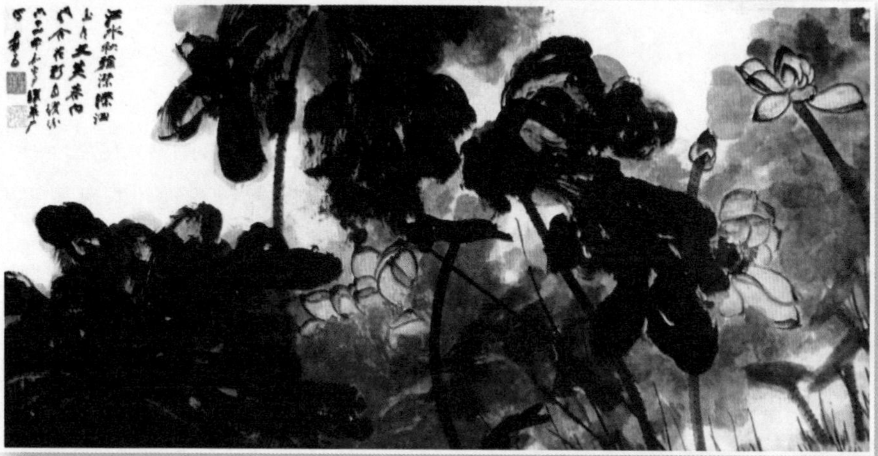

作品欣赏

《荷花图》构图饱满，疏密有致，用笔豪放大气，格调清新典雅，仿佛预示着一个新生命的诞生，具有一股强劲的蓬勃向上之势。

只见两片卓然飘逸的巨型荷叶，在晨风的吹拂下，傲然地随风舒展着筋骨，而荷叶疏影中一朵高雅洁白的荷花已悄然绽放；两枝白嫩无瑕的荷花腾空而出，花蕾中正孕育着灵动鲜活的生命，含苞待放。那种超凡脱俗、生机盎然、蒸蒸日上的美丽与意蕴，令人浮想联翩，回味无穷。尤其是其纯熟的功底与老辣的技法，于浑朴中见清秀，于洒脱中含缜密，于酣畅中寓意蕴，令人称道折服。其用笔鲁朴疏狂，持搏雪傲霜之气；架构自然忘形，汲天地灵气之精；泼墨淳厚飘逸，拥潇洒儒雅之神，让人叹为观止。

创作背景

张大千在花卉画中以荷花画居多。他之所以喜爱画荷花，除其他原因外，他认为“中国画重在笔墨，而画荷是用笔用墨的基本功”。并且还认为画荷与书法有着密切关系。故此，张大千画荷的作品不但年年有，而且不断推出新意日积月累，形成驰名中外的“大千荷”。

中国民俗说节气

一年有四季，而对于中国人来说，祖先们又将四季分成了二十四节气，它更准确地反映了四季的更替、自然中的一些现象，充分体现了中国博大精深的文化底蕴。这就是人人都知道的二十四节气，准妈妈也来了解一下吧。

二十四节气

二十四节气是中国古代订立的一种用来指导农事的补充历法，是在春秋战国时期形成的。由于中国农历是一种“阴阳合历”，即根据太阳也根据月亮的运行制定的，因此不能完全反映太阳运行周期，但中国又是一个农业社会，农业需要严格了解太阳运行情况，农事完全根据太阳进行，所以在历法中又加入了单独反映太阳运行周期的“二十四节气”，用作确定闰月的标准。二十四节气能反映季节的变化，指导农事活动，影响着千家万户的衣食住行。

二十四节气歌

立春梅花分外艳，雨水红杏花开鲜。
惊蛰芦林闻雷报，春分蝴蝶舞花间。
清明风筝放断线，谷雨嫩茶翡翠连。
立夏桑果像樱桃，小满养蚕又种田。
芒种玉秧放庭前，夏至稻花如白练。
小暑风催早豆熟，大暑池畔赏红莲。
立秋知了催人眠，处暑葵花笑开颜。
白露燕归又来雁，秋分丹桂香满园。
寒露菜苗田间绿，霜降芦花飘满天。
立冬报喜献三瑞，小雪鹅毛片片飞。
大雪寒梅迎风狂，冬至瑞雪兆丰年。
小寒游子思乡归，大寒岁底庆团圆。

名曲欣赏：《蓝色多瑙河圆舞曲》

《蓝色多瑙河圆舞曲》是小约翰·施特劳斯最负盛名的圆舞曲，被誉为“奥地利第二国歌”。这是一首非常适合做胎教的音乐。准妈妈听一听这首《蓝色的多瑙河》吧，在音乐的旋律中感受多瑙河那美丽的蓝色。

了解音乐

这首乐曲的全称是《美丽的蓝色的多瑙河旁圆舞曲》，曲名取自诗人卡尔·贝克一首诗的各段最后一行的重复句，是奥地利作曲家小约翰·施特劳斯最负盛名的圆舞曲作品。

音乐欣赏

乐曲由序奏、五段小圆舞曲及一个较长大的尾声连续演奏而成，音乐主题优美动听，节奏明快而富于弹性，体现出华丽、高雅的格调。

序奏分成两个段落，乐曲一开始奏出轻弱的震音，好似黎明的曙光拨开河面上的薄雾；柔和的充满希望的上行音符，仿佛多瑙河从沉睡中苏醒，水波在轻柔地翻动；逐渐增强的力度，宛如东方晨曦初露，充满着生机。

接下来是五首连在一起的小圆舞曲。

第一小圆舞曲，主题来自序奏的主要音调，抒情、明朗的旋律，描写了在多瑙河畔，陶醉在大自然中的人们翩翩起舞时的情景，给人浓烈的春天气息。

第二小圆舞曲，主题跳跃、起伏，巧妙而富于变化，描写了南阿尔卑斯山下的小姑娘们，穿着鹅绒舞裙在欢快地跳舞，给人热情、爽朗、朝气蓬勃的感觉。

第三小圆舞曲，主题优美、典雅、端庄而稳重，属歌唱性旋律，采用了切分节奏，给人以亲切新颖的感觉。

第四小圆舞曲，主题呈现出妩媚清丽、优美动人的特点，旋律美妙得连作曲家本人也很得意，仿佛春意盎然，沁人心脾。

第五小圆舞曲，主题旋律起伏回荡，柔美而又温情，是第四圆舞曲音乐情绪的继续和发展，起伏、波浪式的旋律使人联想到在多瑙河上无忧无虑地荡舟时的情景。

最后是全曲的高潮和尾声，依次再现了第三小圆舞曲、第四小圆舞曲及第一小圆舞曲的主题，接着又再现了乐曲序奏的主要音调，最后结束在疾风骤雨式的狂欢气氛之中。

卡尔·贝克的诗：
《献给维也纳城》

《蓝色多瑙河》这首曲子曲名取自诗人卡尔·贝克的诗《献给维也纳城》，由于诗的每段最后一句都重复着“美丽的蓝色的多瑙河旁”，所以这首诗也叫《美丽的蓝色的多瑙河》。听着《蓝色多瑙河》这首曲子，准妈妈可以读一读这首诗，对音乐会有更深的体会。

献给维也纳城

你多愁善感
你年轻，美丽，温顺好心肠
犹如矿中的金子闪闪发光
真情就在那儿苏醒
在多瑙河旁
美丽的蓝色的多瑙河旁

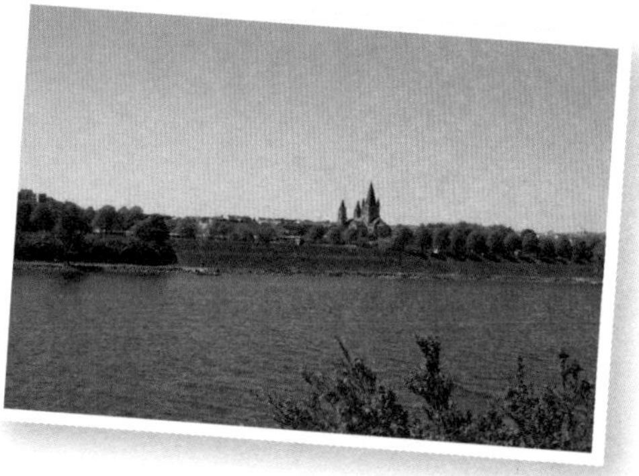

香甜的鲜花吐芳
抚慰我心中的阴影和创伤
不毛的灌木丛中花儿依然开放
夜莺歌喉啭
在多瑙河旁
美丽的蓝色的多瑙河旁

心灵感悟

多瑙河是流经中欧的一条主要河流。这条河流对作者来讲，如同母亲一样的亲切、熟悉。那湛蓝的河水，如画的风光，村民朴实的舞蹈，美丽动人的传说，一幅幅多瑙河秀丽景色的生动画面透过字里行间展现在我们眼前。

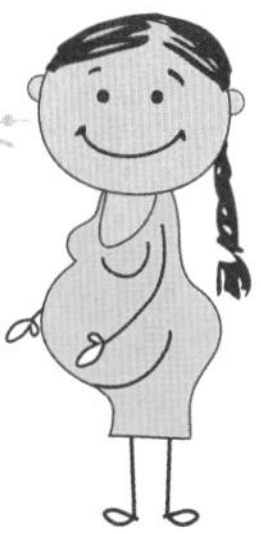

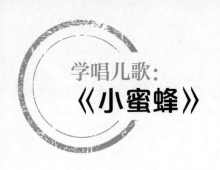

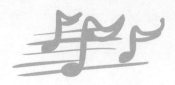

学唱儿歌：
《小蜜蜂》

这是一首描写小蜜蜂的儿歌，准妈妈可以边唱边想象着漂亮的小蜜蜂，飞在美丽的山林里，唱着欢快的歌自由自在的场景。胎宝宝也一定能感受到这种欢乐。

小蜜蜂

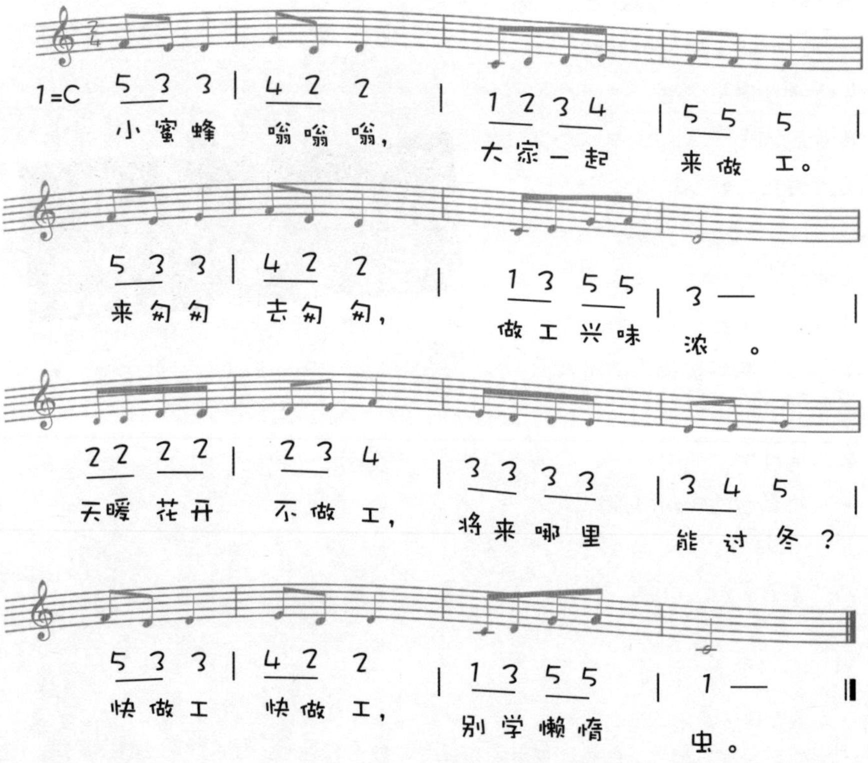
1=C 5 3 3 | 4 2 2 | 1 2 3 4 | 5 5 5 |
小蜜蜂 嗡嗡嗡，大家一起 来做工。
5 3 3 | 4 2 2 | 1 3 5 5 | 3 — |
来匆匆 去匆匆，做工兴味 浓。
2 2 2 2 | 2 3 4 | 3 3 3 3 | 3 4 5 |
天暖花开 不做工，将来哪里 能过冬？
5 3 3 | 4 2 2 | 1 3 5 5 | 1 — ‖
快做工 快做工，别学懒惰 虫。

笑话：
父与子的碰撞

父亲，在孩子的生命中担任着太过重要的角色。如果说母亲偏向于感性，那么父亲则更接近理性。下面让我们看看生活中爸爸与儿子都发生了什么故事。

儿子和爸爸

儿子和爸爸在街上闲逛，儿子问爸爸：“爸爸，你这一辈子最幸福和最痛苦的事是什么？”

爸爸想了想说：“这一辈子最幸福的事，是遇到了你妈妈，还有了你这乖儿子！”

儿子问：“那最痛苦的事呢？”

爸爸不假思索地说：“那就是被你妈经济封锁，现在想买个玩具给你都没钱！”

儿子：“别忽悠我了，你藏鞋里的私房钱我都知道了！”

爸爸：“不愧是我的儿子，比你妈精多了！”

儿子笑了笑：“那是妈妈告诉我的！妈妈说你鞋里就一块私房钱，看你怎么用！”

爸爸像儿子

一天，两父子讨论谁像谁的问题。

儿子说：“为什么要说儿子像爸爸，不说爸爸像儿子呢？”

爸爸说：“你想啊，是先有爸爸还是先有儿子？”

儿子说：“肯定是先有儿子啊！”

爸爸：“嗯？”

儿子说：“是妈妈先生了我，你才成为爸爸的嘛！”

多聪明的儿子！

怕你打我

父亲：“咱们家你最喜欢谁？”

儿子：“爸爸。”

父亲：“咱们家谁最疼你？”

儿子：“爸爸。”

父亲：“你跟咱们家谁最好？”

儿子：“爸爸。”

父亲：“你怎么总是说我好？”

儿子：“怕你打我。”

3个“笨蛋”

爸爸问儿子：“你说，一加二等于几？”

儿子答：“我不知道。”

爸爸有些生气：“我和你妈妈，再加上你，一共等于几个？笨蛋！”

儿子马上回答：“爸爸，是三个笨蛋。”

励志故事：《福特的好奇心》

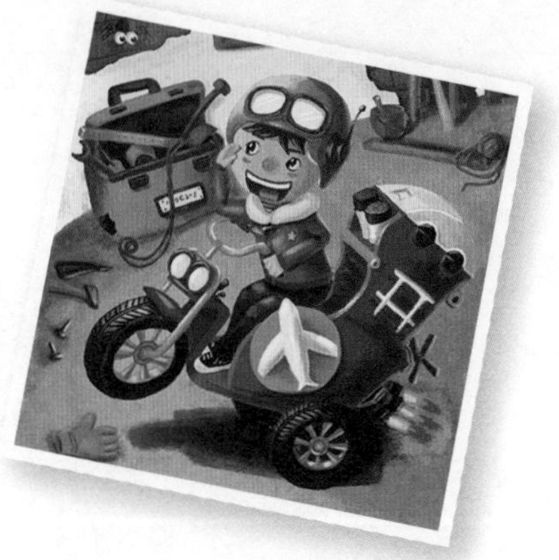

好奇心是幼儿智慧的嫩芽，幼儿对世界的认识是从好奇开始的，好奇心对孩子的成长具有十分重要的意义。让我们来看看福特的爸爸是如何来保护《福特的好奇心》。

福特的好奇心

亨利·福特从小精力旺盛，记忆力极强，并对各种机械有着强烈的好奇心。只要是机械的东西，他都要用工具把它拆开来看看。当然，简单的机械拆开后他还能装上，复杂一些的机械，他就没办法装上了。所以，家人称他为“疯狂的破坏者”。对于亨利·福特的这种“破坏”行为，爸爸不仅没有责怪他，还认为孩子的这种好奇心是难能可贵的。他非常支持儿子。

有一年冬天，父亲带着13岁的亨利到底特律去。在底特律火车站，他第一次看到火车头，被眼前这个发出巨大的吼声并喷了他一身蒸气的庞然大物吸引住了，并产生了强烈的好奇心，他想知道火车头是怎样推动火车前进的？于是，他向列车长请求，要到火车头上去看一看。热心的列车长被他强烈的好奇心打动了，破例让他进了火车头，并为他开动了车头，满足了亨利的好奇心。

回家后，他从厨房里拿来一个水壶和一盆烧得正旺的炭火，再从储藏室里取来雪橇。他把炭火盆放到雪橇上，又把烧得正开的水壶放在火盆上。他一边在地上滑动着雪橇，一边喊着：“火车头来了，火车头来了！”

正是这种对机械强烈的好奇心，使他长大后拥有出类拔萃的创造力，试制出了一种又一种的汽车，最终成了世界闻名的“汽车大王”。

小故事大道理

好奇心是人们学习的内在动机之一、是寻求知识的动力，是创造性人才的重要特征。所以，一定要保护和懂得欣赏孩子的好奇心。利用好奇心，拓展孩子的想象力；用好奇心培养孩子思考能力、学习能力。好奇会打开孩子的知识之门。

脑筋急转弯（2）

今天，如果准妈妈因为孕吐显得有些烦躁，准爸爸可以给准妈妈出几个脑筋急转弯题目想想。这样既能分散准妈妈的注意力，还可以在动脑筋中让准妈妈快乐起来。

餐厅里，有两对父子在用餐，每人叫了一份70元的牛排，付账时只付了210元，为什么？

答案：这是祖孙三人。

❷长4米，宽3米，深2米的池塘，有多少立方米泥？

答案：池塘是空的，没有泥。

❸8个人吃8份快餐需10分钟，16个人吃16份快餐需几分钟？

答案：还是10分钟。

你爸爸和你妈妈生了个儿子，他既不是你哥哥又不是你弟弟，他是谁？

答案：是你自己呀。

今天下午到旺角看电影，到了旺角，半个人也看不见，为什么？

答案：人是没有半个的。

❽小丽和妈妈买了8个苹果，妈妈让小丽把这些苹果装进5个口袋中，每个口袋里都是双数，你能做到吗？

答案：每个口袋各装2个苹果，最后将所有4个口袋装进第5个口袋中。

❻什么鱼不能吃？

答案：木鱼。

生米煮成熟饭怎么办？

答案：吃掉。

❾如果动物园失火了，最先逃出来的哪一种动物？

答案：人。

❿如果你想美梦成真首先要做什么？

答案：醒来。

谁是百兽之王？

答案：动物园的园长。

⓬小明拿了100元去买一个75元的东西，但老板却只找了5元给他，为什么？

答案：他只给了80元。

⓭一只猫看见老鼠拔腿就跑，为什么？

答案：很正常啊，猫在追老鼠呀。

爽口小菜营养多：
开胃三丝

因为早孕反应，准妈妈可能会缺乏食欲，孕吐严重还可能引起准妈妈营养不良。所以，在饮食上要设法促进准妈妈的食欲，下面就给准妈妈推荐一道爽口小菜。

食谱原料

新鲜黄瓜1根，大鸭梨2个，山楂糕50克，白糖、香油各适量。

制作方法

1. 将黄瓜去蒂，洗净，用凉开水冲一下，切成细丝，放入盘内。
2. 山楂糕切成细丝，放在黄瓜丝上。
3. 鸭梨去蒂，削去外皮，去核，切成细丝，放入盘内，与黄瓜丝、山楂糕丝轻轻掺拌均匀。
4. 将白糖均匀地撒入盘中，滴入几滴香油，调拌均匀即可。

美食道理

黄瓜有强身健体、安神定志的功效，对促进人体肠道内腐败物质的排除和降低胆固醇有一定作用；鸭梨营养丰富，有祛痰止咳、清热镇静、减轻疲劳、增进食欲的功效，经常食能使血压恢复正常，对肝脏也很有好处；山楂糕口感酸甜绵软，有健胃消食、增强机体的免疫力的作用，特别对消肉食积滞作用更好。此品色泽美观，甜酸适中，黄瓜香气浓郁，非常满足准妈妈的胃口。

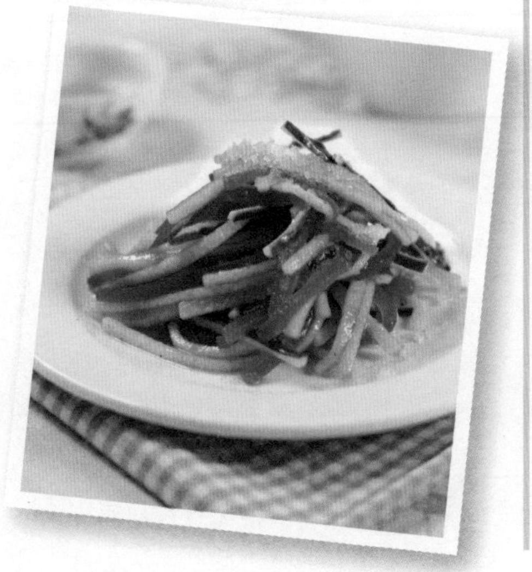

在书中旅游：
畅游马尔代夫

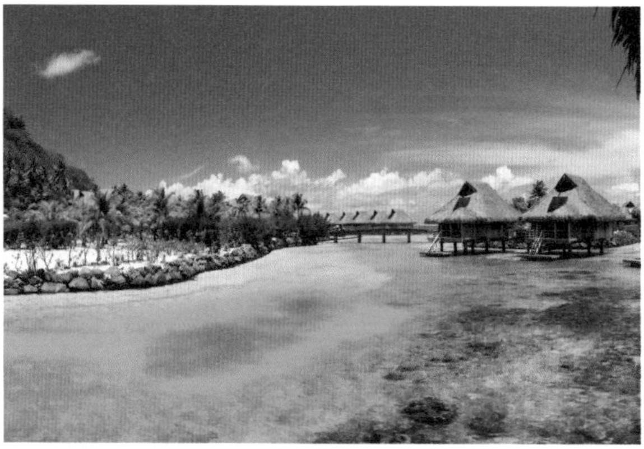

马尔代夫环境优美，气候宜人，是著名的旅游景点。在马尔代夫，你可以享受到天堂般的假日。

畅游马尔代夫

在印度洋宽广的蓝色海域中，有一串如同被白沙环绕的绿色岛屿——马尔代夫群岛。许多游客在领略过马尔代夫的蓝、白、绿三色后，都认为它是地球上最后的乐园。有人形容马尔代夫是上帝抖落的一串珍珠，也有人形容是一片碎玉，这两种形容都很贴切，白色沙滩的海岛就像一粒粒珍珠，而珍珠旁的海水就像是一片片的美玉。

西方人喜欢称呼马尔代夫为“失落的天堂”。

99%晶莹剔透的海水+1%纯净洁白的沙滩=100%的马尔代夫，千万别惊讶。被99%海水所环绕的马尔代夫拥有数千种鱼类，这里是鱼的故乡。

到马尔代夫旅游，不能不住那里的“水上屋”，如果说马尔代夫1000多个岛屿犹如颗颗钻石镶嵌在碧蓝的大海上，那么“水上屋”就是这颗颗钻石上的名片。

由于“水上屋”直接建造在蔚蓝透明的海水之上，住在其中，不仅能饱览海里五彩斑斓的热带鱼、鲜艳夺目的珊瑚礁以及岸边雪白晶莹的沙滩、婆娑美丽的椰树、返璞归真的茅草屋，也能聆听清亮的海鸟鸣叫……

心灵感悟

马尔代夫小岛周围浅滩看似平静，实则暗流涌动，危险很大。下水前须先向岛上救生员、潜水教练等专业人员了解水域情况及注意事项。

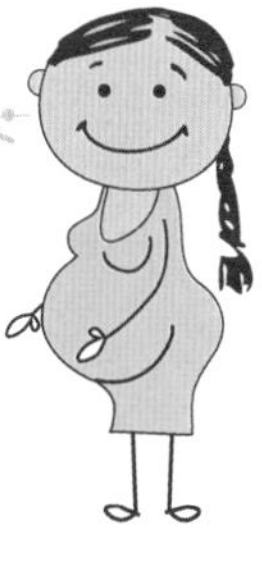

经典传承：《诫子书》

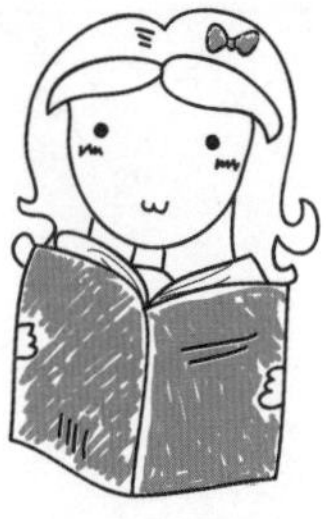

三国时期的大军事家诸葛亮，毕生鞠躬尽瘁，一则《出师表》，道尽了诸葛孔明的忠信风范而千古流芳。而《诫子书》是另一篇诸葛亮告诫和教育子女的短文，虽然寥寥数言，却句句发人深省。准妈妈细嚼其味，会令人回味无穷。

诫子书

夫君子之行，静以修身，俭以养德。非淡泊无以明志，非宁静无以致远。

夫学须静也，才须学也，非学无以广才，非志无以成学，

淫漫则不能励精，险躁则不能冶性，年与时驰，意与日去，遂成枯落，

多不接世，悲守穷庐，将复何及！

译文

有道德修养的君子，是这样进行修养锻炼的，他们以静思反省来使自己尽善尽美，以俭朴节约财物来培养自己高尚的品德。不清心寡欲就不能使自己的志向明确坚定，不安定清静就不能实现远大理想而长期刻苦学习。要学得真知必须使身心在宁静中研究探讨，人们的才能是从不断学习中积累起来的；如果不下苦功学习就不能增长与发扬自己的才干；如果没有坚定不移的意志就不能使学业成功。纵欲放荡、消极怠慢就不能勉励心志使精神振作；冒险草率、急躁不安就不能陶冶性情使节操高尚。如果年华与岁月虚度，志愿时日消磨，最终就会像枯枝落叶般一天天衰老下去。这样的人不会为社会所用而有益于社会，只有悲伤地困守在自己的穷家破舍里，到那时再悔也来不及了。

《诫子书》全文的主旨是劝儿子勤学立志，提出以修身和养德为要，以治学和淡泊为径，静心治学以修身，淡泊俭约以养德，最忌荒唐险躁。这些话看似老生常谈，但却是出于父子之情，可以说是诸葛亮对自己一生的总结。

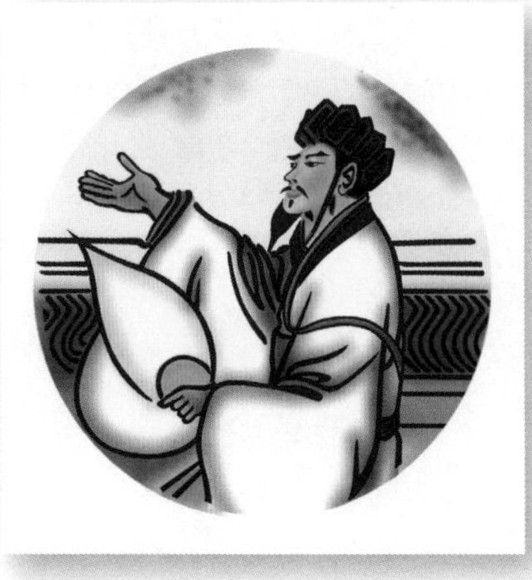

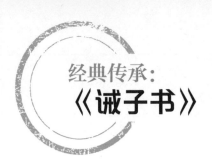

京剧：
《凤还巢》

今天，准妈妈与胎宝宝来欣赏一段京剧《凤还巢》。《凤还巢》为梅兰芳先生的代表戏剧，此剧情节巧妙，行当齐全，与清代传奇剧本《风筝误》有异曲同工之妙。

剧情内容

明朝末年，侍郎程浦告老还乡。程浦生有两个女儿。夫人生女雪雁，貌丑；妾生女雪娥，美貌聪明。程浦回乡偶遇故友之子穆居易，非常喜欢，想将雪娥许给他，但夫人却想将雪雁许给穆居易。程浦寿辰，穆居易前来拜寿。夜深，夫人命雪雁冒雪娥之名去书馆私会穆居易。穆居易见雪雁很丑，误以为程浦骗婚，连夜逃走。第二天，程浦正准备寻找穆居易，却接到了朝廷让他出征的旨意，只好离家赴任。不久，程浦平定寇乱。他把雪娥接到军中，穆居易也从军在此。程浦又重提婚事，穆居易坚决拒婚。元帅及监军强迫穆居易完婚。洞房中，穆居易见到美丽的雪娥，知道自己弄错了，他看着雪娥非常高兴。雪娥却因穆居易曾经拒婚，非常委屈。穆居易一再向雪娥谢罪，雪娥最终原谅了穆居易。

经典唱词：洞房片段

休将岳父来抱怨，全是下官理不端。

那夜独坐在书馆，见一个夜叉走向前，

她道出小姐来相见，下官不察信她言，

因此发誓将婚散。又谁知我受了她的冤。

戏曲欣赏

《凤还巢》是梅兰芳梅派戏中一出具有喜剧风格的代表剧目，该剧成功地运用了“误会法”，有许多错综复杂的趣事情节。剧中生、旦、净、丑行当齐全，每个人物都具特有的性格，可谓个个讨巧，结尾大团圆也符合传统的欣赏习惯。

剧中塑造的程雪娥的形象，举止端庄，雍容大度，处处表现出大家规范。在“窥婿”一场，程雪娥偷觑穆居易的神情，含情脉脉的眼睛配合她轻盈、柔美的身段回眸一笑，把人物的心情，表演得淋漓尽致，形象鲜明、生动。在“洞房”一场，程雪娥与穆居易的对唱，配合默契，在俏丽的唱腔中展现出小夫妻间的细腻情感，真是美不胜收。

视觉挑战：
连线涂色

今天再给就要做父母的准爸妈们介绍一种新的画画技法，对未来的宝宝和不会画画的准妈妈来说都是很好的方法。通过这种方法，准妈妈可以对视觉、色彩产生刺激，从而有效地训练胎宝宝的感性能力。

有趣的数字连线

由于有些准妈妈以前很少画画，又担心自己画得不好，这时就可以采用黑白数字连线“视觉卡”，先给数字连线，然后再图上各种漂亮的颜色，从而完成一幅美丽的图画。

准妈妈在制作卡片时可以让胎宝宝一起参与进来，可以一边画，一边给肚子里的胎宝宝描述图片上的内容，再讨论一下涂什么颜色最合适呢？比如讲讲小公鸡涂什么颜色？太阳和小草又是涂什么颜色？这样就可以在不知不觉中，增加腹中胎宝宝对大自然的认知和了解了。

此外，准妈妈亲手制作的这些图片，要记得保留起来哟！因为这些图片还可以在宝宝出生后用到，到时候准妈妈可以和宝宝一起拿着这些图片一边画一边讨论，并观察一下，他是不是对这些你在孕期就画过的图片最感兴趣？

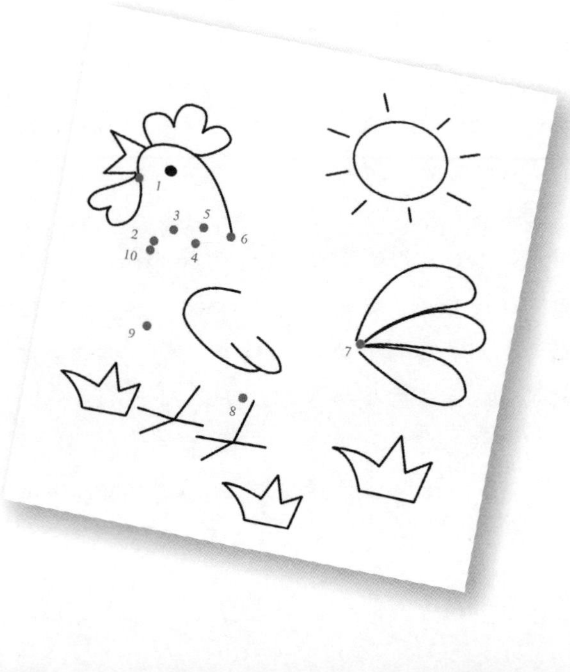

准妈妈快乐唱童谣（3）

准爸妈可以给胎宝宝朗诵一些简单的儿歌。朗诵时要一个字一个字地读清楚，特别要把押韵的字重读，这样，才有利于胎宝宝很好地记忆。

数字宝宝排排队

数字宝宝排排队，一二三四五六七。

数字排队有顺序，左右相连是邻居。

一二三四好朋友，从小到大手拉手。

五六相邻天天见，五七相隔见面难。

遵守纪律不捣乱，从小到大一排站。

猴子和鳄鱼

五只猴子荡秋千，嘲笑鳄鱼被水淹，鳄鱼来了，鳄鱼来了，嗷嗷嗷！

四只猴子荡秋千，嘲笑鳄鱼被水淹，鳄鱼来了，鳄鱼来了，嗷嗷嗷！

三只猴子荡秋千，嘲笑鳄鱼被水淹，鳄鱼来了，鳄鱼来了，嗷嗷嗷！

两只猴子荡秋千，嘲笑鳄鱼被水淹，鳄鱼来了，鳄鱼来了，嗷嗷嗷！

一只猴子荡秋千，嘲笑鳄鱼被水淹，鳄鱼来了，鳄鱼来了，嗷嗷嗷！

小公鸡和小母鸡

两只小公鸡，跳来又跳去。
你啄我，我啄你，
啄掉毛，啄掉皮，
他俩没法在一起。
两只小母鸡，
叽叽叽，叽叽叽，
你叫我，我叫你。
同找食，同游戏，
他俩亲密在一起。
小朋友，我问你，
你学公鸡还是学母鸡。

寓言故事：
《神笔马良》

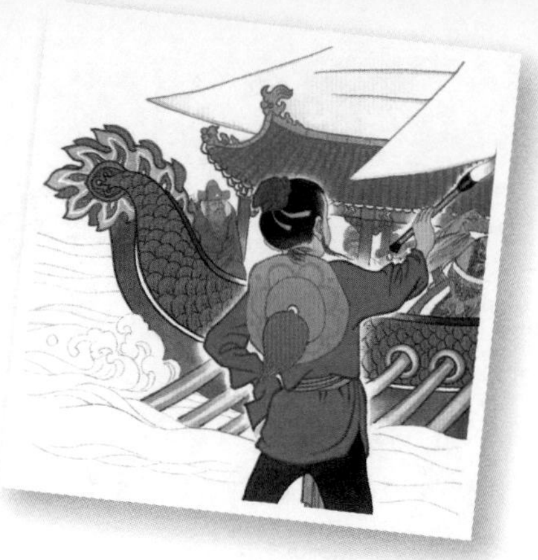

神笔马良

从前，有个叫马良的孤儿，非常聪明，从小就喜欢画画。可是他连买一支笔的钱都没有。但他依然没有放弃，经常拿一个树枝在地上练习画画。他常想，如果自己能有一支画笔那该有多好呀。

一个晚上，马良在睡梦中恍惚感到窑洞里亮起了五彩的光芒，一个白胡子老人送给他一支金光灿灿的神笔，马良高兴得惊醒过来。他发现自己手里确实有一支笔，马良兴奋极了。他用笔画了一只小鸟，小鸟展开翅膀飞了起来；他又画了一条鱼，鱼也活蹦乱跳起来。村子里谁家缺什么，马良就用这支神笔给他们画什么。

贪婪的大财主听说这件事后，派人将马良抓了过去，逼他为自己画画。但无论财主如何哄他、吓他，马良就是不肯画。财主把马良关到了马厩里。

傍晚，财主来到马厩，正好看到马良攀上一架梯子，翻墙走了。财主急忙攀上梯子去追，刚爬了两步就摔了下来。还没等财主爬起来，马良已骑着一匹用神笔画的骏马飞奔而去。

皇帝知道此事后，派人把马良抓了去。威逼马良给他画一棵摇钱树。马良无奈，挥笔画了一个无边无际的大海，海中央有一个小岛，岛上有一株高大的摇钱树。马良又画了一只巨大的木船，皇帝带人上了木船后，马良不停地画风。突然，海风卷起一层层的巨浪，皇帝乘的船被巨浪打翻了，皇帝也随之沉到了海底。

马良回到了自己的家乡，和那些乡亲、伙伴在一起，专门给穷苦老百姓画画。

小故事大道理

马良是中国儿童智慧、勇敢、正义的化身。首先，我们应该像马良一样好学，即使没有一个好的环境也应该坚持学习。其次，马良很勇敢，也很聪明，面对威胁和恐吓临危不惧，而且利于自己的智慧战胜了坏蛋；最后，马良还是一个善良的、乐于助人的人。

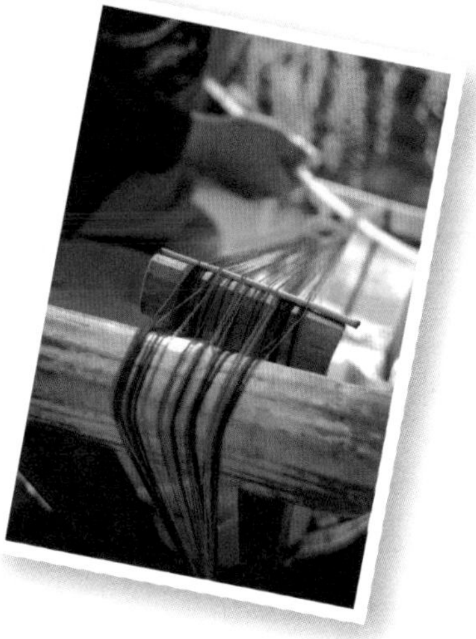

民间艺术：

织锦的魅力

织锦作为丝绸中最美丽的部分，曾随着丝绸之路走遍世界。准妈妈与胎宝宝一起来了解和欣赏织锦的美丽吧。

织锦

织锦是用染好颜色的彩色经纬线，经提花、织造工艺织出图案的织物。传说天上的仙女日夜织锦，朝为锦云，晨为栖霞，当人们仰望漫天的流光溢彩时，惊叹于织锦像云霞一样美丽，于是，人们称南京这种如彩云般绚烂多姿的织锦为云锦。根据技法不同，云锦又分为库缎、织锦、库锦、妆花四大类。

民间织锦的品种有很多种，如蜀锦是指以成都为中心的织锦，在中国所有织锦中蜀锦历史最悠久，影响最深远。东汉三国时期蜀锦即已享誉中华，唐代的蜀锦达到鼎盛时期。蜀锦织造精致，质地细密，图案纹样别具一格。

还有形成于北宋末年的宋锦，主要产地为苏州一带，已有近千年历史。宋锦的独特风格在于吸收了当时成熟的花鸟画写实风格，将折枝花卉用于织锦纹样，或变化成装饰韵味的缠枝莲花、穿枝牡丹，并发展成遍地锦纹图案，形成宋锦自身特点的典型代表。

民间织锦的艺术特点是一种用彩色经纬现花的多彩织物，由两个或两个以上系统的经线和一个系统的纬线重贴和交织而成的。民间织锦的原料多用彩色棉线编织。民间织锦纹样结构大多呈几何形骨架，图案多为变形的人物、动物、花鸟、鱼虫等。

温馨提醒

准妈妈在欣赏织锦的同时，可以一边欣赏一边对胎宝宝说：“这个图案象征着吉祥，这个象征着富贵”，这样可以在欣赏的同时提高胎宝宝的认知能力。

趣味手工：
剪纸树

这是一个简单而有趣的手工，让我们动起手来一起剪纸树吧，为胎宝宝种植一片爱的纸树林，也同样很美哦。

手工材料：彩纸，笔，剪刀。

步骤：

1. 将准备好的彩纸等分成八份或更多，但要是偶数份，折成如图所示风琴的样子。

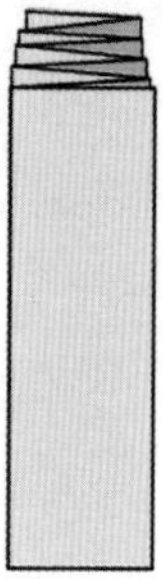

2. 在最上面一联画好松树的半边，要注意，松树中轴线的位置。

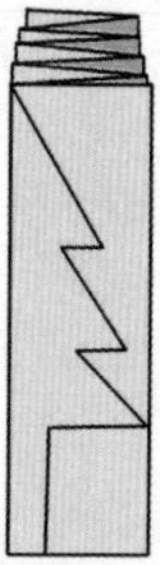

3. 剪掉阴影部分吧。如果你想让松树牵起手来，那就要十分小心图中的最后那个角，不要剪断哟。

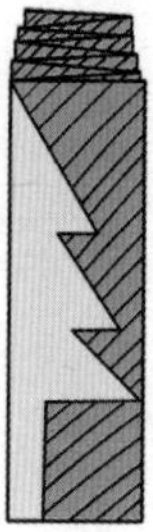

4. 展开之后就大功告成了。简单吧，看看，这些手拉着手的松树，是不是很亲切。

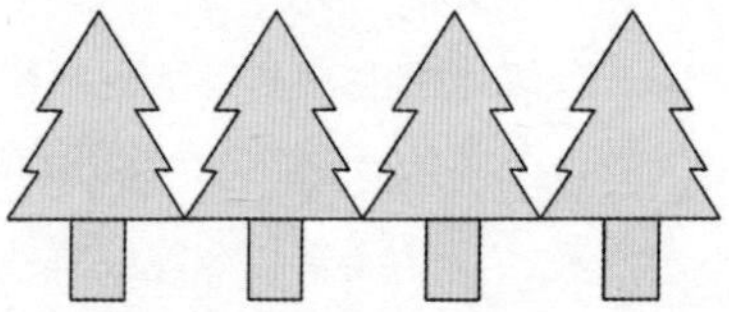

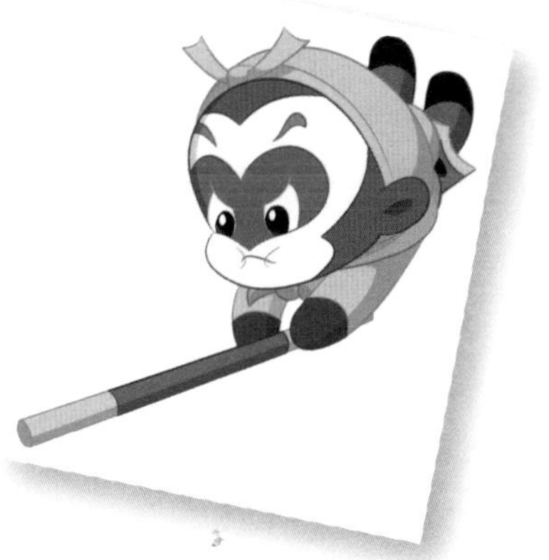

动画片：《大闹天宫》

还记得小时候看过的动画片吗？今天我们就跟准妈妈一起来看看经典的动画片《大闹天宫》。

大闹天宫的故事

自西游记之大闹天宫盘古开天辟地以来，神魔两族为争夺统领三界的权力而争夺不休。一次旷日持久的战役中，玉皇大帝统领的神界再次击退了牛魔王率领的魔族，女娲为避免再生战事化身晶石筑起南天门保卫天庭，而其中一块晶石陨落凡间聚天地之灵气幻化成为一灵猴——孙悟空。孙悟空拜入菩提祖师门下，很快天赋异禀却不受束缚的他被逐出师门，闹龙宫夺取金箍棒后立足花果山占山为王。另一面牛魔王假意放弃争斗来安抚玉帝之妹铁扇公主，背地里密谋对天庭更具毁灭性的攻势。孙悟空为救九尾狐而与天庭结缘，牛魔王看重孙悟空的本领假意称兄道弟却暗自利用九尾狐设计蒙骗孙悟空与天庭开战，一场惊天阴谋与爱恨交织的大战一触即发。

动画片欣赏

动画片的特点之一为人物造型的独特性。《大闹天宫》中的人物在传统的神佛造型的基础上作了极大的夸张处理，着重于形象的装饰性和性格的典型性。

片中主角孙悟空从整个形象来看是十分惹人喜爱的。孙悟空是猴，具有猴的机灵活泼的特征；他又是神，具有人所不能有的变身通形的本领；他的思想感情却又具有现实生活中正直的人们的高贵品质。在这三种特征的融合下，孙悟空爽朗坦率，光明磊落，甚至有一种天真活泼的稚气。对同伴小猴子们和蔼可亲，对统治者的神威英勇不惧。

除了主人公孙悟空以外，其他几个反面人物的造型和动作设计也别具特色，例如玉帝胖胖的脸庞，下垂的眼皮，修长的手指，鼻梁上一堆淡淡的脂粉块，令人一看便知他是养尊处优、无所用心之徒。其他还有老奸巨滑言而无信的龙王、老奸巨猾的太白金星、官气十足的马天君和外强中干的巨灵神等都在形体相貌中寓性格于脸谱之中，在造型刻画上都是相当成功的。

动脑又动嘴：
绕口令说动物

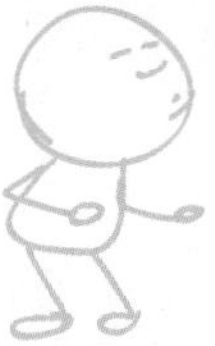

今天准妈妈就试着说几个与动物有关的绕口令，让胎宝宝感受一下动物世界的美丽与语言的魅力。

羊和狼

东边来了一只小山羊，
西边来了一只大灰狼，
一起走到小桥上，
小山羊不让大灰狼，
大灰狼不让小山羊，
小山羊叫大灰狼让小山羊，
大灰狼叫小山羊让大灰狼，
羊不让狼，
狼不让羊，
扑通一起掉到河中央。

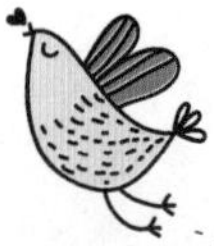

温馨提醒

风趣、幽默的绕口令，不仅丰富了准妈妈和胎宝宝的生活，而且给准妈妈漫长的孕期带来了快乐，更为胎宝宝出生后的语言练习打下良好的基础。

狗与猴

树上卧只猴，
树下蹲条狗。
猴跳下来撞了狗，
狗翻起来咬住猴，
不知是猴咬狗，
还是狗咬猴。

小毛和花猫

小毛抱着花猫，
花猫用爪抓小毛，
小毛用手拍花猫，
花猫抓破了小毛，
小毛打疼了花猫，
小毛哭，花猫叫，
小毛松开了花猫，
花猫跑离了小毛。

胎教手语：

宝贝，妈妈爱你

今天，准妈妈来学习一个胎教手语吧，让简单的肢体语言来传达你对胎宝宝殷切的期盼和深深的爱。

宝贝▶这是一个分解动作：

第一步，右手虚握，然后甩腕，五指张开，掌心向下。

第二步，左手伸出拇指，手背向外。

第三步，右手轻拍几下左手背。

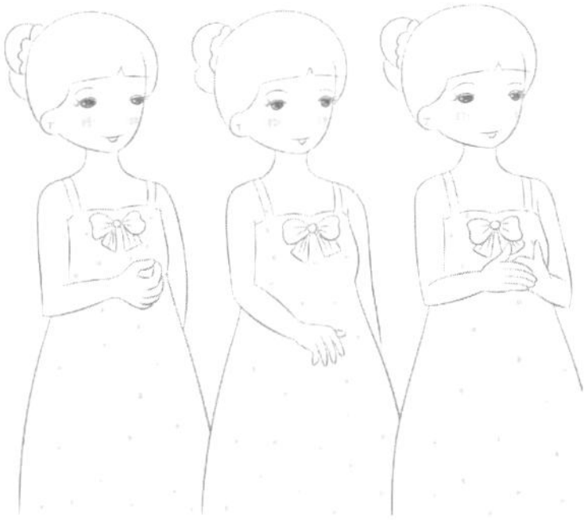

妈妈▶一手伸食指，将食指侧面贴在嘴唇上。

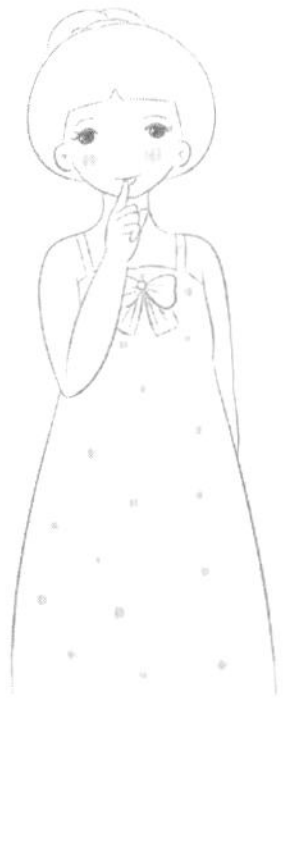

爱▶一手微微握拳，另一只手抚摸其拇指指背，表达“怜爱”的感觉。

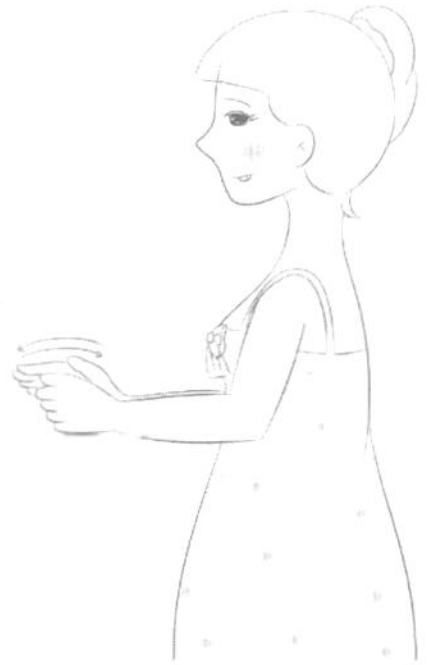

你▶一手食指指向腹部的胎宝宝。

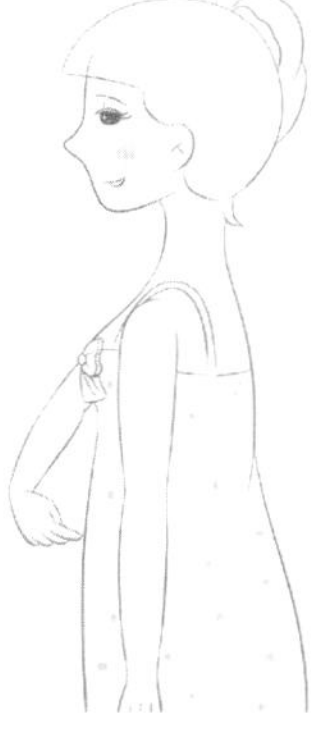

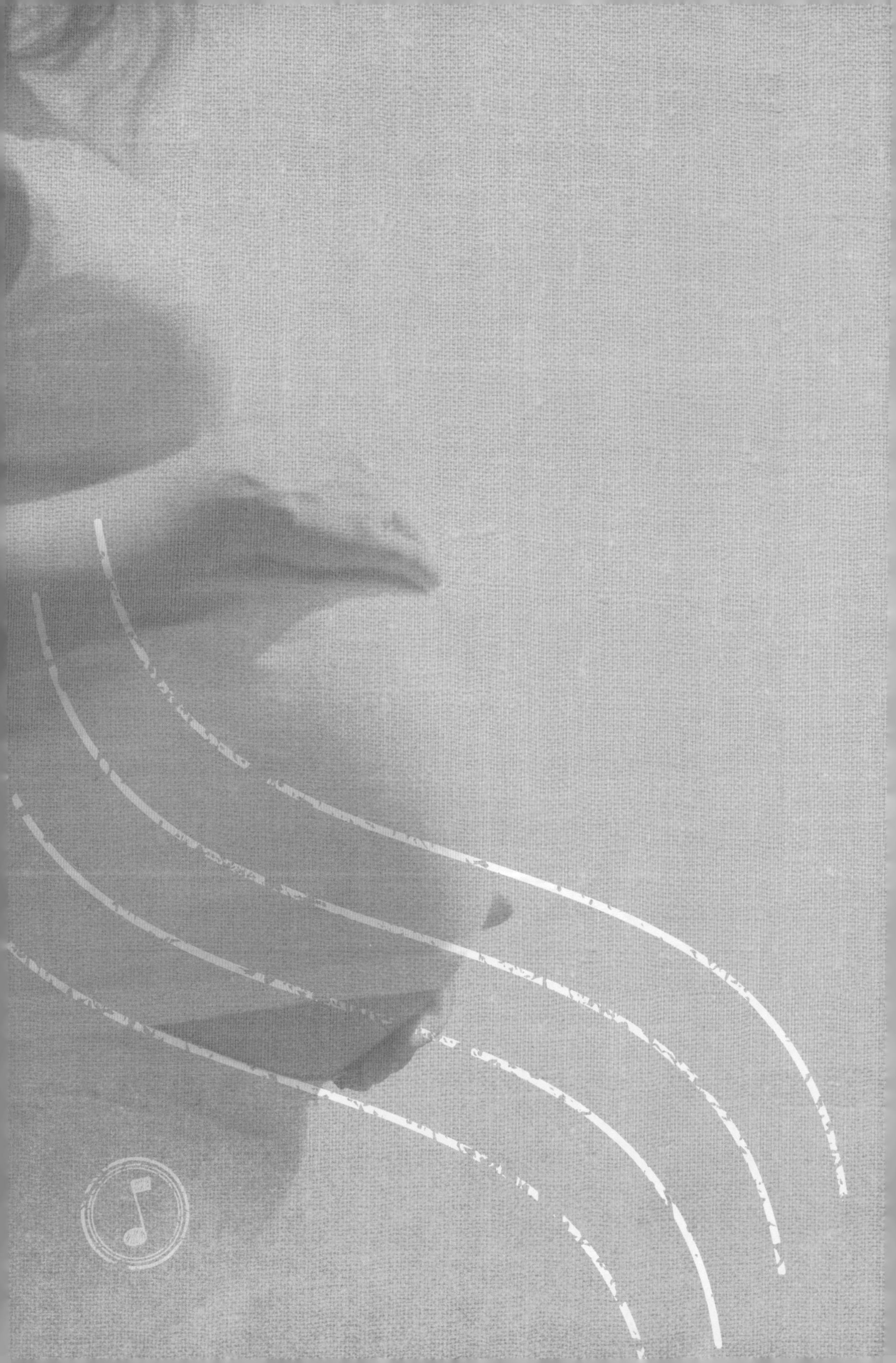

孕4月

宝宝安定，妈妈舒心

怀孕4个月时，随着早孕反应的消失，准妈妈的心情也变得好了起来。不仅能吃能睡，工作、活动不受丝毫影响，许多准妈妈偶尔会以为自己又回到怀孕之前的时光了。这时候，准妈妈在保持情绪安定的前提下，要积极补充营养，为胎宝宝的大脑发育提供充足的营养。

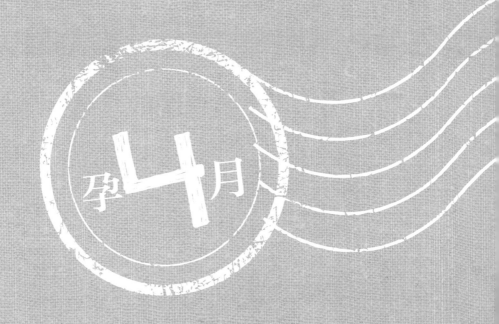

美文欣赏：
《孩童之道》

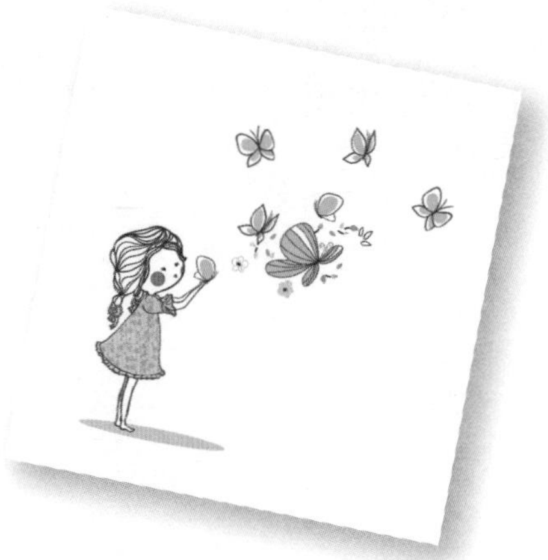

孩童之道

泰戈尔

只要孩子愿意，他此刻便可飞上天去。

他所以不离开我们，并不是没有缘故。

他爱把他的头倚在妈妈的胸间，他即使是一刻不见她，也是不行的。

孩子知道各式各样的聪明话，虽然世间的人很少懂得这些话的意义。

他所以永不想说，并不是没有缘故。

他所要做的一件事，就是要学习从妈妈的嘴唇里说出来的话。

那就是他所以看来这样天真的缘故。

孩子有成堆的黄金与珠子，但他到这个世界上来，却像一个乞丐。

他所以这样假装了来，并不是没有缘故。

这个可爱的小小的裸着身体的乞丐，所以假装着完全无助的样子，便是想要乞求妈妈的爱的财富。

孩子在纤小的新月的世界里，是一切束缚都没有的。

他所以放弃了他的自由，并不是没有缘故。

他知道有无穷的快乐藏在妈妈的心的小小一隅里，被妈妈亲爱的手臂所拥抱，其甜美远胜过自由。

孩子永不知道如何哭泣。他所住的是完全的乐土。

他所以要流泪，并不是没有缘故。

虽然他用了可爱的脸儿上的微笑，引逗得他妈妈的热切的心向着他，然而他的因为细故而发的小小的哭声，却编成了怜与爱的双重约束的带子。

这首散文诗，让我们感受到母子情深，感受到母子是那么一种亲昵、那么一种亲热。为什么孩子那么快乐、那么天真、那么活泼、那么可爱？因为他沐浴着母爱。散文中不仅表达了对母爱的崇高礼赞，而且也抒发了孩子对母亲深挚的爱恋，表现了对人世间真善爱的热烈追求。正因为孩子时刻沐浴着母爱，所以，他快乐、天真、活泼、可爱。

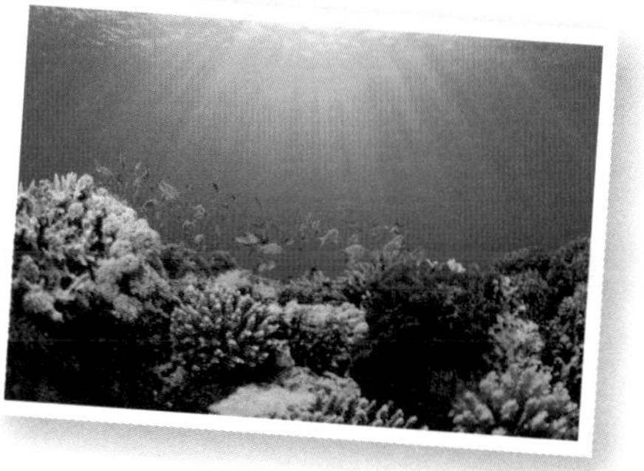

胎教百科：
奇妙的海底生物

在我们这个星球上，人类唯一没有征服的地方就是海底世界。海洋是生命的摇篮，从第一个有生命的细胞诞生到今天，仍有20多万种生物生活在海洋里。准妈妈和胎宝宝一定会被奇妙的海底世界所惊叹。

兽中之王

蓝鲸被认为是已知的地球上生存的体积最大的动物，长可达33米，重达181吨。蓝鲸的身躯瘦长，背部是青灰色的，在水中看起来有时颜色会比较淡。这个庞然大物，力大无穷。一头蓝鲸的拉力相当于一台中型火车头的拉力，约1700马力。所以，它被誉为是海洋中的兽中之王。

海中智叟

海豚是小到中等尺寸的鲸类。体长1.5~10米，体重50~7000千克。雌性通常比雄性大。海豚十分聪明伶俐，因为它有一个发达的大脑，而且沟回很多，沟回越多，智力便越发达。一头成年海豚的脑均重为1.6千克，人的脑均重约为1.5千克，而猩猩的脑均重尚不足0.25千克。从绝对重量看，海豚为第一位，但从脑重与体重之比看，人脑占体重的2.1%，海豚占1.17%，猩猩只占0.7%。所以，海豚是大海中最聪明的动物。

海底斗牛士

尖牙鱼可以称之为大海中的斗牛犬。尖牙鱼是一种长着骇人脸庞的深海暗杀者，同时也是海底最深处的居民之一，它们生活在海底5千米以下的黑暗环境里。它们能长到15厘米左右，但从身体比例来看，它那从嘴里伸出来的牙齿，可是所有海鱼当中最大的，因此有些体型比它们庞大的鱼类也成了其盘中餐。

温馨提醒

海底世界的奇妙之处还有许多，海底世界的美丽也没有一一展现，笨笨的海龟，可爱的海狮，凶猛的鲨鱼，美丽的小丑鱼、花身鱼、紫红笛鲷、花炮弹等等，准妈妈有机会可以到海洋馆去亲身体会海底的魅力。

童话故事：
《小蝌蚪找妈妈》

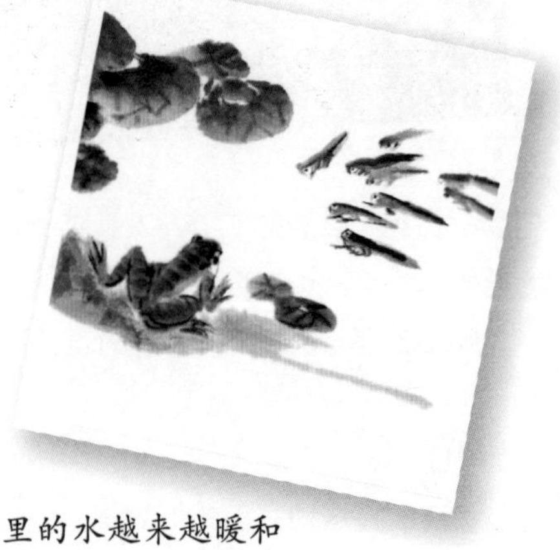

小蝌蚪找妈妈

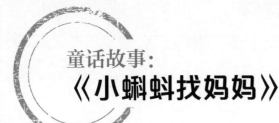

暖和的春天来了。池塘里的冰融化了。青蛙妈妈睡了一个冬天，也醒来了。她从泥洞里爬出来，扑通一声跳进池塘里，在水草上生下了很多黑黑的圆圆的卵。

春风轻轻地吹过，太阳光照着。池塘里的水越来越暖和了。青蛙妈妈下的卵慢慢地都活动起来，变成一群大脑袋长尾巴的蝌蚪，他们在水里游来游去，非常快乐。

有一天，鸭妈妈带着她的孩子到池塘中来游水。小蝌蚪看见小鸭子跟着妈妈在水里划来划去，就想起自己的妈妈来了。小蝌蚪你问我，我问你，可是谁也不知道。

"我们的妈妈在哪里呢？"

他们一起游到鸭妈妈身边，问鸭妈妈：

"鸭妈妈，鸭妈妈，您看见过我们的妈妈吗？请您告诉我们，我们的妈妈是什么样的呀？"鸭妈妈回答说："看见过。你们的妈妈头顶上有两只大眼睛，嘴巴又阔又大。你们自己去找吧。"

"谢谢您，鸭妈妈！"小蝌蚪高高兴兴地向前游去。

一条大鱼游过来了。小蝌蚪看见头顶上有两只大眼睛，嘴巴又阔又大，他们想一定是妈妈来了，追上去喊妈妈："妈妈！妈妈！"

大鱼笑着说："我不是你们的妈妈。我是小鱼的妈妈。你们的妈妈有四条腿，到前面去找吧。"

"谢谢您啦！鱼妈妈！"小蝌蚪再向前游去。

一只大乌龟游过来了。小蝌蚪看见大乌龟有四条腿：心里想，这回真的是妈妈来了，就追上去喊："妈妈！妈妈！"

大乌龟笑着说："我不是你们的妈妈。我是小乌龟的妈妈。你们的妈妈肚皮是白的，到前面去找吧。""谢谢您啦！乌龟妈妈！"小蝌蚪再向前游去。

一只大白鹅游了过来。小蝌蚪看见大白鹅的白肚皮，高兴地想：这回可真的找到妈妈了。追了上去，连声大喊："妈妈！妈妈！"

大白鹅笑着说：“你们认错了，我不是你们的妈妈，我是小鹅的妈妈。你们的妈妈穿着绿衣服，唱起歌来‘咯咯咯’的，你们到前面去找吧。”

“谢谢您啦！鹅妈妈！”小蝌蚪再向前游去。

小蝌蚪游呀、游呀，游到池塘边，看见一只青蛙坐在圆荷叶上“咯咯咯”地唱歌，他们赶快游过去，小声地问：“请问您看见我们的妈妈了吗？她头顶上有两只大眼睛，嘴巴又阔又大，有四条腿，白白的肚皮，穿着绿衣服，唱起歌来‘咯咯咯’的……”

青蛙一听笑了起来，她说：“傻孩子，我就是你们的妈妈呀。”

小蝌蚪听了，一齐摇摇尾巴说：“奇怪！奇怪！我们的样子为什么跟您不一样呢？”

青蛙妈妈笑着说：“你们还小呢。过几天你们会长出两条后腿来；再过几天，你们又会长出两条前腿来，四条腿长齐了，穿上绿衣服，就跟妈妈一样了，也可以跟妈妈跳到岸上去捉虫吃。”

小蝌蚪听了，高兴得在水里翻起跟头来：“啊！我们找到妈妈了！我们找到妈妈了！青蛙妈妈扑通一声跳进水里，和她的孩子蝌蚪一块儿游玩去了。

小故事大道理

《小蝌蚪找妈妈》是一篇有趣的童话故事。故事中叙述了小蝌蚪在“鸭妈妈带着小鸭在池塘中游来游去”的情境中想起妈妈来，并决定自己去找妈妈。在“鸭妈妈、鱼妈妈、乌龟妈妈、大白鹅妈妈”等“老师”的引导、点拨下，终于找到了妈妈。整个过程看似艰难，却不失为一次充满愉悦的学习过程，并且表现出了小蝌蚪执着的精神。

动嘴又动脑：
绕口令说青蛙

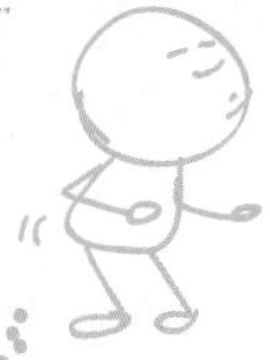

小蝌蚪长大了，变成了大青蛙，而这些好听、好玩的绕口令将告诉胎宝宝一些有关青蛙的故事。

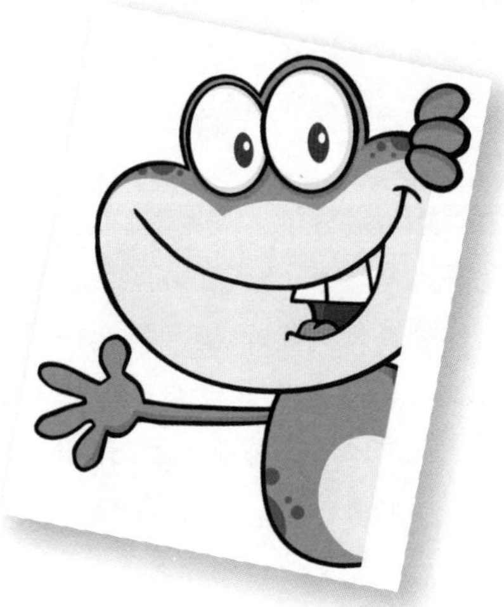

数青蛙

一只青蛙一张嘴，
两只眼睛四条腿，
扑通一声跳下水。
两只青蛙两张嘴，
四只眼睛八条腿，
扑通扑通两声跳下水。
三只青蛙三张嘴，
六只眼睛十二条腿，
扑通扑通扑通三声跳下水。
四只青蛙四张嘴，
八只眼睛十六条腿，
扑通扑通扑通扑通四声跳下水。

花青蛙

花青蛙，叫呱呱，
西瓜地里看西瓜，
西瓜夸青蛙背背花，
青蛙夸西瓜长得大。

白花瓜绿青蛙

田里长着一片瓜，
塘里跳出一群蛙。
瓜是白花瓜，
蛙是绿青蛙，
白花瓜挡住绿青蛙，
绿青蛙跳过白花瓜，
累坏了蛙，
碰坏了瓜，
剩下坏瓜和累蛙。

玩魔方

魔方又叫魔术方块，也称鲁比克方块。别看它只是一个简单的六面体，但是却奥妙无穷。这里给准妈妈推荐的是最常见的三阶魔方。准妈妈可以试一试，在两只手带来的变化中让大脑也活动起来。

什么是三阶魔方

三阶魔方每个边有三个方块，由一个连接着六个中心块的中心轴以及8个角块、12个棱块构成，当它们连接在一起的时候会形成一个整体，并且任何一面都可水平转动而不影响到其他方块。魔方六个面贴纸通常是前红、后橙、上黄、下白、左蓝、右绿。

普通玩法

这类玩法适合拿魔方当作放松和娱乐的爱好者。通常仅仅满足于复原一个魔方，不会追求更高的标准。一般按照网上的视频教程七个步骤就可以还原，简单易学，非常适合初学者的准妈妈们。

竞速玩法

竞速玩法出现的具体时间已经难以考证。当爱好者们已经能够熟练复原魔方的时候，就开始追求最快的复原。竞速复原有几个要点：使用的方法要最简便；使用的魔方需要最适合竞速使用。世界上复原魔方速度最快的人曾经在5.55秒成功还原了一个三阶魔方。准妈妈如果想挑战，那就需要多练习了。不过到时可以和准爸爸比一比。

最少步骤还原

这是最为艰难的玩法，在这种玩法或者比赛中，比赛组委会提供题目与纸笔，魔方自带3个和若干贴纸，然后思考出最少的步骤来解决魔方，在此期间可以转动魔方，不可使用其他计算工具，标准时间为60分钟。不过这是比赛，不是我们通常意义的娱乐了。

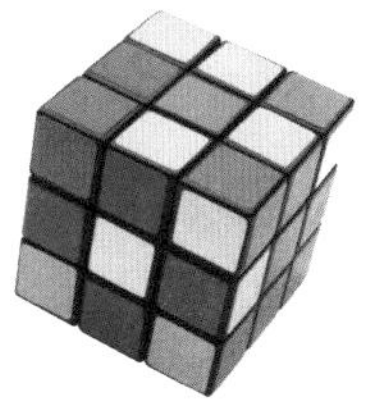

在书写中体味“孕育”

书法是一门古老的艺术，它伴随着中华文明的发展而发展。而作为主体的汉字也有着自己的发展轨迹。就像“孕”这个字，准妈妈在练习书法的同时，也了解一下它有趣的发展历史。

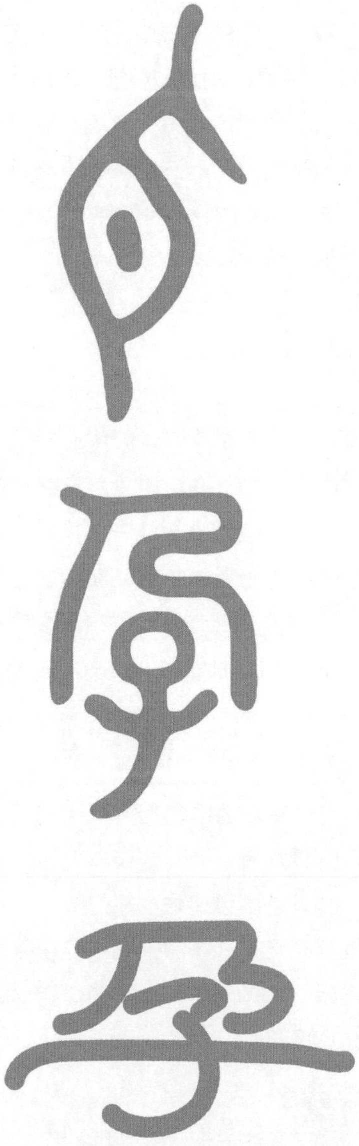

书法赏“孕”

在《说文解字》中，“孕，裹子也。”

在甲骨文中的“孕”像一幅怀胎妇女的透视图，在圆隆的人的腹部里有一个胎宝宝（子）。造字本义：女子怀胎。里包裹着一个孩子。造字者想当然地让孩子头朝上，好像站立在母亲腹中，其实大多数胎宝宝在母体内都不是这个姿势。

在篆文里，“孕”字的“人”已经演变成了“乃”字，很像一个女性弯下身子保护肚子里小小的宝宝。

“孕”是个动词，原指怀胎、孕育生子。而随着发展，“孕”也有了新的意义，比喻在既存的事物中酝酿着新事物。如陈其通《万水千山》第九幕第一场：“乐曲突然转入悠扬而又深沉，使人感到在静静的群山中，隐伏着千军万马，孕育着一场即将到来的激战。”

观赏花中之王：
牡丹

赏牡丹

牡丹素有“国色天香”、“富贵之花”、“花中之王”的美称。最绿的牡丹是“豆绿”，它的颜色近似叶绿；最黑的牡丹是“冠世黑玉”，它的颜色是深紫发黑；花瓣最多的牡丹要数“魏紫”，约有六七百片花瓣；最红的牡丹是“火炼金丹”，它的颜色近似国旗红；最蓝的牡丹是“蓝田玉”，是粉里透蓝；最佳的间色牡丹是“二乔”，它一朵花上有两种颜色，非常美丽，人们不由得想到了三国东吴的大乔和小乔，便为其取名二乔。牡丹红的似火，黄的似金，粉的似霞，白的似玉……一阵微风吹过，阵阵清香便扑鼻而来，让人心旷神怡。

一说到牡丹，都会让人想到到河南洛阳牡丹。但是牡丹盛于唐朝长安，当时的长安牡丹为天下奇景，被誉为国花，到了唐玄宗时期长安牡丹更是甲天下，而洛阳牡丹真正出名是在宋代，欧阳修的一句：“洛阳牡丹第一”，于是，后人都以为洛阳牡丹才是天下第一，殊不知长安的牡丹是何等的繁盛。

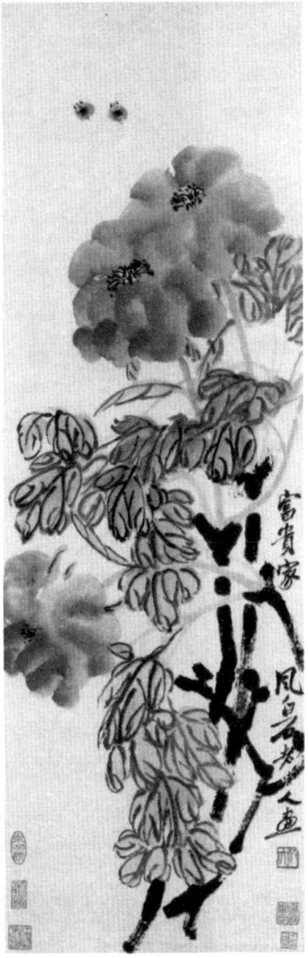

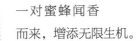

牡丹花被拥戴为“花中之王”，有关文化和绘画作品很丰富。如齐白石的作品《富贵家风》，画面描绘的三朵盛放的红牡丹，略渗柠檬黄的叶子与浓墨挥就的枝干映衬着鲜艳的花朵，一对蜜蜂闻香而来，增添无限生机。

心灵感悟

牡丹在众人的心目中，一直是“和平幸福，繁荣昌盛，富贵吉祥”的象征，蕴含着极高的文化品位。可谓是春染千载，感人万代。

琵琶名曲：
《春江花月夜》

春风陶醉的夜，江水潋滟，月下花开，准妈妈在这美好的夜色中听一曲《春江花月夜》，窗外明月高悬，繁星点点，鸟儿也睡着……

音乐欣赏

《春江花月夜》初为琵琶曲《夕阳箫鼓》，后来有人感于白居易《琵琶行》中的“浔阳江头夜送客，枫叶荻花秋瑟瑟”的诗句，最终又借用《琵琶行》中“春江花朝秋月夜，往往取酒还独倾”的主题句定名为《春江花月夜》。

《春江花月夜》旋律古朴和谐、雍容典雅、节奏平稳、音韵舒展，用含蓄多姿的现实与浪漫相结合手法，表现了深远恢宏的意境，具有较强的艺术与唯美的感染力。而且它的音乐构思也非常巧妙精致，随着音乐主题的摇曳变化和起伏发展，乐曲所描绘的意境也逐渐地变换，时而幽静恬淡，时而热烈奔放，将大自然更换不已的胜景，变幻无穷的色彩一一呈现。它的主题旋律尽管有多种变化，新的因素层出不穷，但每一段都采用一种叫“换头合尾”的民间音乐表现手法，都有同一乐句出现的结尾，听起来十分和谐。

琵琶行

白居易

浔阳江头夜送客，枫叶荻花秋瑟瑟。
主人下马客在船，举酒欲饮无管弦。
醉不成欢惨将别，别时茫茫江浸月。
忽闻水上琵琶声，主人忘归客不发。
寻声暗问弹者谁？琵琶声停欲语迟。
移船相近邀相见，添酒回灯重开宴。
千呼万唤始出来，犹抱琵琶半遮面。
……
岂无山歌与村笛，呕哑嘲哳难为听。
今夜闻君琵琶语，如听仙乐耳暂明。
莫辞更坐弹一曲，为君翻作《琵琶行》。
感我此言良久立，却坐促弦弦转急。
凄凄不似向前声，满座重闻皆掩泣。
座中泣下谁最多？江州司马青衫湿。

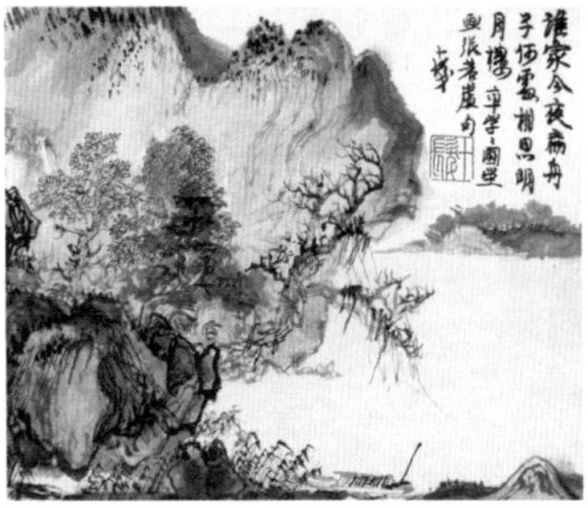

古诗欣赏：
《春江花月夜》

《春江花月夜》是我国唐代诗人张若虚的代表作，世人称其乃千古绝唱，有“以孤篇压倒全唐”之誉。

春江花月夜

春江潮水连海平，海上明月共潮生。

滟滟随波千万里，何处春江无月明。

江流宛转绕芳甸，月照花林皆似霰。

空里流霜不觉飞，汀上白沙看不见。

江天一色无纤尘，皎皎空中孤月轮。

江畔何人初见月？江月何年初照人。

人生代代无穷已，江月年年只相似。

不知江月待何人，但见长江送流水。

白云一片去悠悠，青枫浦上不胜愁。

谁家今夜扁舟子？何处相思明月楼。

可怜楼上月徘徊，应照离人妆镜台。

玉户帘中卷不去，捣衣砧上拂还来。

此时相望不相闻，愿逐月华流照君。

鸿雁长飞光不度，鱼龙潜跃水成文。

昨夜闲潭梦落花，可怜春半不还家。

江水流春去欲尽，江潭落月复西斜。

斜月沉沉藏海雾，碣石潇湘无限路。

不知乘月几人归，落月摇情满江树。

“月”是诗中情景兼融之物，诗情随着月轮的生落而起伏曲折。月在一夜之间经历了升起——高悬——西斜——落下的过程。在月的照耀下，江水、沙滩、天空、原野、枫树、花林、飞霜、白云、扁舟、高楼、镜台、砧石、长飞的鸿雁、潜跃的鱼龙，不眠的思妇以及漂泊的游子，组成了完整的诗歌形象，展现出一幅充满人生哲理与生活情趣的画卷。这幅画卷在色调上是以淡寓浓，虽用水墨勾勒点染，但“墨分五彩”，从黑白相辅、虚实相生中显出绚烂多彩的艺术效果，体现出春江花月夜清幽的意境美。

智慧故事：
《爱幻想的小达尔文》

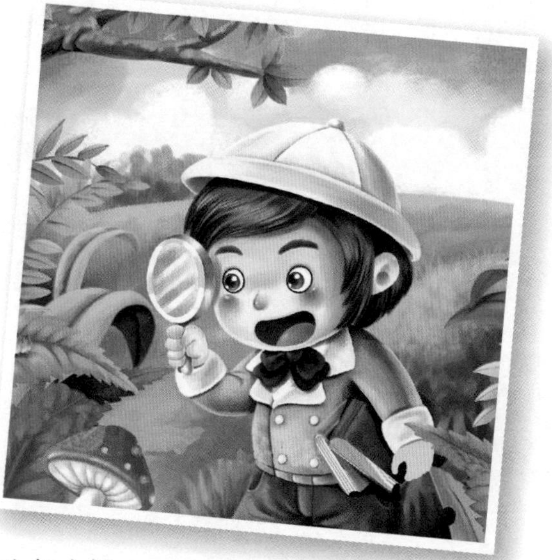

准妈妈今天给胎宝宝讲一讲科学家达尔文小时候有趣的故事吧。看看在孩子的成长道路上妈妈的引导是多么的重要。

爱幻想的小达尔文

从小就爱幻想的达尔文，非常热爱大自然，还特别喜欢打猎、采集矿物和动植物标本。他的父母十分重视和爱护孩子的好奇心和想象力，总是千方百计地支持孩子的兴趣和爱好，鼓励他们去勇敢地努力探索，这为达尔文能写出《物种起源》这一巨著打下了坚实的基础。

一天，小达尔文和妈妈一同到花园里给小树浇水。妈妈对小达尔文说："泥土是个宝，小树有了泥土才能茁壮成长。你可别小看这些泥土，是它长出了嫩绿的青草，喂肥了牛羊，我们才有牛奶喝，才有肉吃；是它长出了小麦和棉花，我们才有饭吃，才有衣穿，泥土实在是太宝贵了。"

听到妈妈这些话，小达尔文疑惑地问："妈妈，那泥土能不能长出小狗来呢？"

"不能呀！"妈妈笑着说，"小狗是狗妈妈生的，不是泥土里长出来的。"

达尔文又问："我是妈妈生的，妈妈是姥姥生的，对吗？"

"对呀！所有的人都是他妈妈生的。"妈妈和蔼地回答他。

"那最早的妈妈又是谁生的呢？"达尔文接着问。

"是上帝呀！"妈妈回答说。

"那上帝又是谁生的呢？"看到小达尔文这是要打破砂锅问到底啦。妈妈被小达尔文问住了。

便耐心地对小达尔文说："孩子，世界上有好多事情对我们来说是个谜，你像小树一样快快长大吧，这些谜一样的问题等待你们去解开呢！”

有一次，小达尔文在泥地里捡到了一枚硬币，他神秘兮兮地拿给姐姐看，并一本正经地对姐姐说：“这是一枚古罗马硬币。”

姐姐接过来一看，发现这分明是一枚普通的18世纪的旧币，只是由于受潮生锈，显得有些古旧罢了。对达尔文“说谎”姐姐很是恼火，便把这件事告诉了父亲，她希望父亲好好教训小达尔文一下，让他改掉令人讨厌的“说谎”习惯。

没想到父亲听了女儿的话以后并没有在意，而是把小达尔文和姐姐叫过来对他们说：“这不能算是撒谎，这正说明了小达尔文有丰富的想象力。说不定有一天他会把这种想象力用到事业上去呢！”

达尔文的父亲还把花园里的一间小棚子交给达尔文和他的哥哥，让他们自由地做化学试验，以便使孩子们的智力得到更好的发展。达尔文10岁时，父亲还让他跟着老师和同学到威尔士海岸去度过三周的假期。达尔文在那里大开眼界，观察和采集了大量海生动物的标本，由此激发了他采集动植物标本的爱好和兴趣。

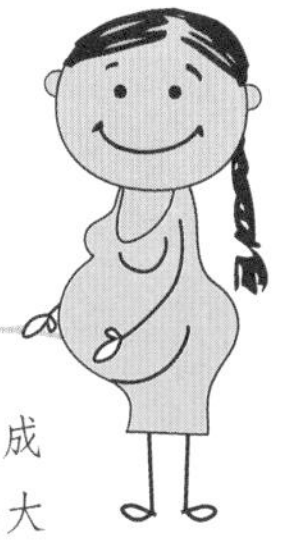

心灵感悟

小达尔文的好奇心、丰富的幻想力和打破砂锅问到底的精神成就了他的科学梦想。准妈妈一定也希望并相信肚子中的胎宝宝长大后会为社会做出很多有意义的事情。

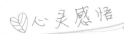

补血美味：紫菜鳗鱼卷

因为要负担胎宝宝的生长，准妈妈对铁的需要量会随孕周增加而增加。如果有贫血的准妈妈随着孕周的增加，贫血也会越来越严重，这样影响自己的健康与胎宝宝的发育。下面就给准妈妈推荐一道补血的美味鱼卷。

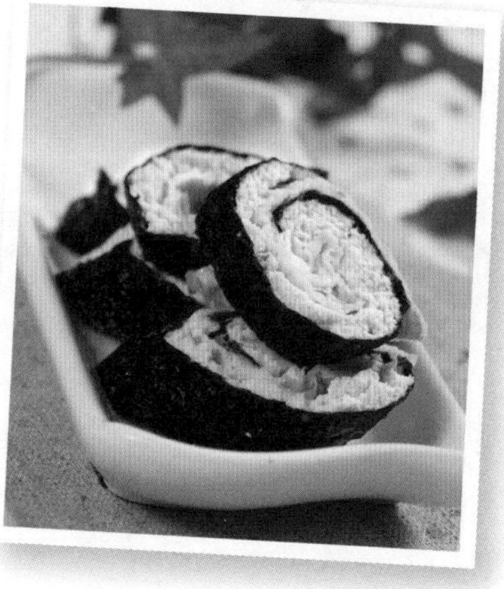

食谱原料

海鳗750克，紫菜5张，鸡蛋3个，鸡蛋清1个，小葱、黄酒、盐、淀粉、姜末、香油各适量。

制作方法

1. 海鳗洗净，去背骨，去皮，除去筋、刺，用刀斩成细泥，加姜末、黄酒、盐、味精、鸡蛋清、淀粉、香油，搅拌成鱼泥。
2. 鸡蛋打入碗内，加淀粉、盐，用筷子调匀，在锅内分别摊成5张蛋皮待用。
3. 摊开一张紫菜，覆上一层蛋皮，再抹上一层鱼泥，中间放入一根洗净的小葱，顺次卷拢。
4. 依此方法，做成5条，放入蒸笼，用大火蒸10分钟，取出冷却后，切成斜刀块即成。

美食道理

海鳗鱼富含多种营养成分，其中钙的含量最高，具有补虚养血、祛湿、抗结核等功效，经常食用，能使血钙值有所增加，使身体强壮；鸡蛋含有丰富的蛋白质、脂肪、维生素和铁、钙、钾等人体所必需的矿物质，同时富含DHA和卵磷脂、卵黄素，具有养心安神、补血、滋阴润燥的功效，对神经系统和身体发育有利，还能健脑益智；紫菜营养丰富，含碘、胆碱、钙、铁等，能增强记忆，治疗妇幼贫血，促进骨骼、牙齿的生长和保健。所以，紫菜鳗鱼卷为孕期准妈妈的补血佳品。

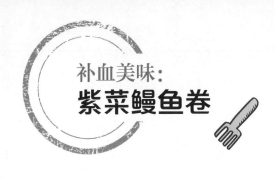

地方方言说笑话

在中国，每个地方的语言都有着自己的魅力，而如果把一些笑话用这些方言来说，会更增加幽默的感觉。准妈妈可以感受一下这些地方语言的魅力。

四川：姚明与乐山大佛

一天，我们正议论姚明是如何如何高，我身旁平时最爱抬杠的四川哥哥又抬杠了：“姚明算啥子高，我们家乡有个人比他高多了。”

“谁？”我们齐声惊问。

“乐山大佛。”他得意地说。众人都晕。

一人不服气：“不就七十多米吗？”却被这个四川哥哥打断：“才七十多米吗？”

另一人很有把握地说：“是71米。”

这个哥哥振振有词，“人家坐着是71米，那么站起来呢？”众人跌倒在地。

“你倒是让他站起来呀！”还有不服气的。

“哈，人家在江边一坐就是一千多年，风吹雨淋的，早得关节炎了。有本事你去坐几年试试！”众人彻底无语了。

河南方言：买布

河南人到北京买布，河南人问售货员说：“嫩这布咋嫩苦楚啊？”（问布为什么有褶），售货员不解。

河南人又说：“苦楚斗是不平展”。售货员仍是不解。

河南人生气地说：“你咋嫩迷瞪哩，各仪人，你斗不会给我拿个光牛哩。”

陕西方言：新兵与班长

新兵入伍授衔后，班长问一陕西新兵：“请用两个字形容你现在的感觉。”

新兵答：“扎势。”

班长又问三个字呢？

新兵答：“很扎势。”

班长问四个字呢？

新兵答：“扎势得很。”

班长问五个字。

新兵答：“额太扎势咧。”

班长急了，玩笑地踹了新兵一脚：“来，用七个字形容你现在的感觉。”

新兵委屈地答：“额再不敢扎势咧。”

民间艺术：
布贴画

布贴画原名宫廷补绣，俗称布贴画，又叫布堆画、布贴花、布摞花，还叫拨花。色彩丰富鲜艳，剪贴的边线明朗整洁，富有木刻版画的刀木特点，是我国民间常见的手工艺术。准妈妈可以根据以下方法，动手制作一幅布贴画送给宝宝吧。

美丽的布贴画

布贴画底子多用白色，也可用其他颜色，视所要表现的内容而定。布贴画自然流畅、工艺精美、情趣各异、风格独特，适合于装饰不同居室、场所。它作为室内装饰品和艺术礼品，在国内外备受欢迎。

布贴画的制作方法

描图：选一幅自己喜欢的画，临摹下来，再把这幅画用复写纸，翻印到硬纸板上。

剪纸板：沿画的轮廓线把硬纸板剪成形状各异的纸板片，注意要剪得光滑圆顺不走样，剪一块做一块。

剪布料：先把布料熨平，把刚剪好的纸板片正面涂上乳胶，粘在布料上，再把布料沿着硬纸片的形状剪下来，注意剪的时候要在纸板片周边留下2～3毫米的包边布。

包边：把乳胶涂抹在包边上，把留边包住纸板的边缘，捏实。留边有转弯的地方要预先剪口，弯度大的地方 剪口也要多一些。但是，被其他纸板片所叠压遮盖的部分不要包边。

组合：把包好的纸板片在没有包边的那面涂抹乳胶，对照图稿放到原位，叠压组合。完成后用玻璃板等重物压平，就可以装裱了。

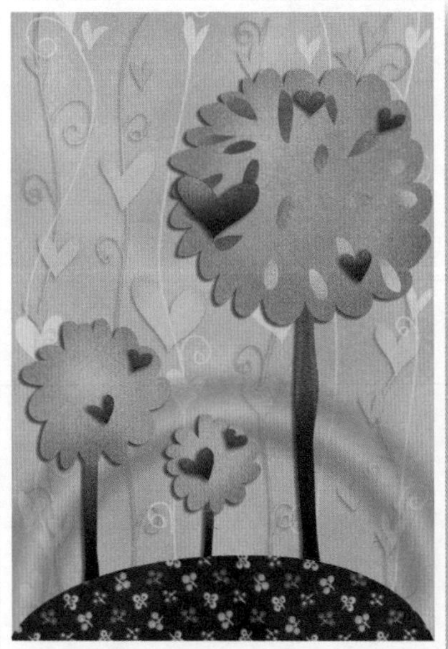

美文欣赏：

《想飞》

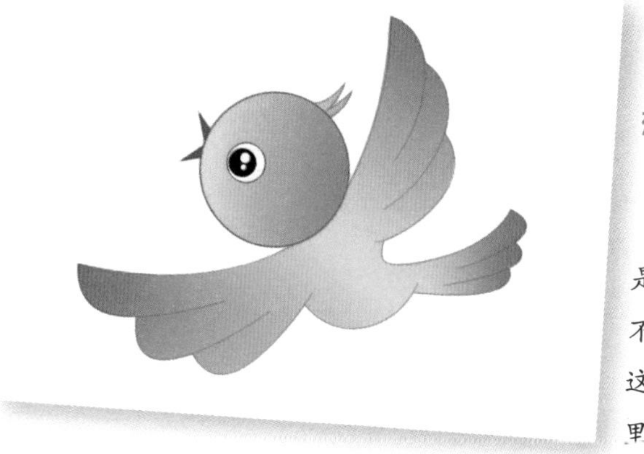

想飞

徐志摩

是人没有不想飞的，老是在这地面上爬着够多厌烦，不说别的。飞出这圈子，飞出这圈子！到云端里去，到云端里去！哪个心里不成天千百遍地这么想？飞上天空去俯瞰，看地球这弹丸在太空里滚着，从陆地看到海，从海再看回陆地。凌空去看一个明白——这才是做人的趣味，做人的权威，做人的交代。这皮囊要是太重挪不动，就掷了它，可能的话，飞出这圈子，飞出这圈子！

……

但是飞？自从挨开拉斯以来，人类的工作是制造翅膀，还是束缚翅膀？这翅膀，承上了文明的重量，还能飞吗？都是飞了来的，还都能飞了回去吗？钳住了，烙住了，压住了，——这人形的鸟会有试他第一次飞行的一天吗？……

在徐志摩的笔下，描绘过许多“飞”的意象和姿势。这篇诗化色彩很浓的散文，正是最集中地描绘“飞”、表达“想飞”之欲望和理想的代表性佳作。文章本身就如“飞”般美丽动人：情感之奔涌如飞，联想之开阔不羁如飞，笔势之酣畅跌宕如飞……

“是人没有不想飞的。”“飞”，是对现实的一种超越。诗人欲扬先抑，呈现给我们一个能不让我们“想飞”的现实。同样，在文章中诗人也表达了对近代物质文明发达的某种困惑、反省和批判。在冥想过云雀之飞、苍鹰之飞之后，直抒胸臆：“飞出这圈子，飞出这圈子。”

徐志摩用他“如飞”的美文，以他一生对“飞翔”理想的执着追求，甚至以他传奇般的，预言兑现式的死于“鸟形机器”的炸碎的人生结局，都为我们作出了最好的回答。飞！只要人类犹存，“想飞”的欲望永难泯灭。

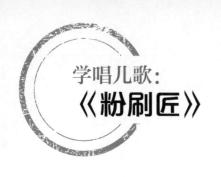

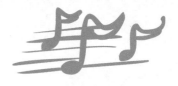

学唱儿歌：

《粉刷匠》

《粉刷匠》是一首风趣、活泼的波兰儿歌。准妈妈可以唱一唱，让胎宝宝提前体会劳动的快乐，等出生后再唱给他听，那时他会跟你一起手舞足蹈的。

粉刷匠

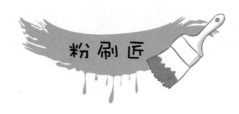

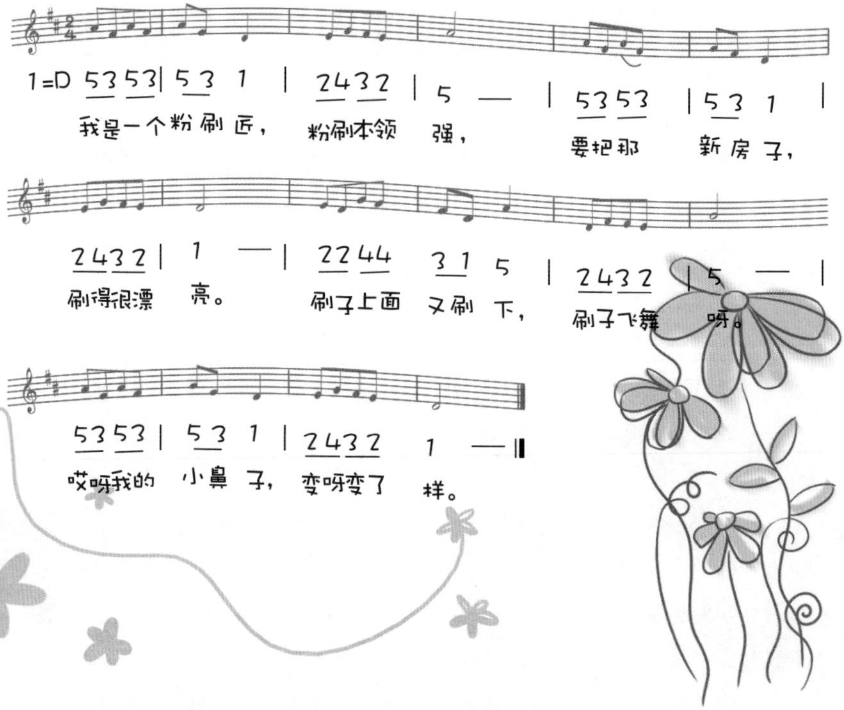
1=D 5353 | 53 1 | 2432 | 5 — | 5353 | 53 1 |
我是一个粉刷匠，粉刷本领强，要把那新房子，
2432 | 1 — | 2244 31 5 | 2432 | 5 — |
刷得很漂亮。刷子上面又刷下，刷子飞舞呀。
5353 | 53 1 | 2432 1 —‖
哎呀我的小鼻子，变呀变了样。

评剧：《刘巧儿》

评剧是我国五大戏曲剧种之一，曾经被评为全国第二大戏曲剧种，仅次于京剧。它的形式活泼、自由，最善于表现当代人民生活。今天，准妈妈与胎宝宝欣赏一段著名的评剧《刘巧儿》，共同感受一下评剧艺术的魅力与博大精深。

剧情梗概

评剧《刘巧儿》讲的是陕甘宁边区农村少女刘巧儿，自小由父亲做主与邻村青年赵柱儿定亲，后其父贪图财礼，说柱儿好吃懒做，是个二流子，哄骗巧儿退婚。随后与媒婆勾结，决定将巧儿嫁给财主王寿昌，巧儿坚决不允。巧儿在路上遇见妇女主任李大婶，随她到地里给社员送饭，这才发现自己喜欢的赵振华与柱儿是同一人，在李大婶的鼓励下，自己做主与柱儿重新定亲。媒婆怕夜长梦多，劝刘父第二日便与财主成亲，柱儿父亲生怕巧儿有什么不测，便决定抢走刘巧儿。刘父到县政府告状，县政府的裁判员不调查研究，也不听取当事人的诉说，判决刘巧儿与柱儿的婚事无效。地区马专员走访村民，实际了解情况，用群众断案的方式解决了这宗案件，使巧儿的婚姻如愿以偿。

戏剧欣赏

巧儿我自幼儿许配赵家，我和柱儿不认识我怎能嫁他呀。

我的爹在区上已经把亲退呀，这一回我可要自己找婆家呀！

上一次劳模会上我爱上人一个呀，他的名字叫赵振华，都选他做模范，人人都把他夸呀。

从那天看见他我心里头放不下呀，因此上我偷偷地就爱上他呀，但愿这个年轻的人哪他也把我爱呀。

过了门，他劳动，我生产，又织布，纺棉花，我们学文化，他帮助我，我帮助他，争一对模范夫妻立业成家呀。

……

评剧《刘巧儿》是著名评剧演员新凤霞的代表剧目，她俏丽俊美自然朴实，她演唱时娇、时俏、时脆，她吐字清晰，行腔流畅，寓说于唱，寓唱于说，说唱自然衔接，并创造了有其自己特点的评剧疙瘩腔唱法。她独创了新派的新唱腔、新特点，也独创了一个刘巧儿的时代，“刘巧儿”成了“追求自由恋爱、反对包办婚姻”的代名词。

经典故事：
《阿里巴巴和四十大盗》

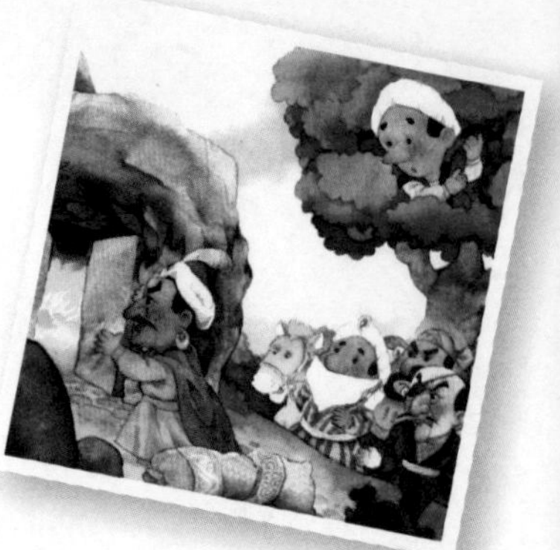

《阿里巴巴和四十大盗》是世界著名民间故事，那句经典的“芝麻开门吧”，也会勾起准爸爸、准妈妈童年时候听这个故事的美好回忆。

阿里巴巴和四十大盗

从前，有一个叫阿里巴巴的年轻人正在山上砍柴，忽然看见一帮强盗骑着马，驮着满满的袋子飞奔而来，足有四十个人。

他悄悄跟着来到一个山脚下。强盗头子面对山，嘴里念道：“芝麻，芝麻，请开门。”山的一块大石应声而动，原来里面是个山洞。四十个强盗把东西都搬进去后，强盗头子说：“芝麻，芝麻，请关门。”大石堵住了洞口，强盗走远了。

阿里巴巴决定进去看看，他大声喊道：“芝麻，芝麻，请开门。”大石真的移动了，露出了洞口，他走进去发现里面堆满了金银珠宝。阿里巴巴找了个大袋子装满了财宝，搭在毛驴身上出了山洞。然后说：“芝麻，芝麻，请关门。”大石应声堵住了洞门。他赶着毛驴，高兴地回家了。

强盗发现财宝少了非常气愤。他们在裁缝那得到一些消息，决定对阿里巴巴下手。强盗头子准备了四十个油篓，只用两个装菜油，其余每个篓里藏一个强盗。他装成油贩子，到阿里巴巴家投宿，四十个油篓子就放在院子里。天黑后，女仆听见油篓里有喘息的声音。发现里面都是强盗。她从真正的油篓里取出油，放在炉子上煮沸，然后，把沸油往每个油篓子里倒，把里面的强盗都烫死了。

深夜，强盗头子发现他的同伙都死了，气急败坏，准备进屋杀死阿里巴巴，不料被躲在门后的阿里巴巴一刀杀死了。阿里巴巴将财宝分给了全城的穷人。

小故事大道理

虽然这个故事来自民间，但它生动地表达了人们对美好生活的向往与追求，也从侧面告诉告诉我们贪心的人永远都不会有好下场，要做一个正直、知恩图报的人。

名曲欣赏：

《玩具兵进行曲》

《玩具兵进行曲》是德国作曲家莱昂·耶塞尔所作的一首管弦乐合奏曲。是回忆起小时候做的一个甜蜜的梦，用梦境里的故事写成的以玩具兵为题材的乐曲。今天就让准妈妈跟胎宝宝一起来听一听乐曲中玩具兵的声音吧。

梦中的玩具兵

晚上，小主人睡觉了，他做了这样一个梦：在梦里，她的玩具兵们一个个从玩具箱里偷偷爬了出来。他们先排列成整齐的队伍游行，后来又打闹嬉耍。正当天刚蒙亮的时候，小主人醒了，玩具兵们惊慌地逃回玩具箱子里。小主人起床，打开箱子一看，玩具们东倒西歪地躺在里面。呵！原来刚才是一场美丽的梦。

音乐欣赏

由于这个美丽童话般的梦境，启发了莱昂·耶塞尔的灵感，因而写出了这首传世的著名乐曲，所以莱昂·耶塞尔就为这首乐曲起名为《玩具兵进行曲》。

这首乐曲旋律轻松明快、节奏鲜明，把玩具们在一起玩耍的情景表现得淋漓尽致。乐曲为复三部曲式，全曲情绪欢快、雄壮、生动，富有儿童性。表现出了玩具们从箱子里走出来，聚会在一起的欢快情绪；乐曲中用圆号走出了雄壮的气势，表现出玩具们排着整齐队伍在游行的快乐情景；作曲家用半音阶快速下行滑音，把玩具兵发现小主人醒了，他们惊慌失措地迅速逃回到箱子里的动作描绘得十分生动、逼真。乐曲最后用一个长音结束，表现出了小主人对梦境里一切的回味和意犹未尽。

温馨提醒

通过欣赏《玩具兵进行曲》，能让准妈妈们体会雄壮有力而又欢快活泼的音乐情绪，从而可以激发胎宝宝聆听音乐的情绪。

脑力游戏：
发现规律

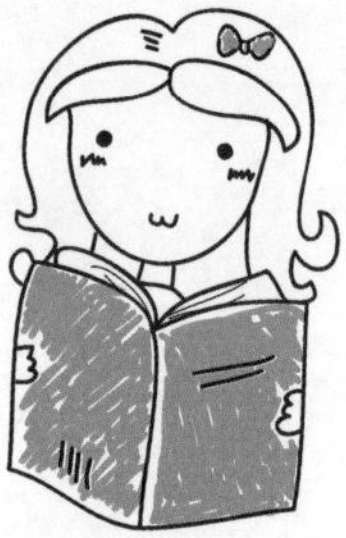

准妈妈带着胎宝宝一起动动脑，找一找下面这些图形之间的规律。

第一题：找一下规律，从a、b、c、d、e中选入一幅图填入空格内。

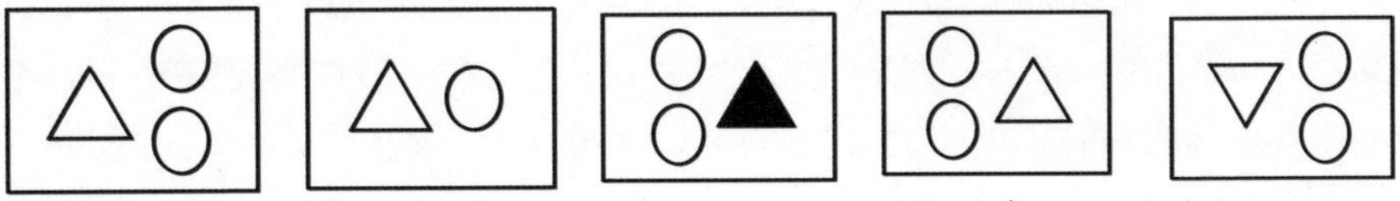

a　　b　　c　　d　　e

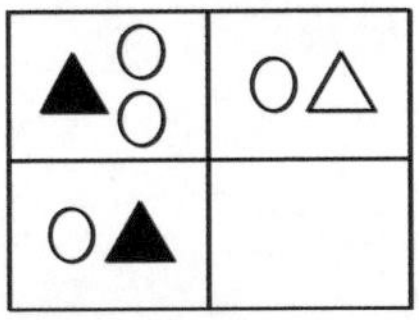

答案：c。

第二题：按规律填图

a　　b

如果变成a变成b，按照这种规律，

那么c 应变成什么样的图形？

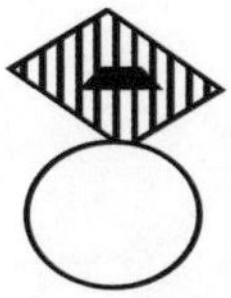

c

答案：从第一行可以看到，当左边的图形变成右边的图形时，下部图形移到上面，里面的图形移到下面，上面的外部图形移到里面，各部分的颜色都没有变。根据这一规律，我们可以把下面图形变为：

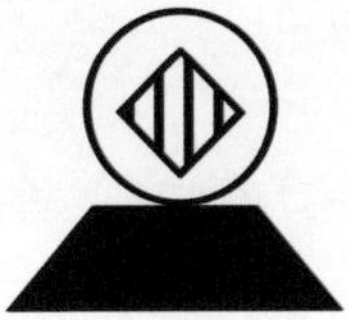

准妈妈快乐唱童谣（4）

温馨、快乐、经典的童谣，不仅能给胎宝宝带来快乐的感受，还能唤起准爸爸妈妈对童年的美好记忆。

捉泥鳅

池塘的水满了雨也停了，
田边的稀泥里到处是泥鳅。
天天我等着你等着你捉泥鳅，
大哥哥好不好咱们去捉泥鳅。
小牛的哥哥带着他捉泥鳅，
大哥哥好不好咱们去捉泥鳅。
小牛的哥哥带着他捉泥鳅，
大哥哥好不好咱们去捉泥鳅。

小燕子

小燕子，穿花衣，
年年春天来这里。
我问燕子你为啥来？
燕子说：“这里的春天最美丽。”
小燕子,告诉你，
今年这里更美丽。
我们盖起了大工厂，
装上了新机器。
欢迎你，长期住在这里。

外婆桥

摇啊摇，
摇啊摇，
摇到外婆桥。
外婆叫我好宝宝，
外婆请我吃糕糕。

弯弯的月亮

弯弯的月亮小小的船。
小小的船儿两头尖，
我在小小的船里坐，
只看见闪闪的星星，
蓝蓝的天。

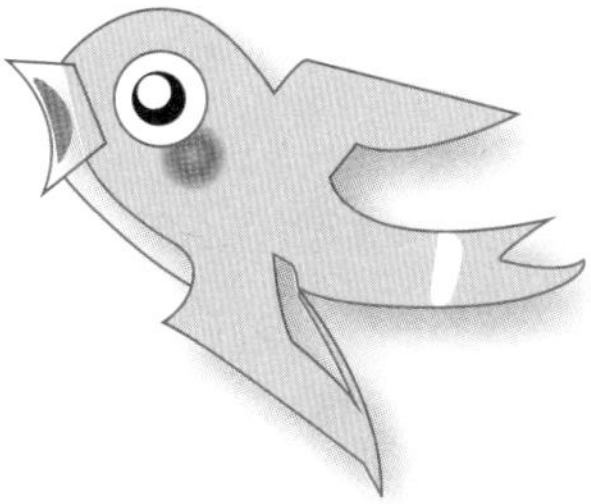

名画析赏：《入睡的维纳斯》

在威尼斯画派中，乔尔乔纳是进入黄金时代的第一位杰出的画家。《入睡的维纳斯》是乔尔乔内最成功的油画作品，也是他人生中最后一幅作品。

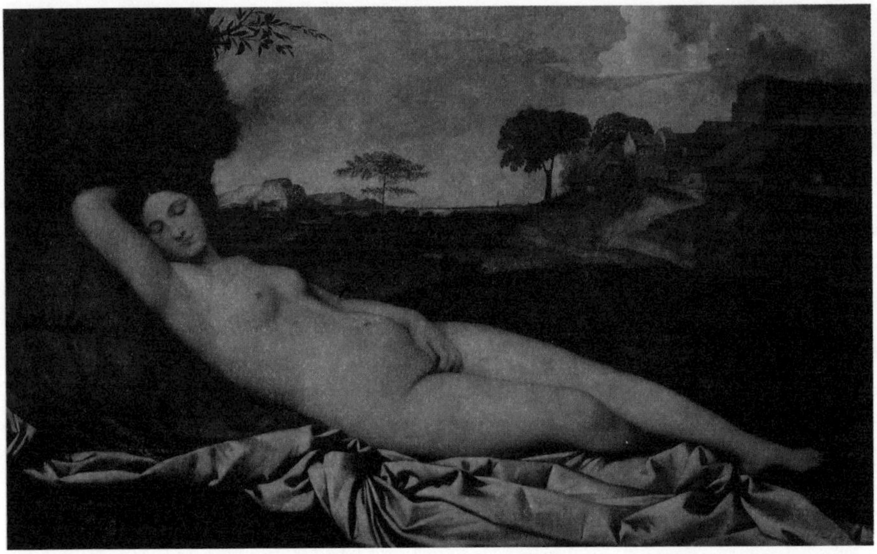

乔尔乔内笔下的维纳斯展示出造化之美，没有任何宗教女神的特征：画中维纳斯的身体横跨整幅画，她伸展她的头，一只手放在背后做一个长期的连续的坡体。沉寂日暮的自然状态好像正是酣睡入梦的维纳斯，不知是维纳斯已融入了自然的怀抱，还是自然融入了维纳斯的梦里……

从画作可以看出，乔尔乔纳是借着维纳斯女神的庇护表现一种高雅的世俗情趣，在自然风景前入睡的维纳斯，在这里被描绘得细腻而具体。体态优美而温柔，肌肤圆润而丰满，线条流畅而优雅，这美妙和谐的女人体与背景起伏多变的山丘、山峦、村落、民宅、树冠、彩云以及被褥褶皱的曲线、弧线、折线形成了和谐的呼应和反差的对比。画面所有的一切巧妙地构成了优美、舒适、安逸、恬静的视觉交响，体现了人体的优美和谐与大自然的优美和谐的统一，是一种人体美对自然美、艺术美及生活美的升华。

在书中旅游：

水城威尼斯

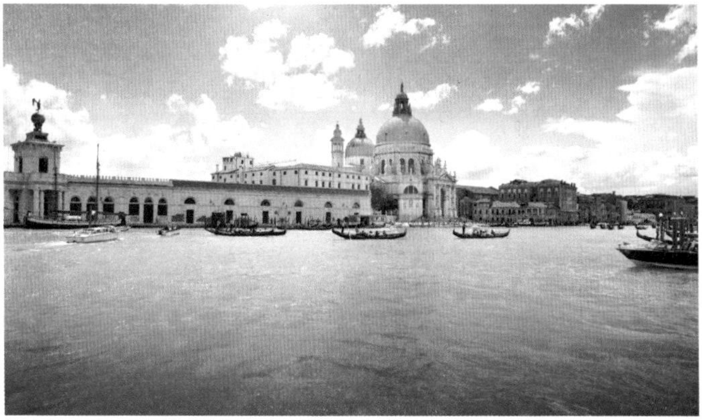

世界闻名的水上城市

威尼斯位于意大利东北部，是世界闻名的水乡，也是意大利的历史文化名城，是无数人向往的地方。

威尼斯的历史相传开始于公元453年。当时威尼斯地方的农民和渔民为逃避酷嗜刀兵的游牧民族，转而避往亚德里亚海中的这个小岛。威尼斯外形像海豚。城市面积不到7.8平方公里，却由118个小岛组成，177条运河蛛网一样密布其间。这些小岛和运河由350座桥相连，整个城市只靠一条长堤和意大利半岛连接。

城内古迹众多，有各式教堂、钟楼、男女修道院和宫殿百余座。大水道是贯通威尼斯全城的最长的街道，它将城市分割成两部分，顺水道观光是游览威尼斯风景的最佳方案之一。两岸有许多著名的建筑，到处是作家、画家、音乐家留下的足迹。圣马可广场是威尼斯的中心广场，广场东面的圣马可教堂建筑雄伟、富丽堂皇。

这里建筑的方法是先在水底下的泥土上打下大木桩，木桩一个挨一个，这就是地基。打牢了，铺上木板，然后就盖房子。所以有人说，威尼斯城上面是石头，下面是森林。这样的房子，也不用担心水下的木头烂了，而且会越变越硬，愈久弥坚。

威尼斯水上城市是文艺复兴的精华，世界上唯一没有汽车的城市，上帝将眼泪流在了这里，却让它更加晶莹和柔情，就好像一个漂浮在碧波上浪漫的梦。

心灵感悟

威尼斯有“因水而生，因水而美，因水而兴”的美誉，威尼斯的风情总离不开“水”，蜿蜒的水巷，流动的清波，它好像一个漂浮在碧波上浪漫的梦，诗情画意让人久久挥之不去。

成语故事：《亡羊补牢》

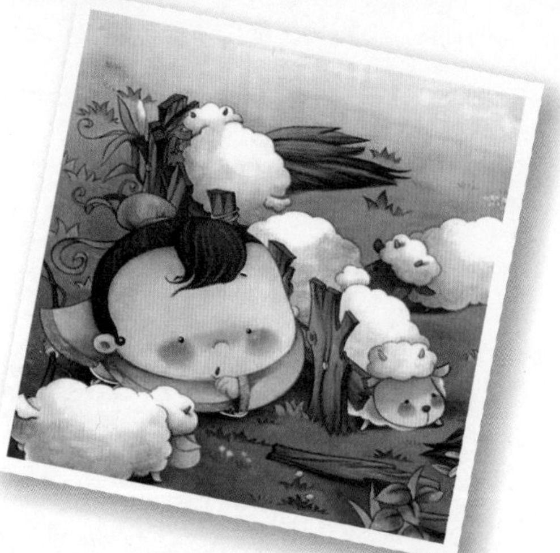

亡羊补牢

战国时期，楚襄王登上王位后重用坏人，国家一天天衰败下去。大臣庄辛看到这种情况，劝襄王说："请您不要整天迷恋吃喝玩乐，不管国家大事，长此下去，楚国就要亡国了。"

楚襄王听了非常生气，骂道："你老糊涂了吧，竟敢这样诅咒楚国。"

庄辛见楚襄王不听劝告，只好去了赵国。没过多久，秦国派兵攻打楚国，并攻陷了楚国的首都郢城。楚襄王害怕极了，逃到了城阳。这时，他想到了庄辛对他的劝告，便派人把庄辛请了回来，对庄辛说："都怪我没有听你的话，才会落到今天这种地步，你看现在有什么补救的办法吗？"

庄辛看到楚襄王真心悔过，便给他讲了个故事：从前，有一个人养了几十只羊。一天早晨，发现少了一只羊，经过仔细查看，发现羊圈破了个大窟窿，夜间狼钻进来，叼走了一只羊。

邻居都劝他说："赶快把羊圈修好吧，堵上那个窟窿，羊就不会被狼叼走了。"那个人不听劝告，说："羊已经丢了，还修羊圈有什么用呢？"

第二天早上，他又发现少了一只羊。原来，狼又从窟窿中钻进来，叼走了羊。他非常后悔没有听邻居的话。于是，他赶快堵上窟窿，修好了羊圈。从此，狼再也没有钻进羊圈叼羊了。

听了庄辛的故事，楚襄王又请庄辛分析了当时的形势，庄辛说："楚国的首都虽然已被占领了，但只要您振作起来，改正过去的错误，秦国是灭不了楚国的。"楚襄王遵照庄辛的话去做，度过了危机，振兴了楚国。

小故事大道理

通过故事我们看到人不怕做错事情，就怕做错了不及时改正；更怕不但不及时改正，而且还不断地错上加错，时间长了，最后可能连补救的机会都没有了。

国学经典：
《百家姓》

姓氏的起源可以追溯到人类原始社会的母系氏族制度时期，所以中国的许多古姓都是女字旁或女字底。中国姓氏文化源远流长，每一种姓都包含着丰富的文化内涵。

百家姓

赵钱孙李　周吴郑王　冯陈褚卫
蒋沈韩杨　朱秦尤许　何吕施张
孔曹严华　金魏陶姜　戚谢邹喻
柏水窦章　云苏潘葛　奚范彭郎
鲁韦昌马　苗凤花方　俞任袁柳
酆鲍史唐　费廉岑薛　雷贺倪汤
滕殷罗毕　郝邬安常　乐于时傅
皮卞齐康　伍余元卜　顾孟平黄
和穆萧尹　姚邵湛汪　祁毛禹狄
米贝明臧　计伏成戴　谈宋茅庞
熊纪舒屈　项祝董梁　杜阮蓝闵
席季麻强　贾路娄危　江童颜郭

《百家姓》是一本关于中文姓氏的书，成书于北宋初。原收集姓氏411个，后增补到504个，其中单姓444个，复姓60个。可是，在中华民族大家庭中，姓氏何止504个，就是仅仅汉族姓也不止这个数。

《百家姓》以“赵”姓打头，并非因为“赵”为天下第一大姓，而是因为它是完书于北宋初年，宋代钱塘儒生所作。宋代的皇帝的姓是赵氏，“赵”自然成为那时“天下第一姓”，不排在首位，就有“欺君之罪”。而宋时吴越王的后裔居浙江，所以，“钱”姓便排列第二，钱的妃子姓孙，借钱氏之威势，“孙”又排在第三。“李”姓排在第四，大约是因为南唐皇族为李氏之故。

目前发现的最早的印刷体《百家姓》是在元朝(公元14世纪初)出版的，它根据汉字和蒙古字的语音、笔画对应而成。但是元朝的版本并不完整，流传已久的《百家姓》直到明朝才算收录完整。它总共记录了438个姓氏，其中408个是单姓，38个是复姓，清朝后期又出现了另外一本有关百家姓的书《增广百家姓》，书中记录了444个单姓，60个复姓。

温馨提醒

《百家姓》是中国独有的文化现象，流传至今，影响极深，它所辑录的几百个姓氏，体现了中国人对宗脉等强烈的认同感。

谜语猜衣物

美丽的衣物让人美丽，看看下面这些有关衣物谜语能不能难倒准妈妈。准妈妈赶快来猜一猜吧！

十指尖尖肚里空，有皮无骨爱过冬；不怕寒冷不怕风，十冬腊月逞英雄。

2 两口井，一样深，跳下去，齐腰身。

3 两只小船各西东，十个客人坐当中；白天又来又往，夜晚客去船空。

兄弟五六人，各进一道门，哪个走错了，出来笑煞人。

两只摆渡船，来回在水中；晴天人不在，雨天客不空。

6 两只小口袋，天天随身带，要是少一只，就把人笑坏。

一双玉燕靠地飞，早上出门晚上归。

8 小小船儿整一对，坐着客人有十位，白天坐船赶路忙，走遍天下不用水。

9 左手五个，右手五个。拿去十个，还剩十个。

10 一物生得巧，地位比人高。戴上御风寒，脱下有礼貌。

头上亮光光，出门就成双。背上缚绳子，驮人走四方。

答案

1 手套 2 裤子 3 鞋子 4 扣子 5 雨鞋 6 袜子 7 鞋子 8 鞋子 9 手套 10 帽子 11 皮鞋

趣味折纸：
漂亮的纸衣服

折纸又称“工艺折纸”，是一项以纸张折成各种不同形状的艺术活动，是一项有益身心、开发智力和思维的活动。今天，准妈妈也动动手，学一学怎样折纸衣服。

制作步骤

1. 准备一张正方形的纸，将纸张左右对折，两边再对折。然后下面两侧向外翻折，如图所示。

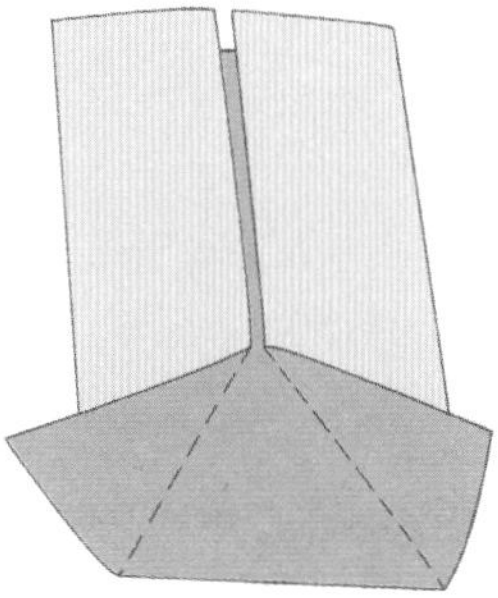

2. 将纸张上部分展开，下面的纸张再向内折两个三角形。

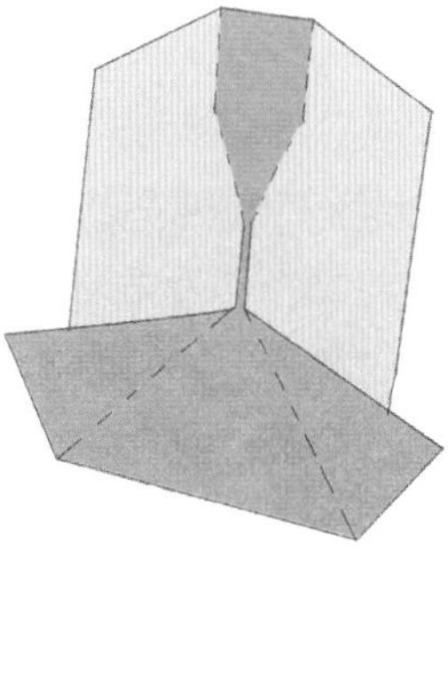

3. 将纸张向后对折，画上扣子和兜，简单的上衣就完成啦！

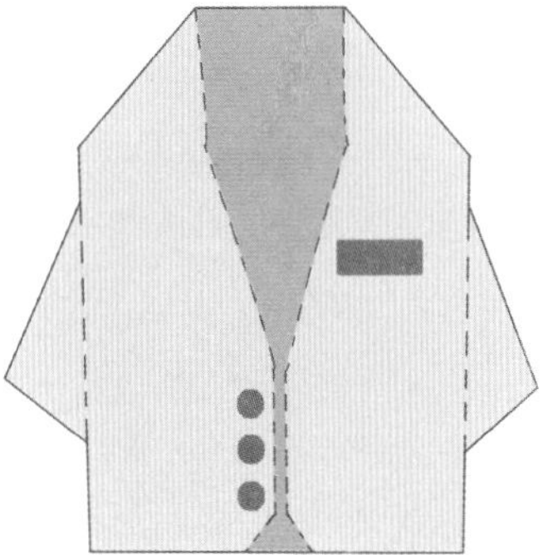

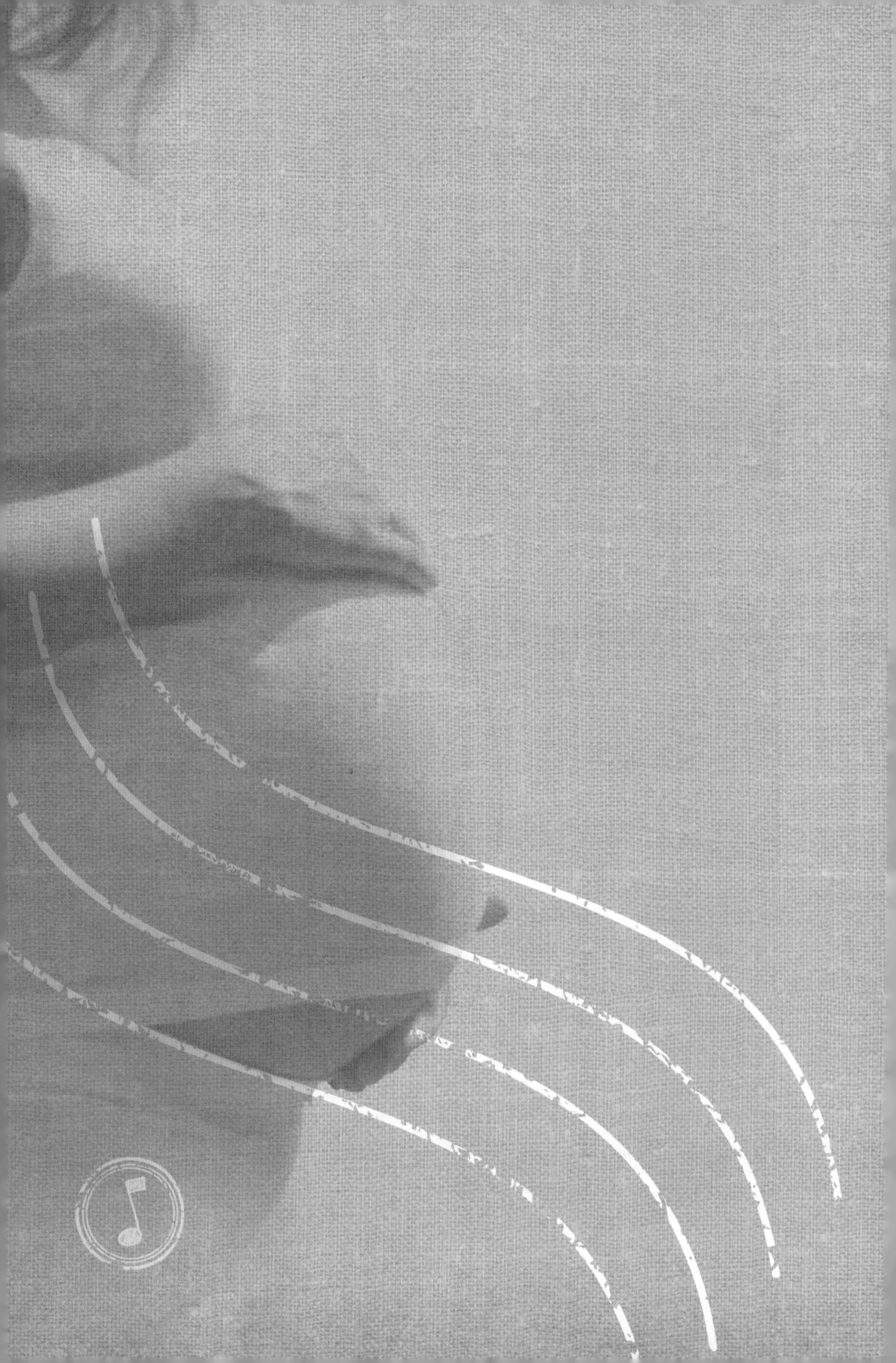

孕5月

用心感受胎宝宝

5个月的胎宝宝，活动开始变得更加明显和频繁，大多数准妈妈已经可以清楚地感觉到胎动。在那一刻准妈妈是否觉到无比幸福。无论哪种胎教方式，都是准爸妈与胎宝宝最好的沟通方式，随着胎宝宝越来越多的小动作，你的亲情爱抚，一定会让胎宝宝健康成长。

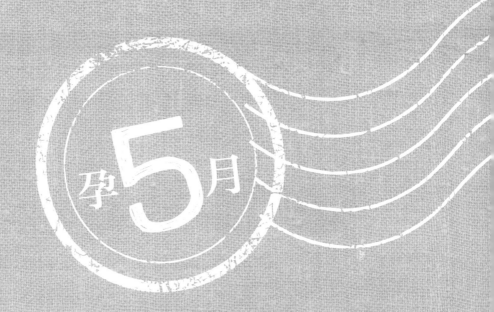

配乐诗歌诵读：《海燕》

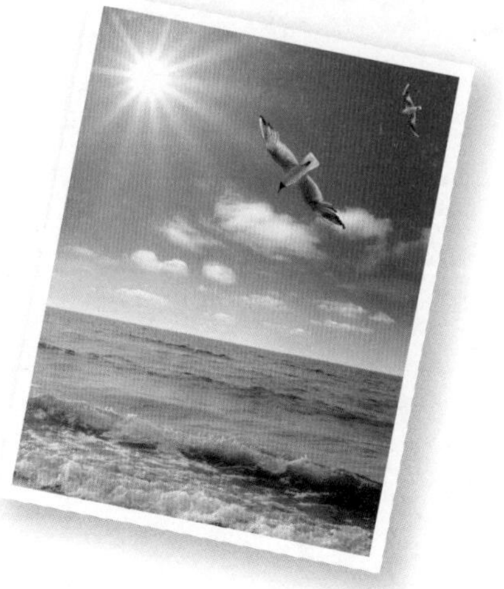

高尔基的散文诗《海燕》既是一首色彩鲜明的抒情诗，又是一幅富有音乐节律和流动感的油画。准妈妈给胎宝宝朗诵时，如果配上贝多芬的《命运交响曲》，勇敢、乐观的情绪会油然而生。

海燕

在苍茫的大海上，狂风卷集着乌云。在乌云和大海之间，海燕像黑色的闪电，在高傲地飞翔。

一会儿翅膀碰着波浪，一会儿箭一般地直冲向乌云，它叫喊着，——就在这鸟儿勇敢的叫喊声里，乌云听出了欢乐。

……

狂风吼，雷声轰响。

一堆堆乌云，像青色的火焰，在无底的大海上燃烧。大海抓住闪电的箭光，把它们熄灭在自己的深渊里。这些闪电的影子，活像一条条火蛇，在大海里蜿蜒游动，一晃就消失了。

——暴风雨！暴风雨就要来啦！

这是勇敢的海燕，在怒吼的大海上，在闪电中间，高傲地飞翔；这是胜利的预言家在叫喊：——让暴风雨来得更猛烈些吧！

高尔基笔下的海燕

这是一篇散文诗，它融合了散文的描写性和诗歌的表现性的特点。刻画了勇敢的精灵——海燕的战斗英姿。文中为了表现海燕的英勇战姿和对暴风雨的渴望之情，以暴风雨来临前夕大海的海面变化作为烘托，详细描绘了暴风雨来临之前、暴风雨逼近之时、暴风雨即将来临之时等三个海面景象，写出了当时斗争环境的恶劣，反衬海燕的英勇形象。并且把海燕的形象与海鸥、海鸭、企鹅的呻吟、飞蹿、恐惧形成鲜明的对比，衬托海燕的勇敢、乐观。另外，又以风、云、雷、电一齐出击来烘托海燕已经吹响了战斗的号角，豪迈激昂、振奋人心。全诗语言充满激情，使人振奋，尤其是结尾“让暴风雨来得更猛烈些吧”既是对革命风暴的期盼、呼唤，又是对广大人民的战斗召唤。

贝多芬的《命运》

C小调第五交响曲《命运》，是德国作曲家贝多芬最为著名的作品之一，完成于1807年末至1808年初，可谓交响曲之冠。

全曲共有四个乐章，乐曲一开始就出现了命运敲门式的动机，它贯穿着第一乐章，推动音乐不断向前发展；接着，圆号吹出了由命运动机变化而来的号角音调，引出充满温柔、抒情、优美的第二主题，它抒发着贝多芬对幸福、美好生活的渴望和追求；在大提琴和低音提琴跃跃欲试的曲调后，乐队奏出旋风般的舞蹈主题，引出了振奋人心的赋格曲段，象征着人民参加到与命运斗争的行列中，黑暗必将过去，曙光就在眼前；在低音乐器震撼人心的渐强中，不间断地进入了第四乐章，乐队的音域在增大，音响在增强，一种不可抑制的力量把音乐直接导入那光辉灿烂的终曲，以排山倒海的气势，表现出人民经过斗争终于获得胜利的无比的欢乐。在尾声中，表现出了英雄的乐观情绪，以及从沉思中获得进一步斗争的信心和力量。

贝多芬在乐曲第一乐章开头，便写下一句引人深思的警语：“命运在敲门”，从而被引用为本交响曲具有吸引力的标题。作品的这一主题贯穿全曲，使人感受到一种无可言喻的感动与震撼。乐曲体现了作者一生与命运搏斗的思想，“我要扼住命运的咽喉，它不能使我完全屈服”，这是一首英雄意志战胜宿命论、光明战胜黑暗的壮丽凯歌。恩格斯曾盛赞这部作品为最杰出的音乐作品。

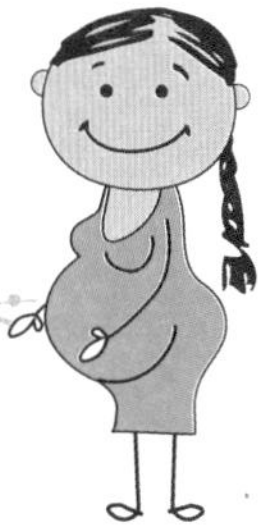

心灵感悟

这就是命运交响曲，高亢、激昂，催人奋进；这就是海燕的精神，英勇而无所畏惧。伴随着音乐大声朗读这首诗，似乎能体会到诗歌与乐曲共同向命运发出的挑战与呐喊。

电影欣赏：《冰河世纪1》

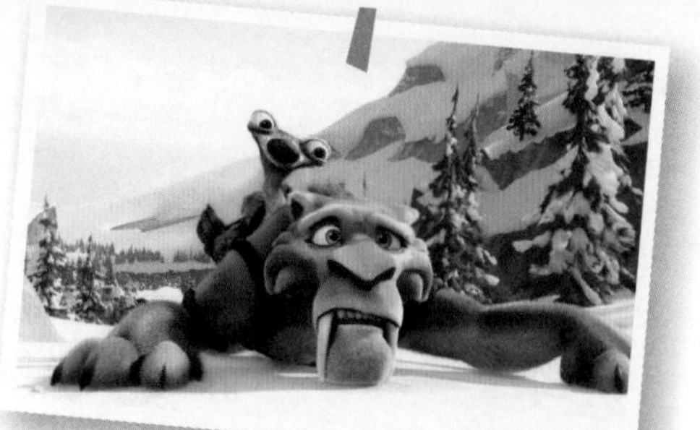

《冰河世纪1》是以史前冰河时期为背景，描写了三只性格迥异的动物——长毛象曼尼、巨爪树懒希德和剑齿虎迪亚戈在一起发生的故事。是一部成人和孩子都喜欢的动画电影，准妈妈和胎宝宝就一起来欣赏一下这部影片。

故事内容

两万年以前，地球上到处都覆盖着冰川，无论何处的动物都在四处逃窜，躲避着新的冰河世纪的冲击。在这一危急时刻，出现了任何时代都不曾见过最怪异的群体：一个说话很快、浑身没有光泽的树懒希德，一头喜怒无常的长毛象曼尼，一只凶暴的剑齿虎迪亚戈，这三只格格不入的动物出乎意料地，而且是非常不情愿地走到了一起，只因为他们希望将一名人类婴儿交还到他父亲的身边。他们勇敢地面对沸腾的熔岩坑、暗藏的冰穴、严寒的天气，以及一个秘密甚至是邪恶的阴谋，最终完成了使命。这些“亚零度”的动物们成了这个世界上最早的英雄们。

电影欣赏

电影的情节很简单，主人公的设计却很新颖，很细致地刻画了三个动物的性格：一个侠肝义胆的长毛象，他遭遇了家庭变故；一个絮絮叨叨的话痨树懒，因为很讨人嫌被家人抛弃，但有着一颗善良的心；还有一只弃暗投明，违背生物规律的剑齿虎，作为一个老虎，却有着一颗慈悲的心，最后为了拯救婴儿竟与自己的同类为敌。电影在通过动画故事这一形式，充分表达了这群善良的动物对追求幸福生活的执着。

电影中动画风格夸张，围绕着情节处处有搞笑的成分，但却又充分表达了人性的方方面面，执着、贪婪被动物们表现得是淋漓尽致。

温馨提醒

准妈妈一定会被影片中某些情节所打动的。一份感动，一份心情，无形当中准妈妈在大脑里保留的这些美好情景，会通过有关途径对胎宝宝产生潜移默化的影响。

谜语猜猜字

准爸爸妈妈一起来玩玩有趣的猜字谜游戏，不仅从中增长文化知识，还可以使大脑变得更灵活，从而促使胎宝宝大脑发育。

重点支援大西北

②一勾心月伴三星

③千里挑一，百里挑

一撇一竖一点

个人搬个木头

⑥一人挑两小人

一人一张口，口下长只手

⑧一人在内，猜一字

⑨一人腰上挂把弓

⑩一口吃掉牛尾巴

一口咬定

⑫一斗米

⑬一加一

⑭一边是水，一边是山

⑮七人八只眼

⑯七人头上长了草

七十二小时

⑱二兄弟，各自立

⑲人不在其位

⑳人有他则变大

㉑人都到了

㉒人无寸铁

㉓人无信不立

答案

1 头 2 心 3 伯 4 压 5 杰 6 夹 7 拿 8 肉 9 夷 10 告 11 交 12 料 13 王 14 汕 15 货 16 花 17 晶 18 竞 19 立 20 一 21 倒 22 控 23 言

准爸爸的歌声：
《一只哈巴狗》

准爸爸在胎教中的角色是很重要的，准爸爸可不要闲着哟。今天就让准爸爸给胎宝宝唱一首《哈巴狗》。准爸爸，你可一定要用你那深厚充满磁性的声音把哈巴狗可爱贪吃的模样表现得淋漓尽致哟，因为胎宝宝最喜欢听你的声音啦。

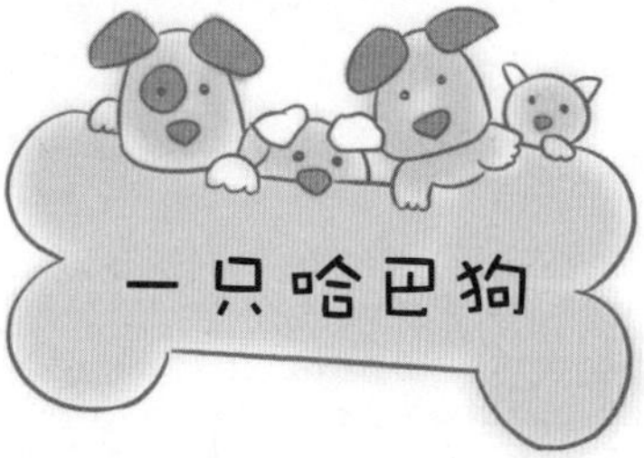
一只哈巴狗

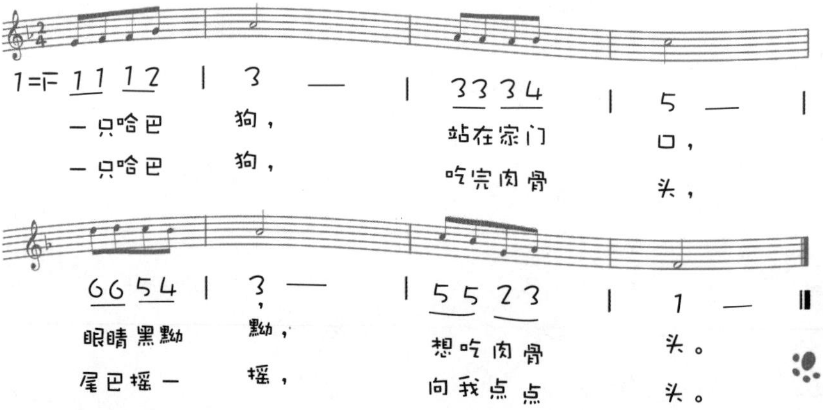
1=F 11 12 | 3 — | 3334 | 5 — |
一只哈巴 狗， 站在家门 口，
一只哈巴 狗， 吃完肉骨 头，
6654 | 3 — | 5523 | 1 — ||
眼睛黑黝 黝， 想吃肉骨 头。
尾巴摇一 摇， 向我点点 头。

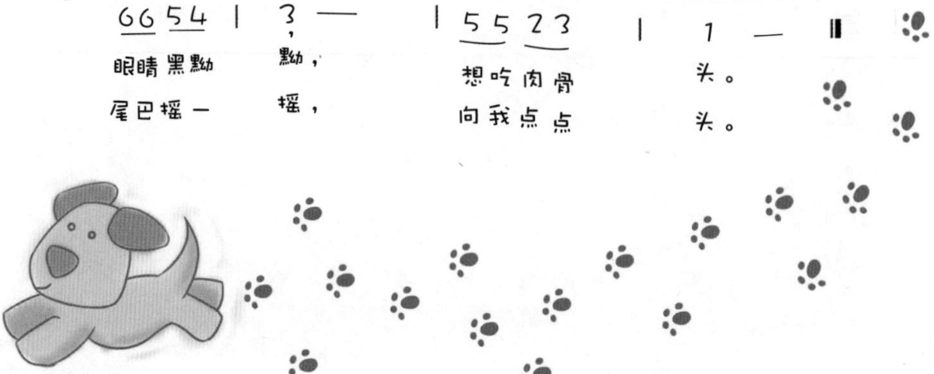

品杜甫诗词：

《茅屋为秋风所破歌》

茅屋为秋风所破歌

八月秋高风怒号，
卷我屋上三重茅。
茅飞渡江洒江郊，
高挂者罥长林梢，
下者飘转沉塘坳。
南村群童欺我老无力，
忍能对面为盗贼，
公然抱茅入竹去。
唇焦口燥呼不得，
归来倚杖自叹息。
俄顷风定云墨色，
秋天漠漠向昏黑。
布衾多年冷似铁，
娇儿恶卧踏里裂。
床头屋漏无干处，
雨脚如麻未断绝。
自经丧乱少睡眠，
长夜沾湿何由彻！
安得广厦千万间，
大庇天下寒士俱欢颜，
风雨不动安如山！
呜呼！何时眼前突兀见此屋，
吾庐独破受冻死亦足！

诗词欣赏

这首诗是作者杜甫高尚情怀的具体体现。他的茅屋几乎被狂风和顽童完全摧毁，又遇上了连绵不断的秋雨，屋漏床湿，被冷似铁，全家无法安眠，处境十分悲惨。但诗人从切身体验推己及人，以天下之忧为忧，渴望有广厦千万间为天下贫寒之士解除痛苦，甚至想以个人的牺牲来换取天下寒士的欢颜。诗歌情意真切，文字朴素，未作刻意的经营布置，但由于写出了诗人由极为潦倒不堪之中推开自身往大处着想的思想境界，仍然显出了波澜起伏的转折变化。诗的最后一段表现大庇天下寒士的理想，句法、情感完美配合，随气之短长，以七言、九言错杂，以“呜呼”二字穿插，加强感叹的语气，音调抑扬舒展，收放自如。真所谓，世上苍夷，诗中圣哲；民间疾苦，笔底波澜！杜甫这种炽热的忧国忧民的情感和迫切要求变革黑暗现实的崇高理想，千百年来一直激励读者的心灵，并产生过积极的作用。

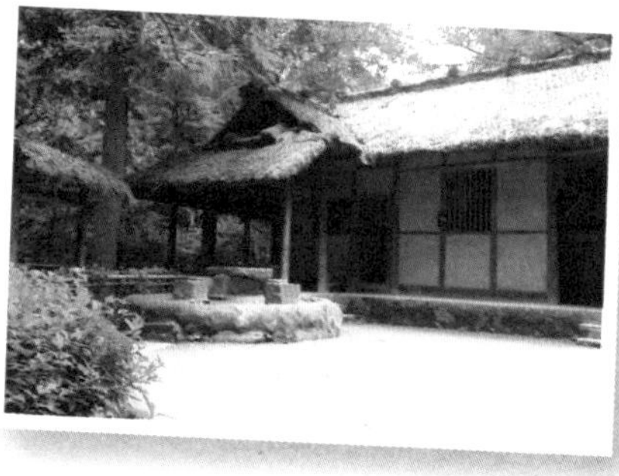

神话故事：《精卫填海》

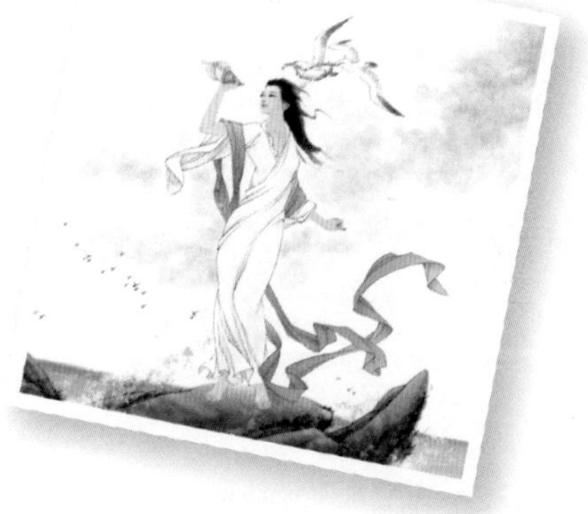

《精卫填海》这个神话故事刻画了英勇顽强的精卫形象，表现了古代劳动人民探索自然、征服自然、治理水患的强烈愿望和不畏艰苦、奋斗不止、不达目的不罢休的精神。

精卫填海

女娃是太阳神炎帝最小的女儿，她聪明、美丽，也是炎帝最喜爱的一个。这一天，女娃独自一个人驾驶着一只小船，到东海太阳升起的地方玩耍。不料，海上掀起了狂风大浪，将小船打翻了，女娃被无情的大海吞没了。

女娃死后，她的灵魂变成了一只漂亮的小鸟，每天发出“精卫、精卫”的悲鸣，所以，人们称她为“精卫鸟”。为了不让大海再夺去其他无辜的生命，精卫发誓要把大海填平。因此，她不停地从发鸠山上衔了石子、树枝，飞到东海投下去，想把大海填平。

大海咆哮着对精卫说：“就凭你这小小的鸟儿，也想把我填平，不是做梦吗？”

精卫回答：“哪怕是干上一千万年一万万年，我也要将你填平！”

精卫衔呀，扔呀，成年累月，往复飞翔，从不停息。为了壮大自己填海的力量，精卫与海燕结为夫妻，不断繁衍后代，小精卫和她们的爸爸、妈妈一样，也去衔石填海。

功夫不负有心人，通过精卫和子子孙孙的努力，泥沙在岸边沉淀下来。后来，人们就把它围起来，改造成了良田，过上了富裕的生活。

小故事大道理

后来的人们钦佩精卫，把它叫做“冤禽”“誓鸟”“志鸟”“帝女雀”，并在东海边上立了个古迹，叫做“精卫誓水处”。精卫填海代表了一种坚韧不拔、坚持不懈的精神，不达目的，誓不罢休。这也是我们中华民族坚韧性格的象征。

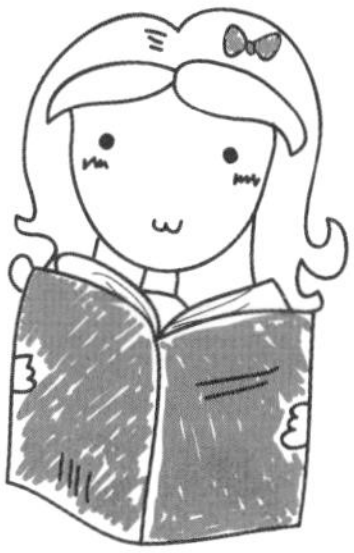

美文赏析：《开始》

开始

“我是从哪儿来的，你，在哪儿把我捡起来的？”孩子问他的妈妈说。

她把孩子紧紧地搂在胸前，半哭半笑地答道——

“你曾被我当作心愿藏在我的心里，我的宝贝。”

“你曾存在于我孩童时代玩的泥娃娃身上；每天早晨我用泥土塑造我的神像，那时我反复地塑了又捏碎了的就是你。”

“你曾和我们的家庭守护神一同受到祀奉，我崇拜家神时也就崇拜了你。”

“你曾活在我所有的希望和爱情里，活在我的生命里，我母亲的生命里。”

“在主宰着我们家庭的不死的精灵的膝上，你已经被抚育了好多代了。”

“当我做女孩子的时候，我的心的花瓣儿张开，你就像一股花香似的散发出来。”

“你的软软的温柔，在我的青春的肢体上开花了，像太阳出来之前的天空上的一片曙光。”

“上天的第一宠儿，晨曦的孪生兄弟，你从世界的生命的溪流浮泛而下，终于停泊在我的心头。”

“当我凝视你的脸蛋儿的时候，神秘之感淹没了我；你这属于一切人的，竟成了我的。”

“为了怕失掉你，我把你紧紧地搂在胸前。是什么魔术把这世界的宝贝引到我这双纤小的手臂里来呢？”

泰戈尔的这首《开始》，表达的是两个人的对话，孩子的话只有一句：“我是从哪儿来的，你，在哪儿把我捡起来的？”这几乎是每一个孩子在有了意识之后，都会问母亲这样的一个问题。

接下来都是母亲的内心表白。母亲的表达虽然形式不同，内容各异，但其中的内涵都是不言而喻的——孩子是自己身体、灵魂、生命的一部分，是难以分割、难以抛舍的一部分。诗句里，用泥娃娃、守护神、心的花瓣儿等意象诉说着母亲对儿子的怜惜之情。母亲的这种爱不但在话语里，表情里，还深深地蕴藏在母亲的血肉中、灵魂里，甚至生命中。让我们与泰戈尔一同赞美母爱吧。

益智营养餐：
清蒸鲈鱼

随着胎宝宝发育的日趋完善，胎宝宝的活动也日益活跃。准妈妈进入孕中期后，胃口也不错。下面就给准妈妈推荐这一款既美味营养又益智的清蒸鲈鱼吧。

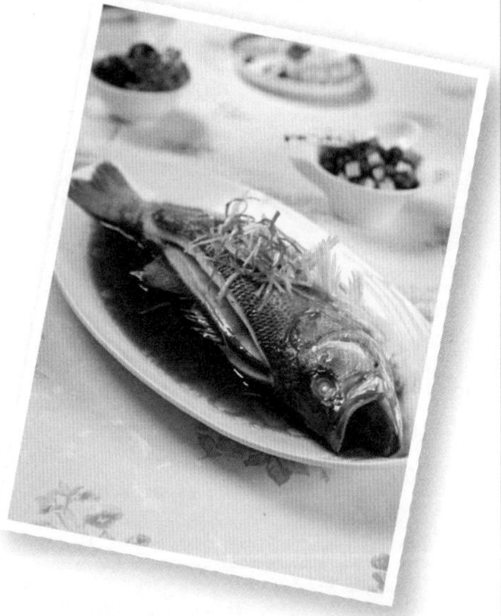

食谱原料

鲈鱼1 条（500克左右），酱油20克，姜、小葱、盐各适量。

制作方法

1. 姜洗净，切丝。
2. 小葱洗净，切丝。
3. 将鲈鱼收拾干净，鱼身上抹少许盐，撒上姜丝装盘待用。
4. 将鲈鱼隔水蒸12分钟，待鱼眼凸出时将蒸锅端下火，在鱼身上浇上酱油，再撒上姜丝、葱丝。
5. 锅热时放油，待冒烟时将热油浇在鱼身上即可。

美食道理

鲈鱼富含蛋白质、维生素A、B族维生素、钙、镁、锌、硒等营养素。准妈妈吃鲈鱼既补身，又不会造成营养过剩而导致肥胖。鲈鱼的肌肉脂肪中的DHA和EPA含量较高，准妈妈经常食用鲈鱼，有益于胎宝宝大脑和眼睛的发育。

一起说说顺口溜

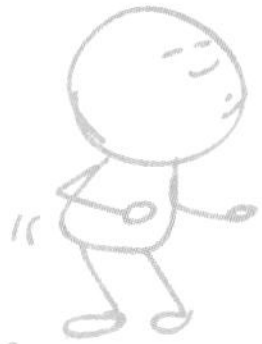

为了更好地实施语言胎教，准爸爸准妈妈不妨一起来说说顺口溜，选择一些有趣的话题通过感官和语言传递给胎宝宝，以刺激他的思维和好奇心。

年糕和水饺

新年到，包水饺，家家户户做年糕。
蒸好年糕下水饺，吃着水饺瞧年糕。
年糕爽口吞下枣，牙齿咯噔差点掉。
水饺吃出金元宝，元宝红包买书包。
看灯猜谜放鞭炮，年糕年糕年年高。

小雪花

小雪花，飘呀飘，大地树枝披白袍，
我来扫出一条路，大家走路滑不倒。

长颈鹿

长颈鹿，个子高，细长脖子摇呀摇，
要吃树叶真方便，伸出脖子吃个饱。

小青蛙

小青蛙，呱呱呱，白白肚皮大嘴巴，
捉害虫，本领大，小朋友们爱护它。

温馨提醒

胎宝宝在准妈妈的腹中是可以“学习”的，只是胎宝宝这时候的学习不同于出生后的学习，准爸妈要通过语言给予胎宝宝一种潜移默化的影响。经常和胎宝宝对话，对胎宝宝的成长具有非常重要的意义。

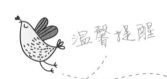

胎教百科：植物传播的奥秘

准爸爸妈妈，你们知道植物是如何繁殖的吗？让我们与胎宝宝一起走进大自然，去观察植物的传播方式，了解植物传播的奥秘吧。

风中舞动，随风飘扬来安家

有些种子会长出形状如翅膀或羽毛状的附属物，乘风飞行。在植物园常见的有翅种子包含青枫、印度紫檀及许多裸子植物；具有羽毛状附属物的种子大多为草本植物。另外有些细小的种子，它的表面积与重量的相对比例较大，种子因此能够随风飘散。

蒲公英是多年生草本植物。它的果实像一个个白色的绒球，当冠毛展开时，就像一把把降落伞，随风飘扬，把种子传播到四面八方。

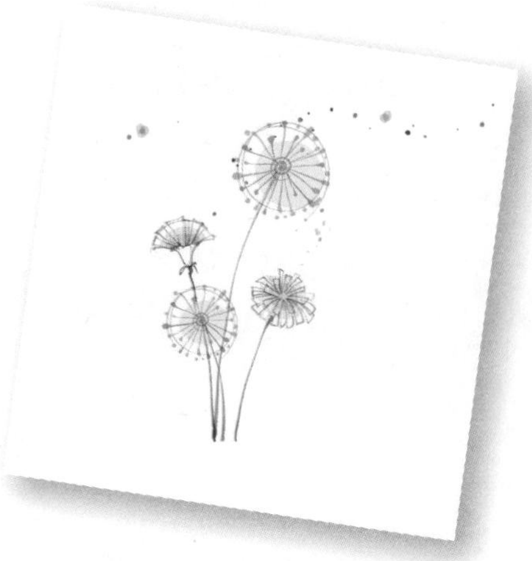

春天，柳絮四处飞扬。你知道春天柳絮飞扬的奥秘吗？抓一团柳絮仔细观察，会发现里面有些小颗粒，那就是柳树的种子。柳树就是靠柳絮的飞扬，把种子传播到四面八方的。

动物现身，带着种子去安家

人和动物的某些活动，常常有意无意地帮助植物传播种子。比如：鬼针草、苍耳这种植物大家可能已经见过，每当秋天野外郊游归来，它的果实会挂在你衣裤上，仔细察看它的刺毛顶端带有倒钩，可以牢牢钩住，不易脱落，在不知不觉中你已经为它的种子传播尽了义务。

有些鸟常常爱吃一些植物的果实，这些植物的种子的皮都比较坚硬，不易被消化，所以，当鸟排粪便时，种子也随着出来，在新的地方发芽生长起来。比如，秋天来啦！松树妈妈结满一树松果，它请来小松鼠，摘下它的小娃娃，把它们埋进土里，孩子们就迎着春风渐渐长大！

樱桃妈妈有一个好办法，它把自己的娃娃送给小鸟们，只要小樱桃子儿在小鸟的肚子里睡上一觉，小鸟儿们就为它们找到了一个崭新的家！

随波逐流，漂洋浮水中安家

靠水传播的种子其表面蜡质不沾水、果皮含有气室、比重较水低，可以浮在水面上，经由溪流或是洋流传播。此类种子的种皮常具有丰厚的纤维质，可防止种子因浸泡、吸水而腐烂或下沉。如棋盘脚、莲叶桐及榄仁，就是具有典型靠水传播的种子。

水流，也是传播种子和果实的一种途径。大雨之后常常把许多果实和种子冲到别的地方。椰子不怕水浸，又能浮水，它能够漂洋过海，所以，在热带的岛屿和海岸都生长椰子。

弹射而出，喷裂抛射找到家

有的植物靠机械方式将种子散播出去，酢浆草便是其中一例，它是一种很普通的野生杂草，开花后结出具五棱的蒴果，成熟时，果沿室背开裂，果壳卷缩将种子弹出，抛射至远处。

凤仙花的果实也会弹裂，把种子弹向四方，这是机械传播种了的又一例。

一些植物还具备自动播种的特殊装置，有一种名为“喷瓜”的植物，它会结出带有毛刺的其貌不扬的小瓜，你可知道它的奥秘？当瓜成熟时，只要稍有触动，它便会脱落，并在瞬间从顶端将瓜内的种子喷射出去，射程可达6米，“喷瓜”也因此得名。

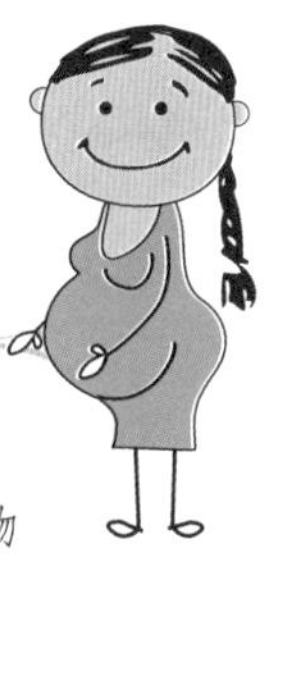

心灵感悟

植物妈妈有着神奇的本领，让她们的孩子们去四面八方旅行，并在新的土壤中生根、发芽、开花、结果。准妈妈肯定也会像植物妈妈一样，不断学习，为培养宝宝打好基础。

芭蕾舞欣赏：《天鹅湖》

芭蕾舞是用音乐、舞蹈和哑剧手法来表演戏剧情节。优美的音乐，舞蹈演员优雅的舞姿，感人的故事情节……

挑选一个美好的夜晚，准爸爸陪准妈妈一起来欣赏这部由俄罗斯伟大作曲家柴可夫斯基创作的《天鹅湖》，一定会被舞剧中王子与公主美丽的爱情与正义的力量所感动。

天鹅湖传说

公主奥杰塔在天鹅湖畔被恶魔变成了白天鹅。王子齐格费里德游天鹅湖，群鹅游过湖面，其中戴皇冠的就是奥杰塔公主。王子举弓欲射，奥杰塔哀诉委屈，王子决心要以纯真的爱情战胜魔王，让她重返原形。王子挑选新娘之夜，恶魔让他的女儿黑天鹅伪装成奥杰塔以欺骗王子。王子差一点受骗，最终及时发现，奋击恶魔，并将他扑杀。白天鹅恢复公主原形，纯真的爱情终于战胜了邪恶。公主和王子从此幸福地生活在一起。

舞蹈欣赏

舞剧的序曲一开始，双簧管吹出了柔和的曲调引出故事的线索，这是天鹅主题的变体，它概略地勾画了被邪术变为天鹅的姑娘那动人而凄惨的图景。

全曲中最为人们所熟悉的是第一幕结束时的音乐。这一幕是庆祝王子成年礼的盛大舞会，音乐主要由各种华丽明朗和热情奔放的舞曲组成。在第一幕结束时，夜空出现一群天鹅，这是乐曲第一次出现天鹅的主题，它充满了温柔的美和伤感。

柴可夫斯基通过主题变形的手法，用音乐来揭示戏剧情节的发展和正义战胜邪恶的主题思想。在第一幕和第二幕中，天鹅主题是一个悲怆的小调式主题，描写奥杰塔和她同伴们的悲惨命运；而在第四幕的终场音乐中，这个悲剧性的主题，先改变速度，变得激动不安；然后从四拍子变为宽广的二拍子，由乐队全奏，变成庄严的颂歌；最后又从小调变为大调，并放慢速度。成为一曲壮丽宏伟的凯歌，表现忠贞不渝的爱情，战胜邪恶的力量，获得了胜利。

在书中旅游：
美丽的巴厘岛

巴厘岛是世界著名的旅游圣地，不仅天然景色优美迷人，而且其文化和风俗习惯的丰富多彩也驰名于世。那准妈妈带着胎宝宝就出发吧，走进迷人的巴厘岛。

美丽的巴厘岛

巴厘岛是印尼13 600多个岛屿中最耀眼的一个岛，该岛由于地处热带，且受海洋的影响，气候温和多雨，土壤十分肥沃，四季绿水青山，万花烂漫，林木参天，沙细滩阔、海水湛蓝清澈。巴厘人生性爱花，处处用花来装饰，因此，该岛有“花之岛”之称，并享有“南海乐园”“神仙岛”的美誉。

巴厘岛因历史上受印度文化宗教的影响，居民大都信奉印度教，是印尼唯一信仰印度教的地方。但这里的印度教同印度本土上的印度教不大相同，是印度教的教义和巴厘岛风俗习惯的结合，称为巴厘印度教。居民主要供奉梵天、毗湿奴、湿婆神三大天神和佛教的释迦牟尼，还祭拜太阳神、水神、火神、风神等。教徒家里都设有家庙，家族组成的社区有神庙，村有村庙，全岛有庙宇125 000多座，因此，该岛又有“千寺之岛”之美称。

巴厘的雕刻（木雕、石雕）、绘画和手工业品也以其精湛的技艺，独特的风格闻名遐迩。在岛上处处可见木石的精美雕像和浮雕，因此，该岛又有“艺术之岛”之誉。

巴厘岛的绘画别具一格，大都是用胶和矿物颜料画在粗麻布或白帆布上，主题取材于田园风光和人民生活习俗，具有浓郁的地方色彩。因此，巴厘岛素有“诗之岛”“东方的希腊”的美称。

巴厘岛居民每年举行的宗教节日近200个，每逢节日，歌舞杂陈。由于巴厘岛万种风情，景物甚为绮丽，因此，它还享有多种别称，如“神明之岛”“恶魔之岛”“罗曼斯岛”“绮丽之岛”“天堂之岛”“魔幻之岛”“花之岛”等。

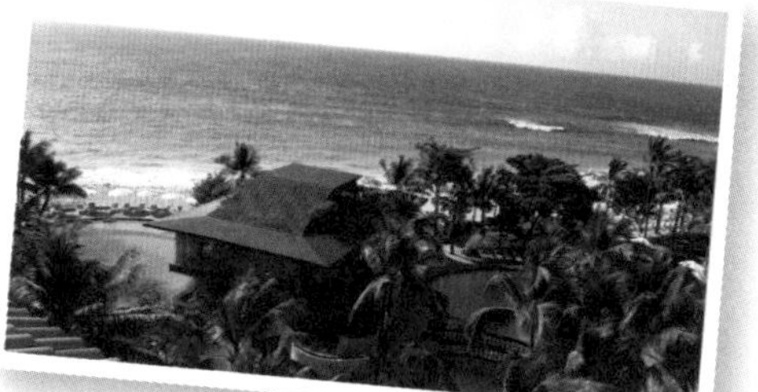

脑力游戏：
找出规律

一切事物都是有规律可循的。准妈妈动脑的同时，也动动手，找出图形的规律。

把1～9这九个数字填入下列圆圈内，使每条横线、竖线、斜线连接起来的三个圆圈内的数之和都等于15。

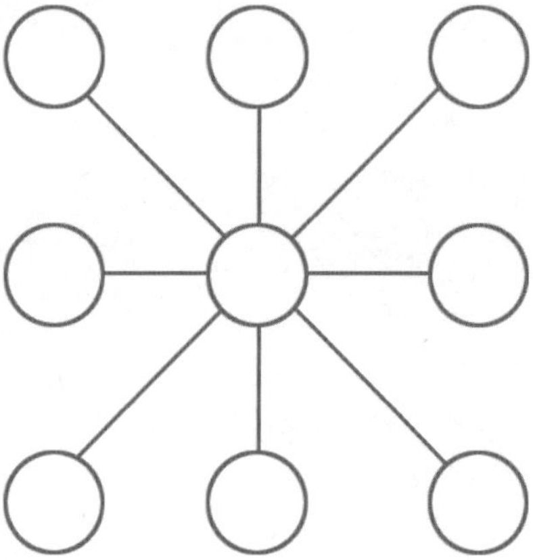

这些数中1+9=2+8=3+7=4+6=10，那么可以判断中间的公共数填5，这样每行、每列、每一斜行的数相加都是15。

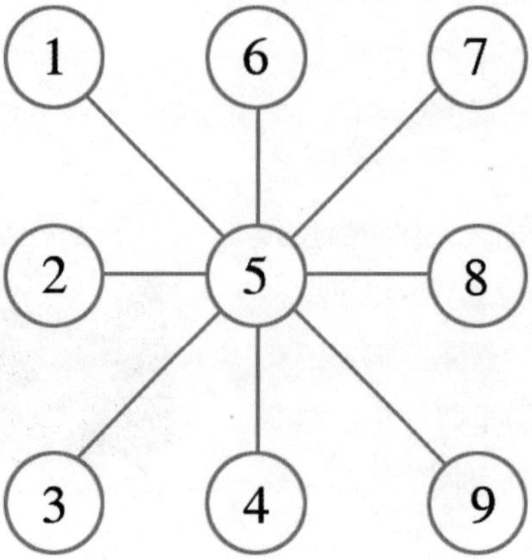

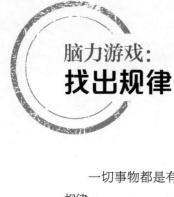

经典传承：
《满江红》

这是一首气壮山河、光照日月的传世名作。准爸爸用他浑厚的声音来诵读，更能抒发岳飞扫荡敌寇、还我河山的坚定意志和必胜信念。准妈妈和胎宝宝就一起来当当听众吧。

满江红

怒发冲冠，凭栏处、潇潇雨歇。抬望眼、仰天长啸，壮怀激烈。三十功名尘与土，八千里路云和月。莫等闲，白了少年头，空悲切。

靖康耻，犹未雪；臣子恨，何时灭。驾长车，踏破贺兰山缺。壮志饥餐胡虏肉，笑谈渴饮匈奴血。待从头、收拾旧山河，朝天阙。

译文

我愤怒得头发竖了起来，独自登高凭栏远眺，骤急的风雨刚刚停歇。抬头远望天空，禁不住仰天长啸，一片报国之心充满心怀。三十多年来虽已建立一些功名，但如同尘土微不足道，南北转战八千里，经过多少风云人生。好男儿，要抓紧时间为国建功立业，不要空空将青春消磨，等年老时徒自悲切。靖康之变的耻辱，至今仍然没有被雪洗。作为国家臣子的愤恨，何时才能泯灭！我要驾着战车向贺兰山进攻，连贺兰山也要踏为平地。我满怀壮志，打仗饿了就吃敌人的肉，谈笑渴了就喝敌人的鲜血。待我重新收复旧日山河，再带着捷报向国家报告胜利的消息！

赏析

这首诗开篇句就破空而来，通过刻画作者刚开始而怒发冲冠、继而仰天长啸的情态，揭示了他凭栏远眺中原失地所引起的汹涌激荡的心潮。接着，“三十功名”二句，上句表现了他蔑视功名，唯以报国为念的高风亮节，下句则展现了披星戴月、转战南北的漫长征程，隐然有任重道远、不可稍懈的自励之意。“莫等闲”二句既是激励自己，也是鞭策部下：珍惜时光，倍加奋勉，以早日实现匡复大业。“靖康耻”四句，句式短促，而音韵铿锵。“何时灭”，用反诘句吐露其一腔民族义愤。“驾长车”句表达自己踏破重重险关、直捣敌人巢穴的决心。“壮志”二句是“以牙还牙，以血还血”式的愤激之语，见出作者对不共戴天的敌寇的切齿痛恨。结篇“待从头”二句再度慷慨明誓：等到失地收复、江山一统之后，再回京献捷。

中国民俗说十二生肖

生肖也称属相，是中国民间计算年龄的方法，而关于十二生肖的来历，是一个十分有趣的话题，也有着许多不一样的传说。

十二生肖的来源

十二生肖源于何时，今已难于细考。长期以来，不少人将《论衡》视为最早记载十二生肖的文献。《论衡》是东汉唯物主义思想家王充的名著。《论衡·物势》载："寅，木也，其禽，虎也。戌，土也，其禽，犬也。……午，马也。子，鼠刀。酉，鸡也。卯，兔也。……亥，豖也。未，羊也。丑，牛也。……巳，蛇也。申，猴也。"以上引文，只有十一种生肖，所缺者为龙。该书《言毒篇》又说："辰为龙，巳为蛇，辰、巳之位在东南。"这样，十二生肖便齐全了，十二地支与十二生肖的配属如此完整，且与现今相同。

十二生肖的故事

在很久很久以前，人们想选十二种动物作为人的生肖。可是，天下有这么多的动物，怎么选呢？大家商量决定，选一个好日子，通知动物们来报名，就选先到的十二种动物为十二生肖。

猫和老鼠是邻居，又是很好的朋友。猫对老鼠说："我们要起早去报名，可是，我爱睡懒觉，你起床后一定要叫醒我。"

老鼠说："没问题，我一醒来就去叫你，咱们一块儿去报名。"

到了报名那天早晨，老鼠早把叫好朋友猫的事给忘了。结果，老鼠去得早，被选上了。猫因为睡懒觉，等它醒来赶到时，十二种动物已经被选定了。

猫责怪老鼠没有按约定叫醒它，耽误了时间。从这以后，猫和老鼠就成了死对头。

被选上的十二生肖分别是老鼠、牛、老虎、兔子、龙、蛇、马、羊、猴、鸡、狗、猪。小小的老鼠为什么排在第一？

原来报名那天，老鼠起得很早，同样，牛也起得很早。它们在去往报名的路上遇到了。牛个头大，迈的步子也大，老鼠个头小，迈的步子自然也就小，老鼠跑得上气不接下气，好不容易才跟上牛。老鼠心里想：路还远着呢，我都

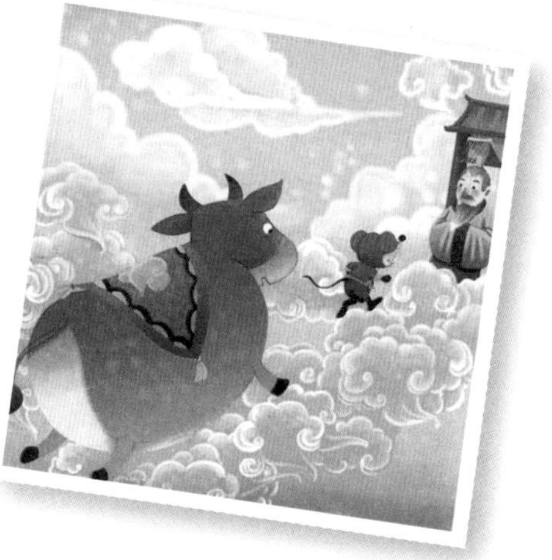

快跑不动了，这可怎么办？它脑子灵机一动，想出个主意来，就对牛说：“牛哥哥，牛哥哥，我来给你唱个歌吧。”

牛说：“好啊，你唱吧。”牛听了老半天，什么也没听到，便对老鼠说：“咦，你怎么不唱呀？”

老鼠说：“我在唱呢，你怎么没听见？哦，是我的嗓子太细了，你没听见。这样吧，你让我骑在你的脖子上，离你的耳朵近一些，我唱起歌来，你就听见了。”

牛说：“好啊，好啊，你赶紧上来吧！”于是，老鼠就沿着牛腿一直爬上了牛的脖子上，让牛驮着它走，老鼠可舒服了。它摇着头晃着脑，真的高兴地唱起歌来：

“牛哥哥，牛哥哥，过小河，爬山坡，驾，驾，快点儿啰！”

牛一听，乐了，撒开四条腿使劲地跑，跑到报名的地方一看，其他动物谁也没来，高兴得哞哞地叫起来：“我是第一名，我是第一名！”牛还没把话说完，聪明的老鼠赶紧从牛脖子上一蹦，蹦到地上，吱溜一蹿，蹿到牛前面去了。结果是老鼠得了第一名，无奈的老牛得了第二名。所以，在十二生肖里，小小的老鼠就排在最前面了。

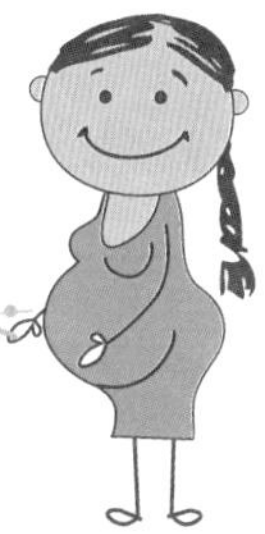

心灵感悟

十二生肖的故事讲述了小老鼠用自己的小聪明，利用老牛的善良夺得了十二生肖的第一名，但这样做并不光彩。准妈妈一定希望自己的宝宝靠自己的勤劳与智慧过好属于自己的每一天。

简笔画生肖（1）

看完了十二生肖的故事，我们就来学习一下这些生肖的简笔画吧。

子鼠

老鼠是十二生肖的第一个，也是我们生活中不喜欢的四害之一，不过准妈妈画的一定是一只可爱的小老鼠。

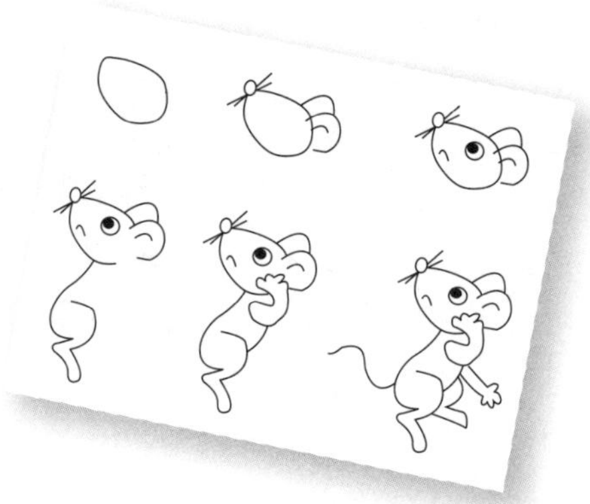

寅虎

老虎是兽中之王，寥寥几笔也可以画出它的威风。

丑牛

牛在人们心目中是憨厚而任劳任怨的，看看下面画的这个牛宝宝是如此的憨实。

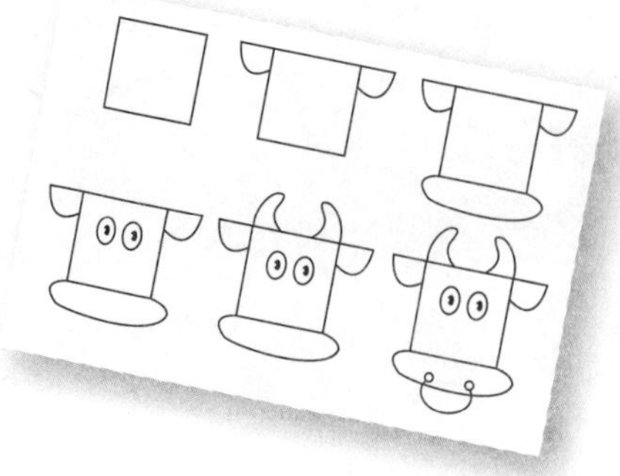

卯兔

“小白兔白又白，两只耳朵竖起来，爱吃萝卜爱吃菜，蹦蹦跳跳真可爱。”这就是可爱的小兔子。

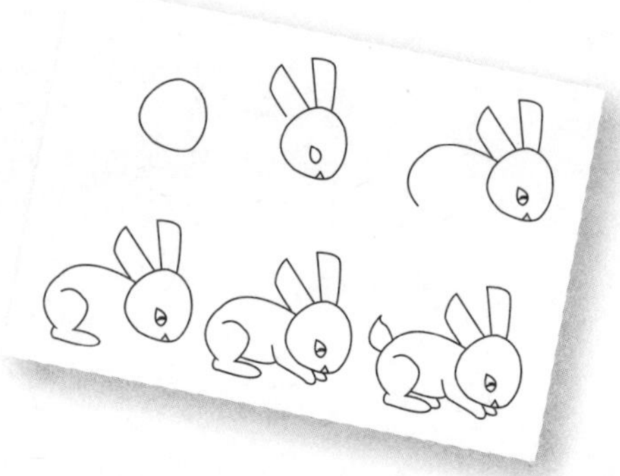

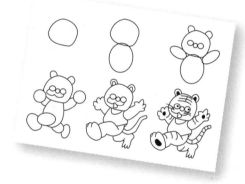

古筝曲：
《出水莲》

《出水莲》是一首古筝独奏曲，曲调柔美，仿佛展现在准妈妈眼前是一幅水墨莲图，让准妈妈看着它们在风雨中起舞，在雨后展露着自己的生机勃勃。就像即将到来的宝宝，预示了一个崭新的、充满希望的未来。

音乐欣赏

全曲以各种丰富的表现手法将出水莲的神态、气质刻画得栩栩如生。全曲分为三大段：

第一段像是讲述一个故事的开始，仿佛远处朦朦胧胧的接天荷叶、映日荷花逐渐呈现在听者的面前，一幅静谧、清新、可人的雾莲图展现在听赏者面前。

第二段是乐曲的主题部分，弹奏在中强的力度上铿锵有力，一气呵成，以此象征出水莲的盎然生机和旺盛的生命力，有莲花冲破淤泥而不染，亭亭出水的意味。随着力度上频繁地变化，使得音乐跌宕起伏，仿佛出水莲对自然惆怅与无奈，后又奋起跟暴风雨进行搏斗的场面，俨然一幅热情洋溢、英姿飒爽的斗莲图。

第三段是全曲的尾声部分，在力度上运用了中强，结束句渐弱渐慢，仿佛是经过暴风雨洗礼后的莲显得更加生机盎然，坚贞顽强，宛如一幅清雅脱俗高洁的圣莲图。镜头被拉远，直至莲消失在茫茫的夜色中。

《出水莲》一曲实际上是借景抒怀、言志，全曲着意表现莲花“出淤泥而不染”的高尚情操。这不由使人联想到国画大师张大千的《荷花图》。

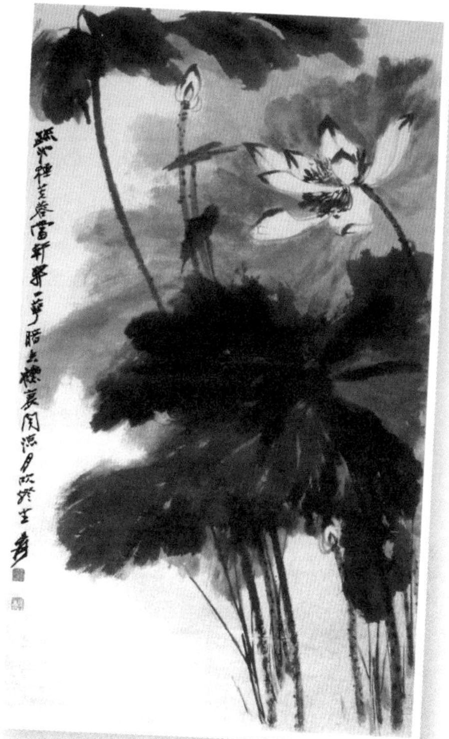

脑筋急转弯（3）

脑筋急转弯是指当思维遇到特殊的阻碍时，要很快离开习惯的思路，从别的方面来思考回答的智力问答题。今天准爸爸陪着准妈妈一起来动动脑筋。

什么样的路不能走？

答案：电路

❷ 小波比的一举一动都离不开绳子，为什么？

答案：小波比是木偶

❸ 小王是一名优秀士兵，一天他在站岗值勤时，明明看到有敌人悄悄向他摸过来，为什么他却睁一只眼闭一只眼？

答案：他正在瞄准

两只狗赛跑，甲狗跑得快，乙狗跑得慢，跑到终点时，哪只狗出汗多？

答案：狗不会出汗

有种动物，大小像只猫，长相又像虎，这是什么动物？

答案：小老虎

❻ 猴子每分钟能掰一个玉米，在果园里，一只猴子5分钟能掰几个玉米？

答案：没掰到一个

一溜三棵树，要拴10匹马，只能拴单不能拴双？

答案：每棵拴一匹（一、六、三）

❽ 世上什么东西比天更高？

答案：心比天高

❾ 什么贵重的东西最容易不翼而飞？

答案：人造卫星

❿ 小红口袋里原有10个铜钱，但它们都掉了，请问小红口袋里还剩下什么？

答案：还剩下一个洞

阿呆从热气球上掉下来，却没有受伤，为什么？

答案：还没起飞

⓬ 亮亮开着车跟在一辆敞篷车后面，那车却没有司机，为什么？

答案：车已坏靠前面的车拖着走

⓭ 什么东西越长越细越难过，越短越粗越好过？

答案：独木桥

⓮ 什么东西说“父亲”时不会相碰，叫“爸爸”时却会碰到两次？

答案：上嘴唇和下嘴唇

⓯ 中学老师遇到什么事最头痛？

答案：感冒

名画欣赏：《蒙娜丽莎》

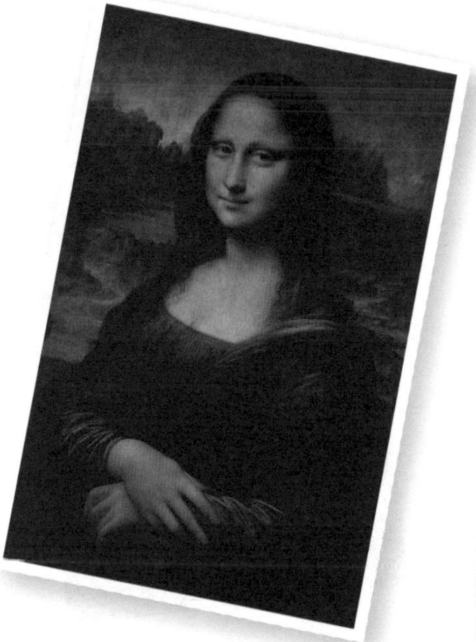

达·芬奇的名作《蒙娜丽莎》，留给世人无尽的猜想，一直受到不同时代、不同民族、不同国籍的人们的共同钟爱。达·芬奇在人文主义思想影响下，着力表现人的感情。

作品赏析

在构图上，达·芬奇改变了以往画肖像画时采用侧面半身或截至胸部的习惯，代之以正面的胸像构图，透视点略微上升，使构图呈金字塔形。画中人物坐姿优雅，笑容微妙，显得更加端庄、稳重；背景山水幽深茫茫，淋漓尽致地发挥了画家那奇特的烟雾状“无界渐变着色法”般的笔法。另外，蒙娜丽莎的一双手，柔嫩、精确、丰满，展示了她的温柔及身份和阶级地位，也显示出达·芬奇的精湛画技和他观察自然的敏锐。

画家力图使人物的丰富内心感情和美丽的外形达到巧妙的结合，对于人像面容中眼角唇边等表露感情的关键部位，也特别着重掌握精确与含蓄的辩证关系，达到神韵之境，从而使蒙娜丽莎的微笑具有一种神秘莫测的千古奇韵，那如梦似的妩媚微笑，被不少美术史家称为“神秘的微笑”。

说不尽的蒙娜丽莎

蒙娜丽莎，这是一个永远探讨不完的问题。人们过分地喜爱她，无止境地探讨她那难以觉察的、转瞬即逝然而亘古不变的微笑，那洞察一切而又包容一切的眼神，那端庄沉稳的姿态，高贵而朴素的装束，以及无懈可击的完美构图。对于准妈妈来看，那微笑一定是充满母爱的微笑。

童话故事：《海的女儿》

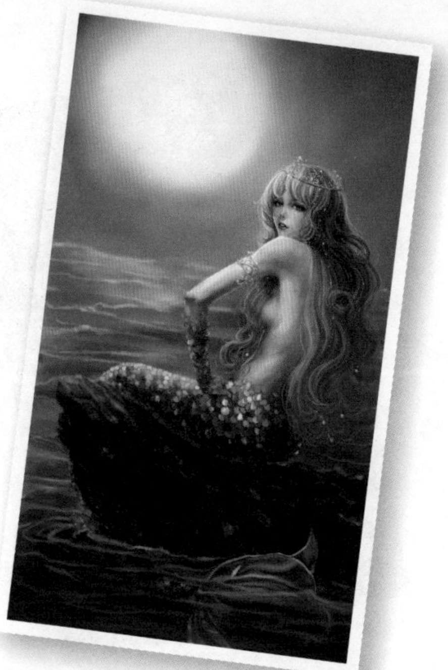

《海的女儿》，是安徒生的代表作之一。在柔和的灯光下，准妈妈给胎宝宝讲讲这个脍炙人口、美丽动人的童话故事，在故事中胎宝宝可以看到一个浪漫、优雅、美丽的人鱼公主是如何怀着坚贞的信念和浪漫主义的强烈激情去追寻爱情的。

海的女儿

在海的远处，水是那么的蓝，像最美丽的矢车菊花瓣，同时，又是那么清澈，像明亮的玻璃。然而它又很深很深，深得任何锚链都达不到底。要想从海底一直达到水面，必须有许多许多教堂尖塔一个接着一个地连起来才可以。海底的人就住在这下面。

在一片铺满了白沙的海底，生长着好多好多奇异的树木和植物。它们的枝干和叶子是那么的柔软，只要水轻微地流动一下，它们就摇动起来。所有的大小鱼儿在这些枝干和叶子中间游来游去，就像是天空的飞鸟，自由自在。

海里最深的地方是用珊瑚砌成的海王宫殿，那些尖顶的高窗子是用最亮的琥珀做成的，它的屋顶上铺着黑色的蚌壳，它们会随着水的流动自动地开合，非常的好看，因为每一颗蚌壳里面含有一颗颗亮晶晶的珍珠，随便哪一颗珍珠都可以成为皇后帽子上最主要的装饰品。

海王的老母亲是一个非常聪明的女人，亲自为他管理家务。她非常疼爱她的那些可爱的小孙女，她们是六个美丽的海公主，而在她们之中，那个最小的公主最美丽。她的皮肤光滑粉嫩，像玫瑰的花瓣，她的眼睛是蔚蓝色的，像最深的湖水。不过，与其他的公主一样没有腿，她们身体的下部是一条漂亮的鱼尾。

小公主们可以把整个漫长的日子花费在皇宫里，在墙上生有鲜花的大厅里，那些琥珀镶的大窗子是开着的，许多鱼儿向着她们游来，正如我们打开窗子的时候，燕子会飞进来一样。不过，鱼儿一直游向这些小小的公主们，是在她们的手里找东西吃，让她们来抚摸自己。

宫殿外面有一个很大的花园，里边生长着许多火红的和深蓝色的树木，树上的果子亮得像黄金一样，花朵开得像焚烧着的火，花枝和叶子在不停地摇动。花园的地上全是最细的沙子，颜色蓝得像硫黄发出的光焰。在那儿，处处都闪着一种奇异的、蓝色的光彩。给你的感觉好像是在高高空中，而不是在海底，你的头上和脚下全是一片蓝天。

当海非常沉静的时候，你可看见太阳，它像一朵紫色的花朵，从它的花萼里射出各种色彩的光。每一位小公主在花园里都有自己的一小块地，可以随意在上面栽种。有的小公主把自己的花坛布置得像一条鲸鱼；有的小公主觉得要把自己的花坛布置得像一条小人鱼。可是，最小的公主却把自己的花坛布置成圆形，很像一轮圆圆的太阳；同时，她也只能发出太阳一样红光的花朵。

她们发出一片奇怪的、深沉的叹息，便沉入浪涛里去了。小人鱼把那帐篷上紫色的帘子掀开，看见那位美丽的新嫁娘把头枕在王子的怀里睡着了。她弯下腰，在王子清秀的眉毛上吻了一下。她向天空凝视，朝霞渐渐地变得更亮了。

小故事大道理

《海的女儿》通过美人鱼对爱情的执着追求和为爱而不惜牺牲自己生命的感人故事，来表现了美人鱼崇高的精神境界和美好善良的心灵。

准爸爸讲笑话：
小白兔钓鱼

准爸爸除了在生活上体谅辛苦怀孕的准妈妈，可以和准妈妈开开适度的玩笑，也可以给她讲几个有趣的笑话，都会使准妈妈的心情愉悦。

小白兔钓鱼

第一天，小白兔去河边钓鱼，结果什么也没钓到。

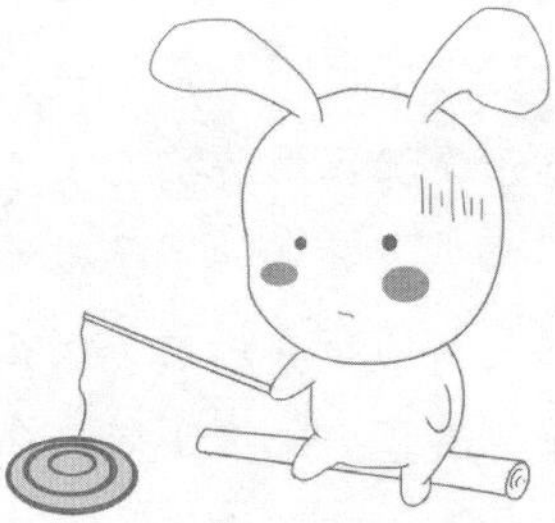

第二天，小白兔又去河边钓鱼，还是什么也没钓到。

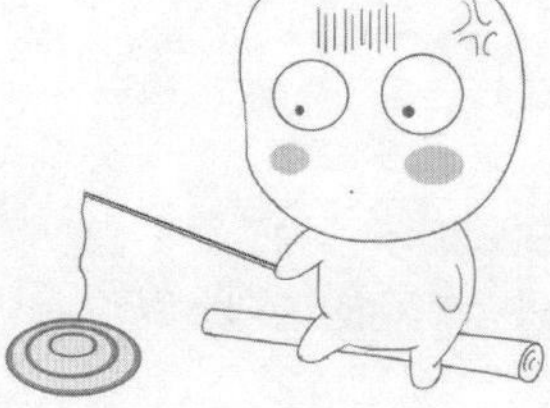

第三天，小白兔又去河边钓鱼，还是没钓到。

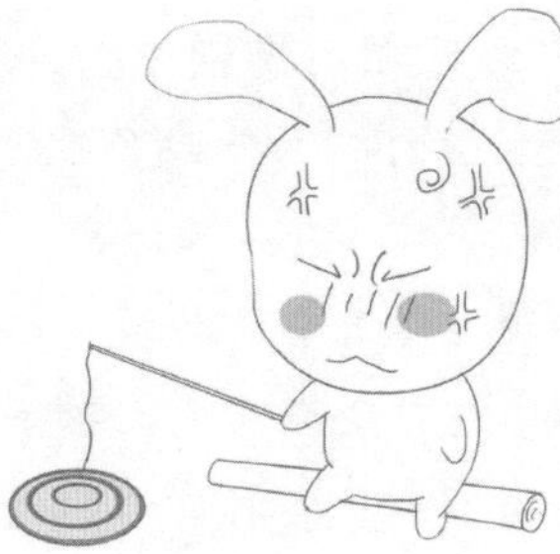

第四天，一条大鱼从河里跳出来，冲着小白兔大叫：“你再敢拿胡萝卜当诱饵，我就跟你急！”

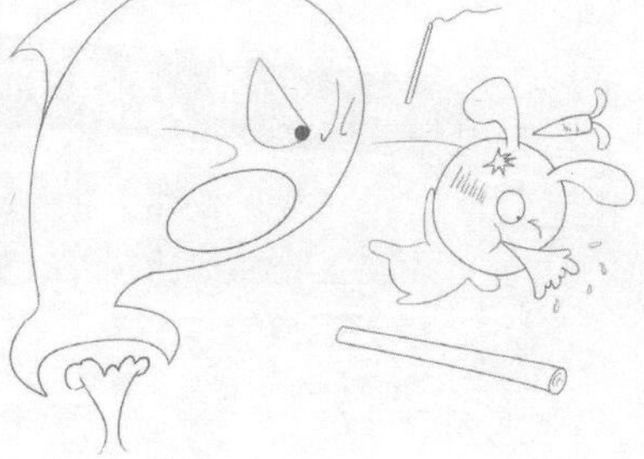

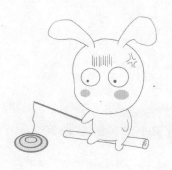

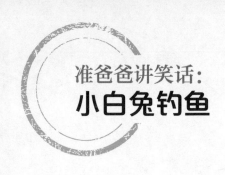

动嘴又动脑：
绕口令说星星

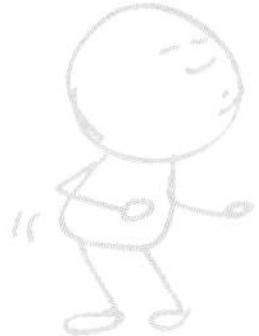

在一个星空璀璨的夜晚，准妈妈坐在阳台上的摇椅里，抬头与胎宝宝数数这漫天星斗，同时，给胎宝宝说上几段数星星的绕口令，是不是很有乐趣啊。

天上看，满天星

天上看，满天星；地下看，有个坑；
坑里看，有盘冰。坑外长着一老松，
松上落着一只鹰，松下坐着一老僧，
僧前放着一部经，经前点着一盏灯，
墙上钉着一根钉，钉上挂着一张弓。
说刮风，就刮风，刮得男女老少难把眼睛睁。
刮散了天上的星，刮平了地的坑，
刮化了坑里的冰，刮倒了坑外的松，
刮飞了松上的鹰，刮走了松下的僧，
刮乱了僧前的经，刮灭了经前的灯，
刮掉了墙上的钉，刮翻了钉上的弓。

青青数星星

天上小星星，地上小青青。
青青看星星，星星亮晶晶。
青青数星星，星星数不清。

数星星

楼上小丁丁，楼下小兵兵。
站在草坪边，夜晚数星星。
星星在天上，盈盈放光明。
星星在树顶，眨眼亮晶晶。
丁丁和兵兵，拍手笑盈盈。

心灵感悟

童年湛蓝的天空、漫天眨眼的星星令我们向往。如今又能看到多少个那样的夜晚呢？保护我们生存的环境吧，让出生后的宝宝也能享受到满是星空的夜晚。

徐志摩的爱情语录

徐志摩是一个具有传奇色彩的伟大诗人。他的一生虽然短暂，但都在不停地追求真、美和自由。著名作家艾青曾经说，徐志摩“擅长的是爱情诗”。他的爱情诗也的确是非常出色。他给后人留下了许多爱情语录。

再别康桥的经典语录

轻轻的我走了，
正如我轻轻的来；
我轻轻的招手，
作别西天的云彩。
……
悄悄的我走了，
正如我悄悄的来；
我挥一挥衣袖，
不带走一片云彩。

沪杭车中的经典语录

匆匆匆！催催催！
一卷烟，一片山，几点云影，
一道水，一条桥，一支橹声，
一林松，一丛竹，红叶纷纷：
艳色的田野，艳色的秋景，
梦境似的分明，模糊，消隐，
……
催催催！是车轮还是光阴？
催老了秋容，催老了人生！

我等候你的经典语录

我等候你。
我望着户外的昏黄，
如同望着将来，
我的心震盲了我的听。
你怎还不来？
希望在每一秒钟上允许开花。
我守候着你的步履，
你的笑语，你的脸，
你的柔软的发丝，
守候着你的一切；
希望在每一秒钟上允许开花。

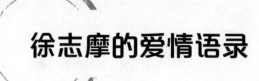

胎教手语：
我特别喜欢你

准妈妈和准爸爸试试，日常生活中经常用手语跟你的胎宝宝打打招呼，并向胎宝宝表达你们的爱意，告诉胎宝宝：我特别喜欢你。

我▶伸出右手食指指向自己。

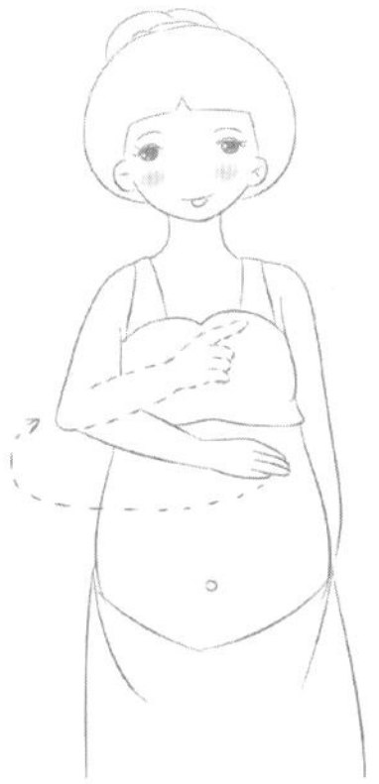

特别▶左手手臂横伸，手放平，手背向上；右手伸食指，从左手外缘小手指处伸出，指尖向上。

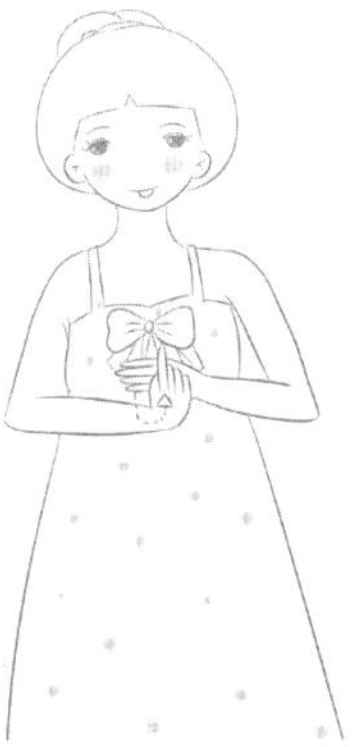

喜欢▶伸出右手食指和拇指，手指微弯曲，指尖朝下颌处点两下，同时头也向下微点两下。

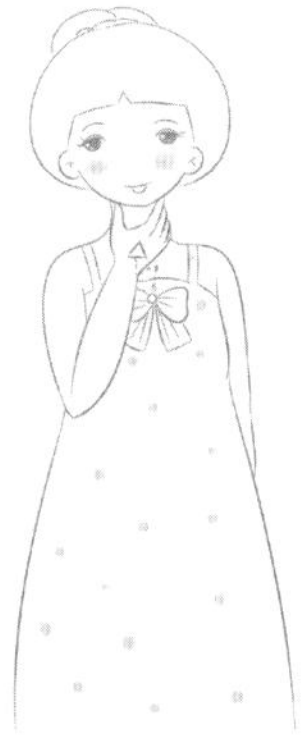

你▶伸出右手食指指向腹中胎宝宝。

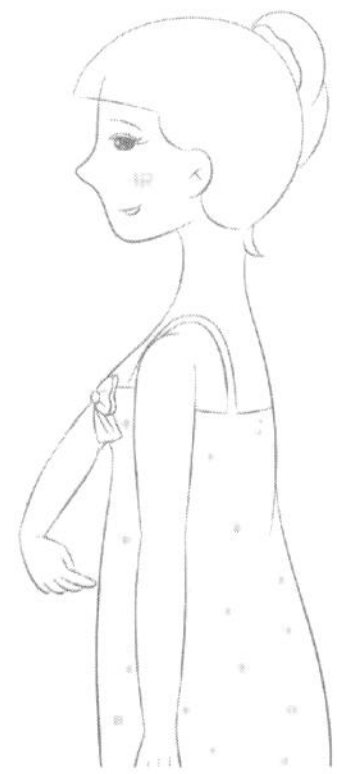

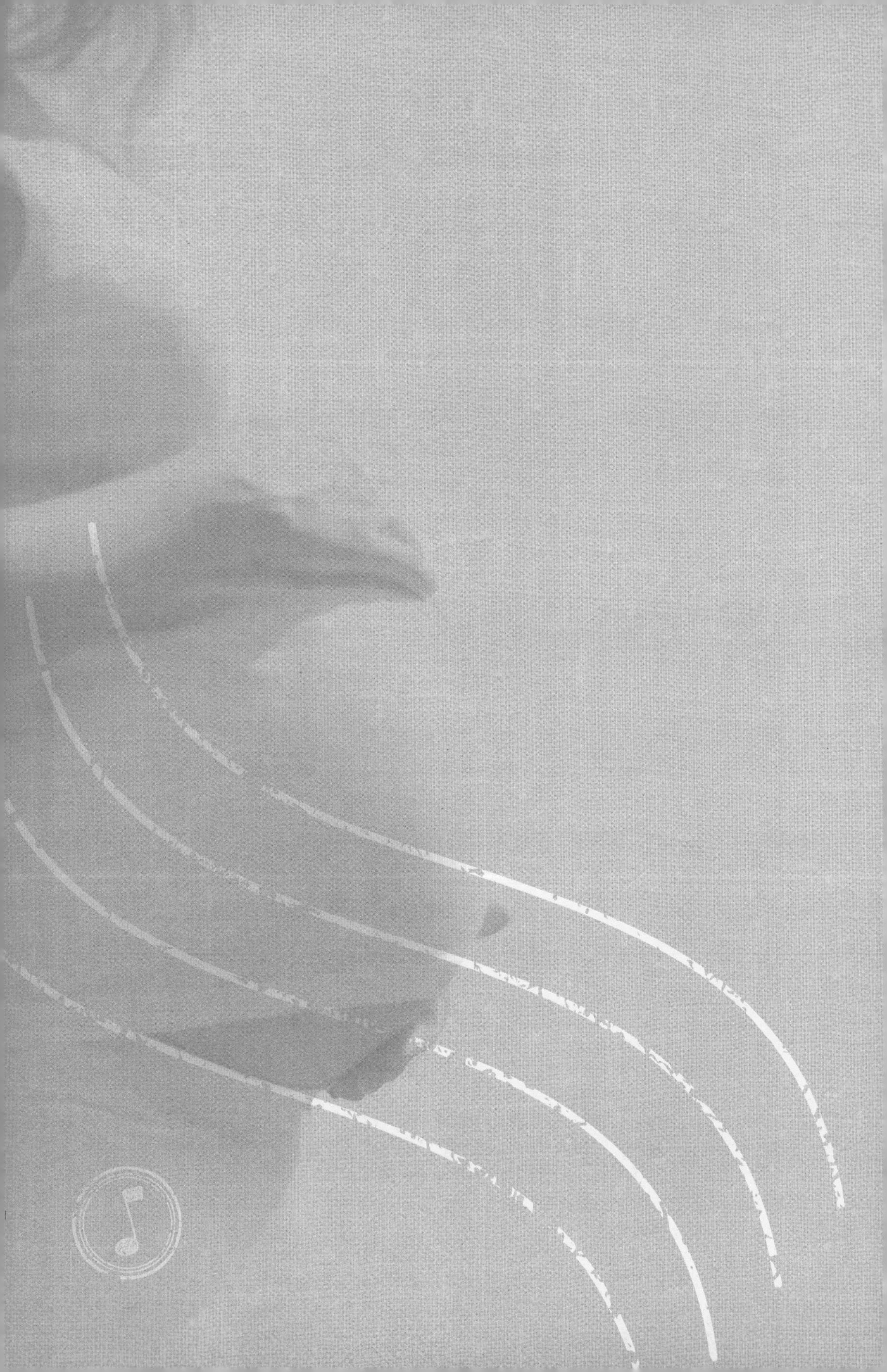

孕6月

感受幸福的律动

这一时期是胎宝宝大脑发育的高速时期，准妈妈一定要保持旺盛的求知欲，对胎宝宝实施多样化的胎教，使胎宝宝不断接受良好、有效的刺激，促使大脑神经和细胞的发育。准妈妈一定要勤于动脑，你的一举一动都能对深居腹中的胎宝宝起到潜移默化的作用。

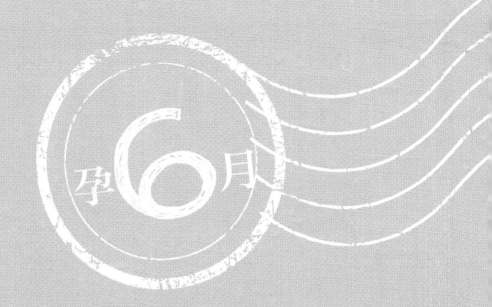

图片认知游戏

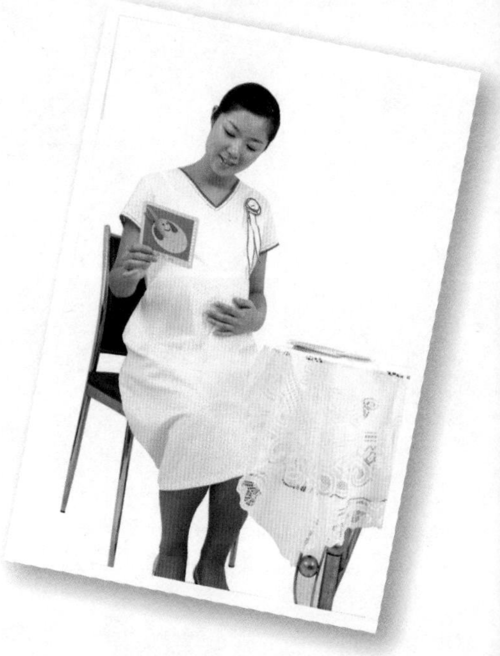

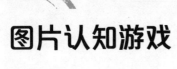

准妈妈虽然现在与胎宝宝还见不到面，但是也可以利用一些小游戏来加强母子之间的沟通，如与胎宝宝分享照片或漂亮的图片，通过这些小游戏，还可以激发胎宝宝的大脑发育。

与胎宝宝分享照片

准妈妈可以找一些家里人的照片，经常给胎宝宝描述照片中美好的情节，将这种情感传递给胎宝宝，让胎宝宝感受到妈妈的爱，同时也增进了亲子关系，这对宝宝日后宽厚性格的培养具有较好的影响力。准妈妈可以一边整理相册，一边回想那些美好的回忆，通过看照片将故事说给腹中的胎宝宝听。甚至可以把准妈妈怀孕后的点点滴滴拍摄下来，可以更好地与胎宝宝互动。

教胎宝宝识别图片

胎宝宝在妈妈的子宫内并不是始终处于沉睡状态，现在的他们已经可以透过准妈妈“观察”外面的花花世界，感受着妈妈的喜怒哀乐。有关专家研究发现，胎宝宝是有记忆力的，能记住准妈妈反复重复的动作和语言，所以在孕期不断地激发胎宝宝的记忆潜能是十分重要的。因此，在本月里，准妈妈可以经常教宝宝识别图片，千万不要认为这种做法是毫无意义的，这对激发胎宝宝的记忆潜能非常有益。

温馨提醒

准妈妈可以找一本有图画的书，随机地翻阅，记住几张你喜欢的图画，然后再随机地翻阅，看看能不能再找到它们，想象着胎宝宝也在和你一起互动呢。

简笔画生肖（2）

辰龙

龙是中华文化里的主要图腾、主要象征。龙在中国传统的十二生肖中排第五，与白虎、朱雀、玄武并称为四神兽。在中华古代神话传说中，龙是神异动物，是行云布雨的天使。

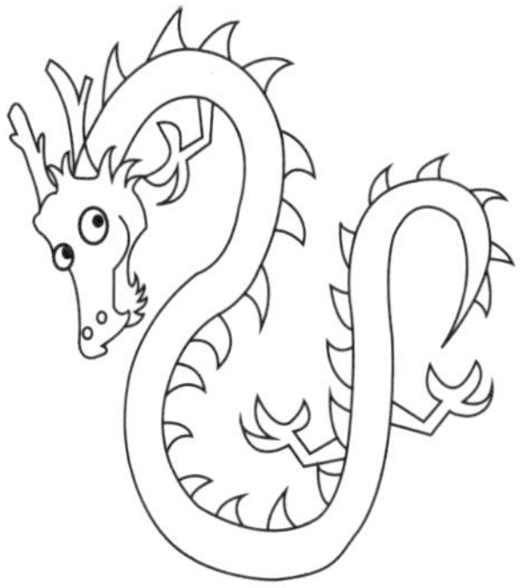

巳蛇

蛇是中国十二生肖之一的动物，无独有偶，世界几大文明古国中除中国之外的巴比伦、希腊、埃及、印度等国，也有十二属相的民俗，并且毫无例外都有蛇。

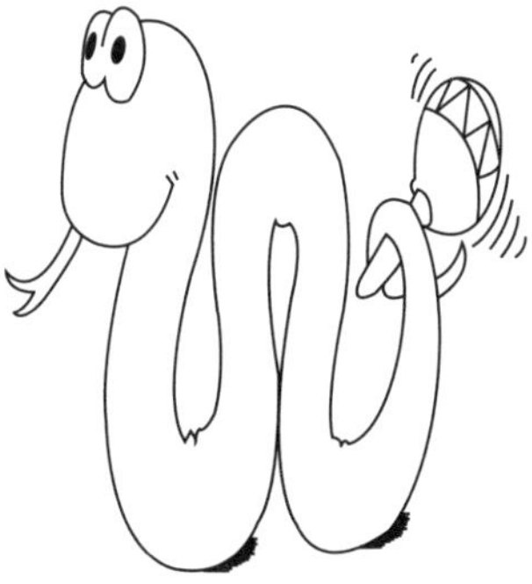

午马

马在中华民族的文化中地位极高，具有一系列的象征和寓意。

龙马精神是中华民族自古以来所崇尚的奋斗不止、自强不息的进取、向上的民族精神。

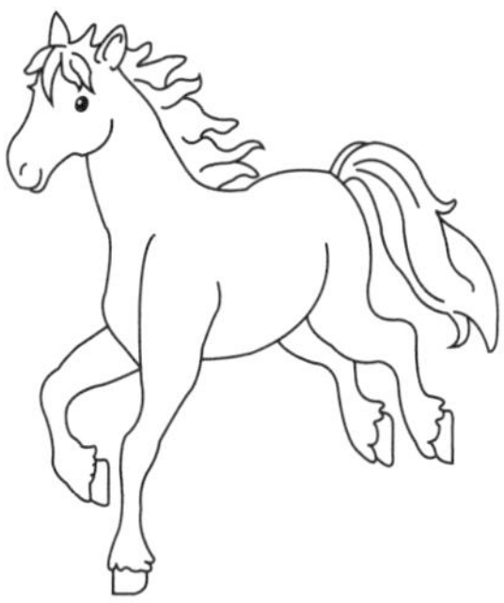

未羊

羊是与上古先人生活关系最为密切的动物食物，羊伴随中华民族步入文明，与中华民族的传统文化的发展有着很深的历史渊源，影响着我国文字、饮食、道德、礼仪、美学等文化的产生和发展。

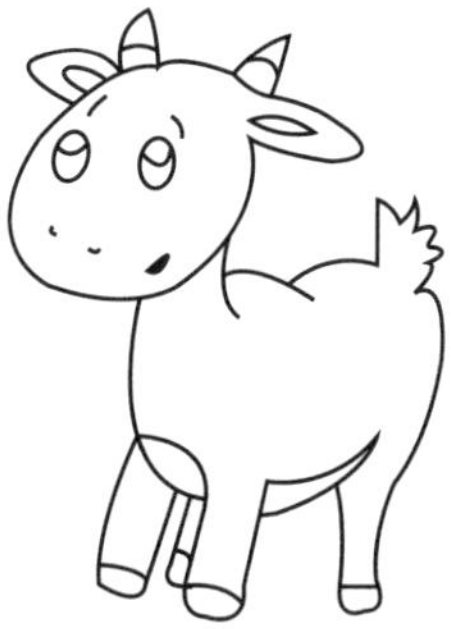

谜语猜生肖

十二生肖准妈妈都不陌生，那么，关于十二生肖的谜语准妈妈知道多少？又能猜出来多少呢？和准爸爸一起来试一试吧。

身穿黄皮袄，头顶俩犄角，叫声哞哞哞，食物是青草。

②长长耳朵短尾巴，红红眼睛白皮袄，走起路来蹦蹦跳，三瓣嘴巴吃青草。

③身体软软像面条，无手无脚爬着跑，卷卷曲曲盘树上，坐立行爬皆卧倒。

尾巴长长鬃毛飘，能拉车来爱奔跑，走起路来嗒嗒嗒，帮助农民立功劳。

年纪轻轻资格老，长长胡须迎风飘，闲来无事咩咩叫，青青草地到处跑。

⑥身穿斑斓黄皮袄，深山老林到处跑，百兽之中它称王，威风凛凛最骄傲。

腾云驾雾上青天，呼风唤雨在人间，长长胡须鹿茸角，身披鳞甲最闪耀。

⑧长得像人又像狗，模仿人类有一手，调皮捣蛋爱吃桃，上树爬杆逗人笑。

⑨身穿盔甲不用裁，一朵芙蓉头顶开，虽然不是英雄将，叫得千门万户开。

⑩圆圆耳朵长胡须，嘴巴尖尖一身灰，白天躲在洞里面，夜晚出来偷粮食。

生来本领强又大，会识人来会看家，看见生人就想咬，看见主人摇尾巴。

⑫身体圆圆像水桶，嘴巴长长爱哼哼，闲来无事就睡觉，人们称它农家宝。

答案 1牛 2兔 3蛇 4马 5羊 6虎 7龙 8猴 9鸡 10鼠 11狗 12猪

美文欣赏：

《假如生活欺骗了你》

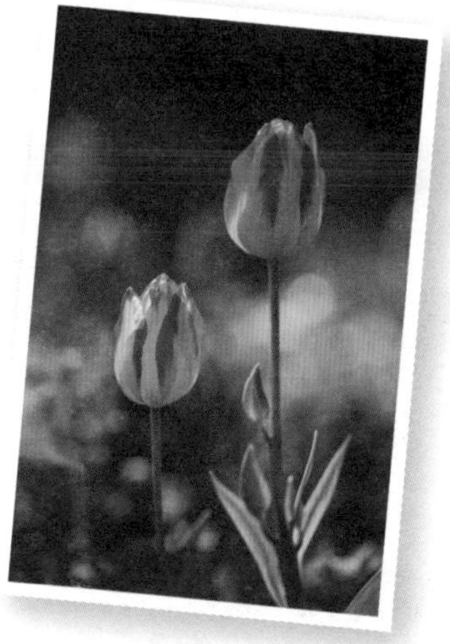

准妈妈在午后明媚的阳光下，坐在舒适的沙发上，轻抚自己的肚子，用中、英文给胎宝宝读一读普希金的《假如生活欺骗了你》这首诗吧，你一定会被诗人的激情所感染。

假如生活欺骗了你

英文原文

If by life you were deceived

If by life you were deceived,
Don't be dismal,don't be wild!
In the day of grief, be mild.
Merry days will come, believe.
Heart is living in tomorrow;
Present is dejected here;
In a moment,passes sorrow;
That which passes will be dear!

译文

假如生活欺骗了你，
不要伤心，不要心急！
阴郁的日子需要镇静：
相信吧，那愉快的日子即将来临！
心永远憧憬着未来；
现在却异常阴沉。
一切都是瞬间，一切都会过去；
而那过去的，都会变成亲切的回忆。

诗歌欣赏

《假如生活欺骗了你》这首诗短短八句，都是劝告的口吻，以平等的娓娓的语气写来，诗句清新流畅，热烈深沉，有丰富的人情味和哲理意味，从中可以让人感受到诗人真诚博大的情怀和坚强乐观的思想情绪。

这首诗在前四句阐明了一种积极乐观的人生态度，当生活欺骗了你时，不要悲伤，不要心急；在苦恼之时要善于忍耐，一切都会过去，未来是幸福、美好的。后四句诗人表达了心儿永远向着未来的积极人生态度，并告诉人们，当越过艰难困苦之后再回首那段往事时，那过去的一切便会变得美好起来。这是诗人人生经验的总结，也是生活的真谛。

这首诗写于普希金被沙皇流放的日子里。那时俄国革命如火如荼，诗人却被迫与世隔绝。在这样的处境下，诗人仍没有丧失希望与斗志，他热爱生活，执着地追求理想，相信光明必来，正义必胜。

童话故事：
《青蛙王子》

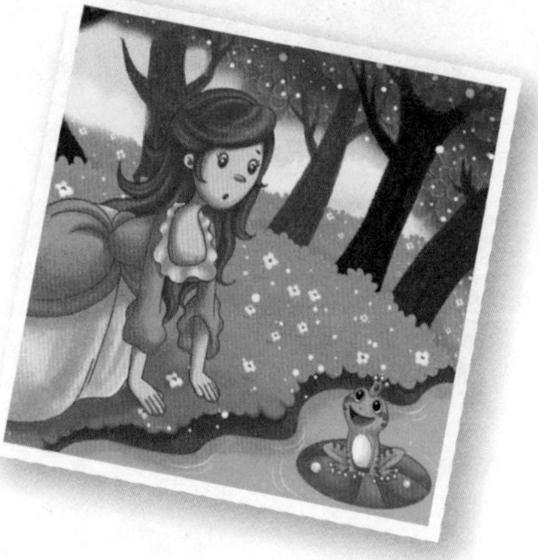

童话是爱的礼物，包含了很多做人的道理。喜欢童话的孩子，今后才可能成为一个真正的智者。准妈妈在温暖的阳光下与胎宝宝分享一下青蛙变王子的故事吧。

青蛙王子

从前，国王有个非常漂亮的女儿，她喜欢在池塘边抛金球玩耍。

有一天，公主不小心把金球抛到池塘里去了，她伤心地哭了起来。

一只青蛙露出水面对公主说："公主我能帮你找到金球，但你得答应我，让我和你一起吃饭、睡觉、玩耍，好吗？"

公主想了想答应了，青蛙跳下池塘捞起金球给了公主，可公主拿到金球后转身就跑了。

第二天，公主正在吃饭，忽然有人在外边叫她，她打开门，看见是青蛙，就赶紧关上了门。

国王是个很讲信用的人，他知道这个事情后对公主说："答应别人的事一定要做到！"公主只好让青蛙进来，青蛙一进门，就要求把它抱到桌子上，青蛙还要求到公主的床上睡觉，公主只好用两个指头捏住青蛙，把它带回寝室，青蛙趁公主睡熟时偷偷地吻了她一下，公主生气极了，抓住青蛙就往墙上扔去。青蛙落在地上变成了一位英俊的王子。原来，王子被可恶的巫婆施了巫术后才变成了青蛙。

后来，公主认识到了自己的错误，和王子成了好朋友。不久，王子和公主坐上了漂亮的马车，举行了隆重的婚礼，幸福地生活在一起了！

小故事大道理

青蛙王子的故事告诉我们要养成诚实守信的好品质，答应别人的事就一定要做到，做一个言而有信的人，这样会交到更多好朋友。

准妈妈快乐唱童谣（5）

问答儿歌是指采取一问一答或连问连答的形式来叙述事物、反映生活的儿歌。在空气清新的公园里，准爸爸准妈妈坐在长椅上，一问一答地与宝宝一起来唱唱这首有趣的问答歌。

什么上山吱扭扭

什么上山吱扭扭，车子上山吱扭扭。

什么下山乱点头，瘸子下山乱点头。

什么有头无有尾，蛤蟆有头无有尾。

什么有尾无有头，蝎子有尾无有头。

什么有腿家中坐，有腿儿的板凳家中坐。

什么没腿游汴州，没腿儿的粮船游汴州。

赵州桥什么人修，赵州桥，李春修。

玉石栏杆什么人留，玉石栏杆圣人留。

什么人骑驴桥上走，张果老骑驴桥上走。

什么人推车轧道沟，柴王爷推车轧了一道沟。

什么人扛刀桥上站，周仓扛刀桥上站。

什么人勒马看春秋，关公勒马看春秋。

什么人胡子一大堆，张飞的胡子一大堆。

什么圆圆在天边，月亮圆圆在天边。

什么圆圆在眼前，眼镜圆圆在眼前。

什么圆圆长街卖，烧饼圆圆长街卖。

什么圆圆道两边，车轱辘圆圆道两边。

什么开花节节高，芝麻开花节节高。

什么开花猫着腰，米树开花猫着腰。

什么开花无人见，藤子开花无人见。

什么开花一嘴毛，玉米开花一嘴毛。

什么鸟穿青又穿白，喜鹊穿青又穿白。

什么鸟穿出皂靴来，乌鸦穿出皂靴来。

什么鸟身披十样锦，野鸡身披十样锦。

什么鸟身披麻布口袋，鹨丽儿身披麻布口袋。

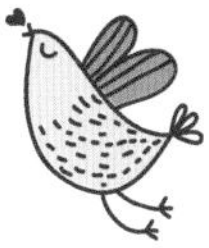

温馨提醒

可以采取准妈妈问，准爸爸答的方式。准爸爸妈妈在说唱时要做到有节奏的问答，这样效果会更好。

名画欣赏：
《美丽的女园丁》

拉斐尔的《美丽的女园丁》描绘了圣母与耶稣和圣约翰的闲逸生活。通过《美丽的女园丁》的形象，表现圣母马利亚的世俗之爱的精神。

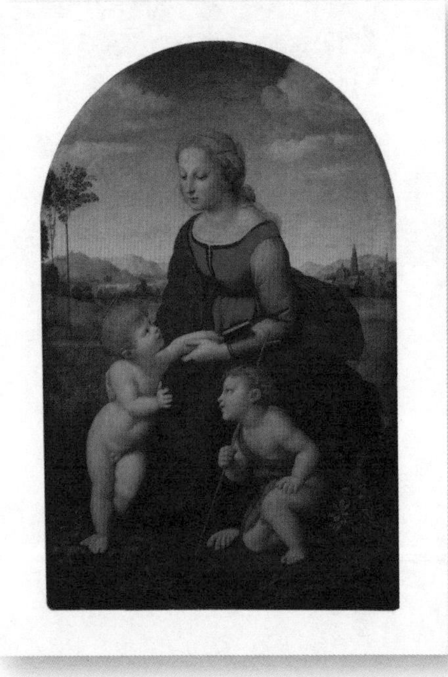

只见画中的圣母坐在花园里，看护着两个孩子，这是耶稣与圣约翰。耶稣站在母亲身旁，脚踏在她的脚上，手放在她的手里，微笑地望着她。圣约翰，一膝跪地，温柔地望着耶稣。这是一幕亲切幽密的情景。在那个时代里，由于前人的努力，人们已经习惯于在耶稣的行述中，看到他仁慈的、人的气息。而拉斐尔用一种风格和形式的美，把这首充溢着妩媚与华贵的基督教诗，在简朴的牧歌式的气氛中表现出来。

该画给人最持久的印象，是一种天国仙界中的平和与安静。所有的细微之处都有这种印象存在，氛围中，风景中，平静的脸容与姿态中，线条中都有。在这翁布里亚的幽静的田野，狂风暴雨是没有的，正如这些人物的灵魂中从没有掀起过狂乱的热情一样。这是缭绕着荷马诗中的奥林匹亚与但丁《神曲》中天堂的恬静。这恬静把我们的想象立刻摄引到另外一个境界中去，远离现实的天地。在这里，它的卓越与超迈已非一切小品画能比拟的了。

小耶稣向圣母笑，圣母向小耶稣笑。孩子的脚放在母亲的脚上，表示亲切与信心；但这慈爱仅仅是在一个细小的动作中可以辨识。

此画笔锋细腻，技巧完美，表现女园丁的亲切、和蔼，赤子的纯洁可爱，对于母性的依恋，给人一种感受煦暖阳光普照的亲情，生动传神地传达了作者对生活的渴望。

胎教百科：

鸟类天地

准妈妈小时候一定也有过像鸟儿一样在空中飞翔的梦想。那准妈妈知道鸟儿为什么会飞吗？对鸟类世界又了解多少呢？

鸟儿为什么会飞

首先，鸟类的身体外面是轻而温暖的羽毛，羽毛不仅具有保温作用，而且使鸟类外形呈流线型，在空气中运动时受到的阻力最小，有利于飞翔。

其次，鸟类的骨骼坚薄而轻，骨头是空心的，里面充有空气，鸟类骨骼的这种独特的结构，使身体减轻了重量，加强了支持飞翔的能力。

最后，鸟类还有一套独特的呼吸系统，使鸟类在飞行时，一次吸气，肺部可以完成两次气体交换，这是鸟类特有的“双重呼吸”保证了鸟在飞行时的氧气充足。

鸟类世界之最

羽毛最长的鸟：天堂大丽鹃，尾羽是体长的两倍多。

飞得最高的鸟：天鹅飞行高度达9000米，能轻易越过喜马拉雅山。

飞行速度最快的鸟：尖尾雨燕。平时飞行的速度为170千米/小时，最快时可达352.5千米/小时，堪称飞得最快的鸟。

飞得最慢的鸟：小丘鹬，8千米/小时。

一次飞行时间最长的鸟：北美金鸻，以90公里/小时的速度飞35小时，越过2000多公里的海面。

飞行最远的鸟类：北极燕鸥是飞得最远的鸟类。北极燕鸥每年往返于两极之间，飞行距离达4万多公里。因为它总是生活在太阳不落的地方，人们又称它“白昼鸟”。

学话最多的鸟：非洲灰鹦鹉，能学会800多个单词。

最大的鸟巢：白头海雕的巢，长6米，宽2.9米。

最小的鸟巢：吸蜜蜂鸟的巢，只有顶针大小。

产卵最少的鸟类：信天翁每年只产一枚卵，是产卵最少的鸟。

孵化期最长的鸟类：信天翁也是孵化期最长的鸟类，一般需要75～82天。

跑得最快的鸟：鸵鸟，72千米/小时。

游泳最快的鸟：巴布亚企鹅，27.4千米/小时。

趣味手工：可爱的家

折纸是一项手、眼、脑并用的活动，准妈妈通过折纸不仅可以调节手脑的协调性，还可以调节不良情绪。

1. 准备一张正方形的纸，分成4等份，每个部分用笔按照图示画出房子的雏形，并用剪刀如图示样子剪出房顶。

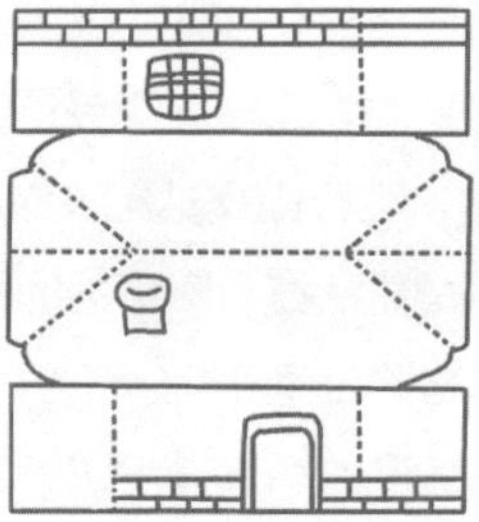

2. 把上下两个长块两边各取四分之一，然后向内折起，如图示。

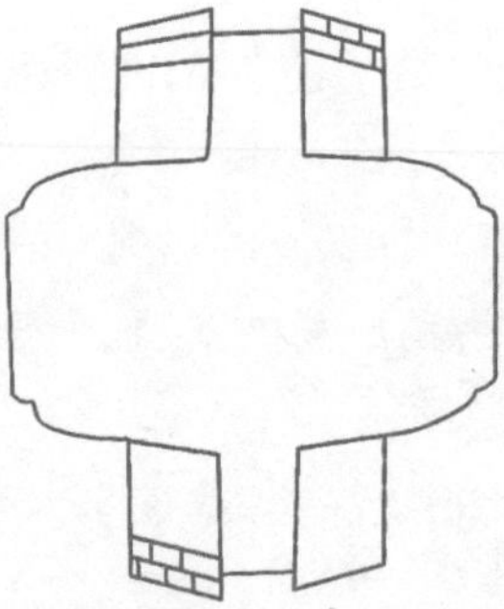

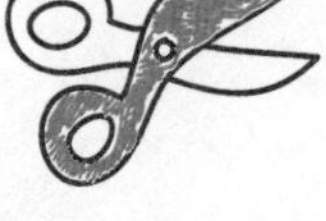

3. 将折好的部分倒过来，房顶在下，按照刚开始画出的虚线部分的三角形向内折，折出屋顶，如图示。

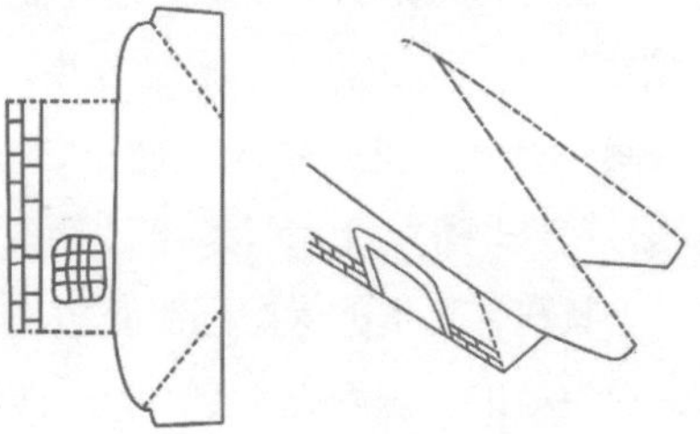

4. 将屋顶折好后，把成品倒过来，略加整理，一座漂亮的房子就做好了。

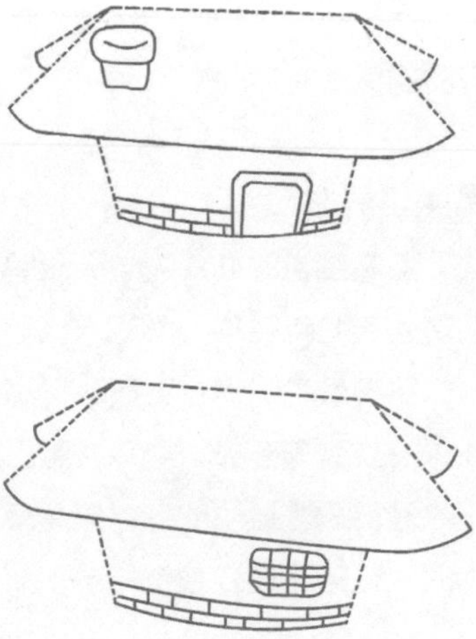

品读孟浩然的诗词

准妈妈富有感情地给胎宝宝吟上几首孟浩然的古诗，从中感受大自然的清新与美好，在诵读中得到熏陶。

过故人庄

故人具鸡黍，邀我至田家。
绿树村边合，青山郭外斜。
开轩面场圃，把酒话桑麻。
待到重阳日，还来就菊花。

秋登兰山寄张五

北山白云里，隐者自怡悦。
相望试登高，心随雁飞灭。
愁因薄暮起，兴是清秋发。
时见归村人，沙行渡头歇。
天边树若荠，江畔舟如月。
何当载酒来，共醉重阳节。

岁暮归南山

北阙休上书，南山归敝庐。
不才明主弃，多病故人疏。
白发催年老，青阳逼岁除。
永怀愁不寐，松月夜窗虚。

登鹿门山

清晓因兴来，乘流越江岘。
沙禽近方识，浦树遥莫辨。
渐至鹿门山，山明翠微浅。
岩潭多屈曲，舟楫屡回转。
昔闻庞德公，采药遂不返。
金涧饵芝术，石床卧苔藓。
纷吾感耆旧，结揽事攀践。
隐迹今尚存，高风邈已远。
白云何时去，丹桂空偃蹇。
探讨意未穷，回艇夕阳晚。

孟浩然的诗歌

孟浩然是盛唐著名的诗人，他的山水田园诗有着鲜明的艺术个性，表现他与众不同的审美情趣和审美理想，在多姿多彩的大自然中，孟浩然独爱清淡之美。他的诗很注重清美的意境的创造。他在诗中创造出了一系列“清”的意象群和“淡”的意象群，善于以清淡平和之心，写清新自然之物，从而形成了他的山水田园诗“清”美的风格。

孟浩然的山水诗主要表现诗中情和景的关系，不仅是彼此衬托，而且常常是水乳交融般的密合；诗的意境，由于剔除了一切不必要、不谐调的成分，而显得更加单纯明净；诗的结构也更加完美。

诗歌欣赏：《如果》

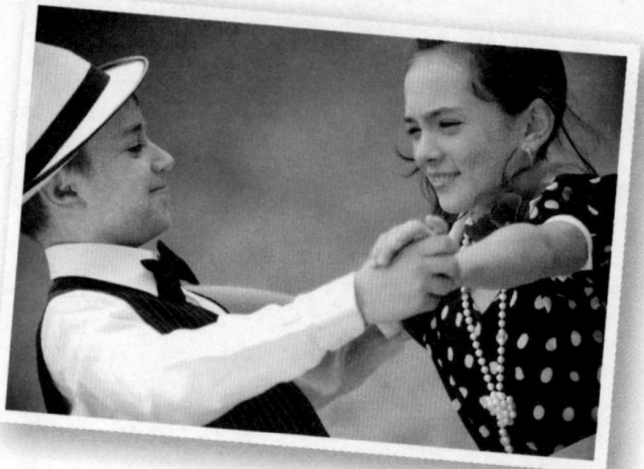

拉迪亚德·吉卜林是英国小说家、诗人。他的诗《如果》是一首励志诗，是他写给自己12岁儿子的。许多人，特别是青少年常以此勉励自己。准妈妈也用这首《如果》来激发自己与胎宝宝前行的动力吧。

如果

如果所有人都失去理智，咒骂你，
你仍能保持头脑清醒；
如果所有人都怀疑你，
你仍能坚信自己，让所有的怀疑动摇；
如果你要等待，不要因此厌烦，
为人所骗，不要因此骗人，
为人所恨，不要因此抱恨，
不要太乐观，不要自以为是；
……
如果你与人交谈，能保持风度，
伴王同行，能保持距离；
如果仇敌和好友都不害你；
如果所有人都指望你，却无人全心全意；
如果你花六十秒进行短程跑，
填满那不可饶恕的一分钟——
你就可以拥有一个世界，
这个世界的一切都是你的，
更重要的是，孩子，你是个顶天立地的人。

拉迪亚德·吉卜林的作品简洁凝练，充满异国情调。由于“观察的能力、新颖的想象、雄浑的思想和杰出的叙事才能”，他于1907年获得诺贝尔文学奖，成为英国第一位获此奖项的作家。

拉迪亚德·吉卜林在这首诗中假设了十四个如果，每个如果都是人们在一生中可能遇到的，涵盖了为人、处世、人格、奋斗、意志、修养等方面。同时，对于每一个如果，诗人都给出了自己理想的抉择。人的一生，谁不想成功，谁不想令世人瞩目，诗人在诗中展示了成功背后，包含多少辛酸，经历多少磨难，忍受多少痛楚。“如果”我们能正视成功前的种种困难，勇于接受挑战；失败了，不要沮丧，从头再来，这样何愁成功不光顾你，世界不属于你？更重要的是，你将成为一个顶天立地的人。

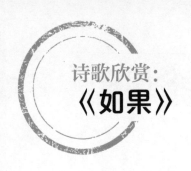

动嘴又动脑：
绕口令说花儿

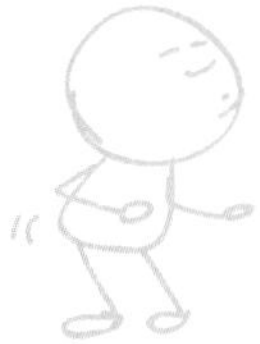

又有好长时间没有练绕口令了，今天准爸爸就陪准妈妈练几段关于花的绕口令。

报花名

有君子兰，广玉兰，米兰，剑兰，凤尾兰，
白兰花，百合花，茶花，桂花，喇叭花，
长寿花，芍药花，芙蓉花，丁香花，
扶郎花，蔷薇花，桃花，樱花，金钟花。
花中之王牡丹花，花中皇后月季花。
凌波仙子水仙花，月下公主是昙花。
清新淡雅吊兰花，烂漫多彩杜鹃花。
芳香四溢茉莉花，金钟倒挂灯笼花。
一花先开金盏花，二度梅，三莲花。
四季海棠，四季花，五色梅，五彩花。
六月雪开的是白花，七星花是个大辫花。
八宝花是吉祥花，九月菊是仲秋花。
月月红、百兰花，千日红本是变色花。
万年青是看青不看花。

藤萝花和喇叭花

华华园里有一株藤萝花，
佳佳园里有一株喇叭花。
佳佳的喇叭花，绕住了华华的藤萝花，
华华的藤萝花，缠住了佳佳的喇叭花。
也不知道是藤萝花先绕住了喇叭花，
还是喇叭花先缠住了藤萝花。

一盆玫瑰两朵花

一盆玫瑰两朵花，
三位姑娘都要掐，
四喜胡同里五个小娃娃，
拿了六块七角棱砖打着八仙庙里，
九棵树上的十只大老鸹。

名曲欣赏：《欢乐颂》

贝多芬的《欢乐颂》，它会让准妈妈心情舒畅，而交响乐的旋律会让胎宝宝和准妈妈产生共鸣。

欢乐颂

席勒

欢乐女神，
圣洁美丽，
灿烂光芒照大地。
我们心中充满热情，
来到你的圣殿里！
你的力量能使人们消除一切分歧，
在你光辉照耀下面，
人们团结成兄弟。
你的力量能使人们消除一切分歧，
在你光辉照耀下面，
人们团结成兄弟。
欢乐女神，
圣洁美丽，
灿烂光芒照大地。
我们心中充满热情，
来到你的圣殿里！
你的力量能使人们消除一切分歧，
在你光辉照耀下面，
人们团结成兄弟。
……

音乐欣赏

《欢乐颂》是在1785年由德国诗人席勒所写的诗歌，贝多芬为之谱曲。它所表现的不是缠绵的情意，而是歌颂仁爱、欢乐、自由的伟大理想。

《欢乐颂》主题首先由低音大提琴奏出，接着渐渐发展扩大到弦乐器和整个乐队，并且力度和节奏越来越强，形成巨大洪流，势不可当，就像人们在通往自由欢乐的大路上迅猛前进。作曲家带领着人们的思绪向他向往的理想世界进军：穿过黑暗到达光明，战胜痛苦取得欢乐，这个伟大的时刻就要到来了！

在作品中，贝多芬为能更明确深刻地表达自己的思想，为了向全人类说话，大胆地打破了交响曲的传统形式，加入了人声的合唱，故此作品又称之为“合唱交响曲”。这也是音乐史上第一部加人合唱的交响曲。合唱的加入使整个音乐进入一个神圣的境界，思想、情感升华了，一切丑恶的东西在思想光芒的照耀下无地自容。人类经过自己艰苦的奋斗，终于得到了解放，得到了自由和欢乐并终于进入一个神圣的理想世界。

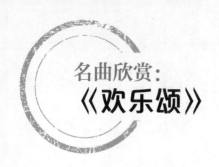

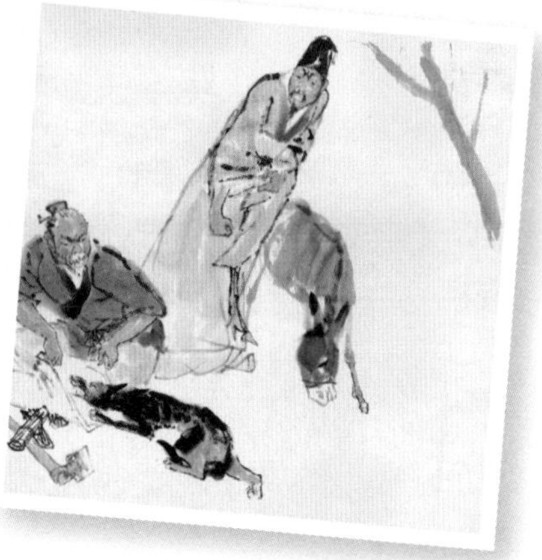

经典故事：《东郭先生和狼》

东郭先生和狼

东郭先生赶着毛驴驮着一大袋书走在山路上。突然，面前蹿出了一只狼，那狼哀怜地对他说："救救我吧，有人要杀我，如果我能活命，今后一定会报答您。"

东郭先生慌张地说："那你就躲到这条口袋里吧！"说着他便拿出书，腾空口袋，让狼钻进去，捆好袋口。

不一会儿，猎人骑马来到东郭先生跟前问："请问先生，有没有看到一只狼从这里经过？"

东郭先生战战兢兢地说："我什么也没有看到。"猎人听后调转马头走了。

当猎人远去之后，狼在口袋里说："多谢先生，请放我出来受我一拜吧！"东郭先生打开口袋，把狼放了出来。

可是，狼一出袋子却对东郭先生说："我现在饿得要死，既然你救了我，就要救到底，我要把你吃掉。"说着向东郭先生扑去。

东郭先生见状慌忙躲闪，他对狼说："我好心救你，你却要吃我，天下哪有这样的道理？"

就在这紧要关头，来了一位拄着拐杖的老人。东郭先生急忙向前说明情况，并请老人主持公道。

老人听了事情的经过，用拐杖敲着狼的头说："你为什么要恩将仇报呢？"

狼狡辩地说："他用诗书压住我的身体，分明是想把我闷死在口袋里。"

老人说："这么小的口袋，怎能装下一只狼呢？俗话说'眼见为实'，除非你让我亲眼看见他是怎样把你装进口袋的。"狼听从了老人的话，让东郭先生重新把它装进了口袋。

狼落入袋中之后，老人和东郭先生用石头把狼砸死在口袋中。

补钙美味：

虾仁炒菜花

现在是胎宝宝的快速生长期，对钙的需求也增加。准妈妈最好每天喝500毫升牛奶或酸奶，再吃一些虾、虾皮、腐竹、黄豆以及绿叶蔬菜等钙含量丰富的食物，一般就可以满足准妈妈和胎宝宝的需求。下面就给准妈妈推荐一道补钙的美味菜品——虾仁炒菜花。

食谱原料

虾仁100克，菜花150克，盐、胡椒粉、鲜汤、葱段各适量。

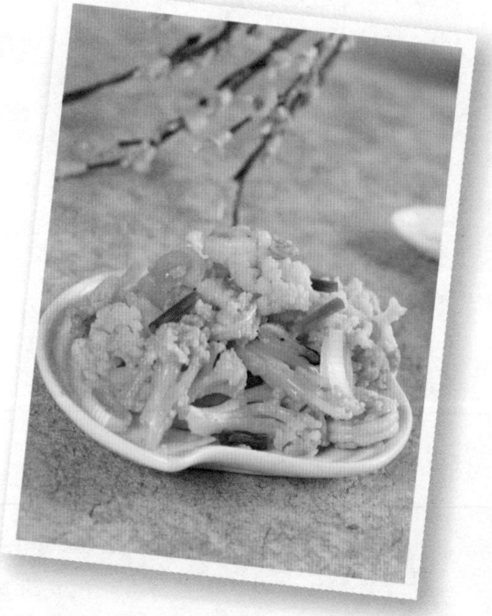

制作方法

1. 虾仁洗净。
2. 菜花洗净，切成小朵，焯水待用。
3. 油锅烧热，下葱段煸香，加入虾仁炒制变红。
4. 放入菜花一同煸炒，加入盐、鲜汤略焖，撒胡椒粉、葱段，即可。

美食道理

虾仁蛋白质丰富，还含有丰富的钾、碘、镁、磷、钙等矿物质及维生素A、氨茶碱等成分，而且易于吸收，对胎宝宝和准妈妈尤有补益功效；菜花的肉质细嫩，味甘鲜美，易消化，而且菜花富含多种维生素及钙等矿物质，不但有利于胎宝宝的生长发育，还能提高准妈妈的免疫功能，增加抗病力。

关于吃的笑话

现在的准妈妈，为了宝宝的健康会非常注意饮食的。在吃得营养健康的同时，我们再看几个关于吃的笑话，会让准妈妈们吃得更开心。

我们吃饭吧

全家去旅游，来到一处山水景点。儿子扶着桥栏看河水，爸爸对他说："中午了，我们吃饭吧。"

儿子却说："不，我等河水流完了再吃。"

他们不熟

一天，一块三分熟的牛排在街上走着，突然他在前方看到一块五分熟的牛排，可却没有理会他。

问：他们为什么没打招呼？

答：因为他们不熟。

素食主义者

一个人和他的朋友聊为什么他会是个素食主义者。

他朋友说："我不是素食主义者，是因为我热爱动物。"

他说："我是素食主义者，因为我恨蔬菜。"

小费

一位先生在餐馆吃完饭，结账后准备起身离去。站在一旁的侍者见他无意付小费，忙说：

"先生，你相信历史会重演吗？"

"我相信。"

"昨天坐这张桌子的一位顾客，给了我60元的小费。"

"或许，他今天还会再来。"

看鱼

一朋友开水族店，最近引进了不少新品种的鱼，闲来无事便带四岁的儿子去参观。看那色彩斑斓的各类金鱼、热带鱼畅游水中，美不胜收。

可儿子对观鱼不感兴趣，还没转半圈，便摸着肚子说："我不看水里游的鱼了，没意思，我们去看躺在盘子里冒香气的鱼吧！"

瑜伽帮你缓解孕期不适

进入孕中期以后，随着准妈妈肚子的增大，难免会出现一些身体上的不适，准妈妈不妨来练练瑜伽。

英雄坐

体式功效▶改善手臂静脉曲张，让血液回流。拉伸大腿前侧肌肉，放松紧张的肌肉。

习练姿势▶跪于垫上，两脚脚跟分开，脚尖相对。坐在两脚脚心形成的凹陷里。双手十指交叉，抬手臂至头顶，翻转手掌，掌心向上。

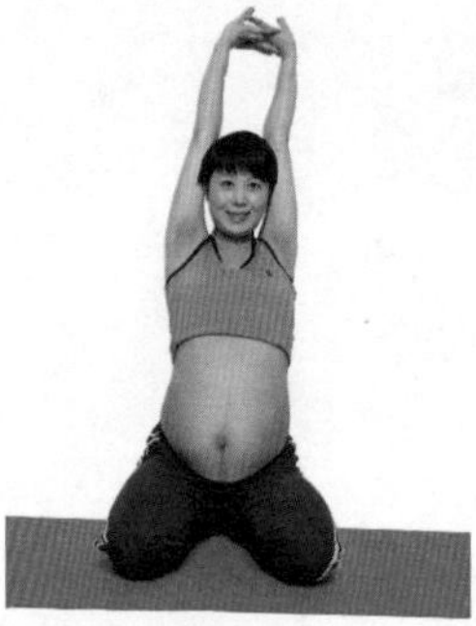

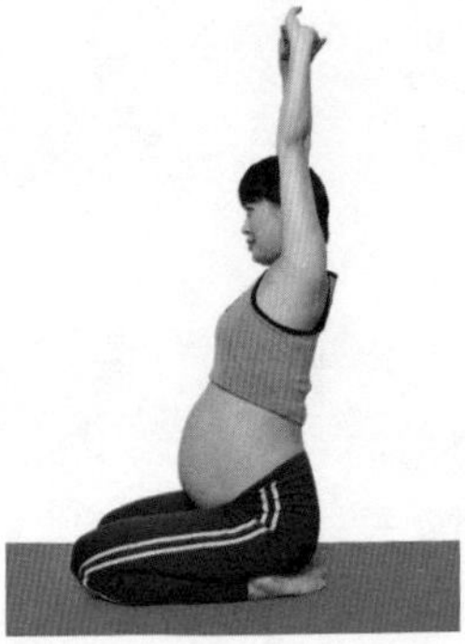

习练提示

如果感到膝关节压力大或者大腿拉伸严重，可将毛毯卷或瑜伽转垫在臀部下面。膝关节过于紧拉，或腹部过大时，可将两腿膝盖微微分开。

青蛙式

体式功效▶灵活髋关节和整个脊柱。

习练姿势▶跪地，身体前倾，五指张开，放于前方的地面上。两腿膝盖大大分开，脚尖相对。保持脊柱正直，自然地呼吸。吸气，呼气身体向右摆动，臀部保持在地面上。保持3~5个呼吸，吸气，呼气向右摆动。重复几次。

习练提示

肩部始终保持放松，并且尽可能在移动的过程中，也保持两肩平行于地面。整个脊柱，从尾骨到颈部和头颅都要保持平直，不要弓背、塌腰等。

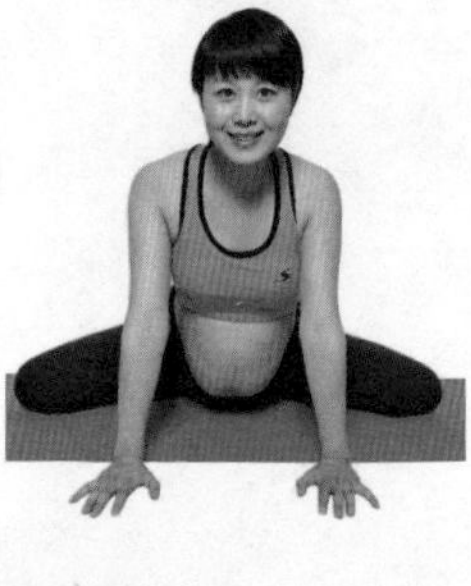

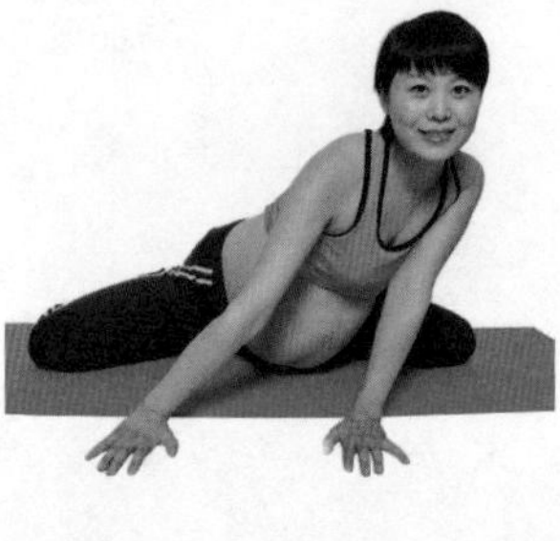

观赏花中四君子之一：梅花

梅花因为与兰花、竹、菊花都具有顶霜傲雪的大无畏精神、刚正不阿的高贵品质和谦虚正直的君子风度，所以共同被誉为“花中四君子”。在寒冷的冬日，那矗立在风雪中的梅花有没有让准妈妈觉得眼前一亮，准妈妈对着那凌寒而放的梅花有没有为它的坚强而感动。

赏梅花

梅花是在冬天里开放的，也是一年中第一个开放的花。梅花树是褐紫色，树干上面有许多条纹路，饱含着一种沧桑有力感，从远处看好像是一条长龙。梅花的叶子是纯嫩绿色的，边缘有细锯齿，梅花是先开花后展叶。梅花有多种颜色，有浅绿色、深粉色、白色……在冬日里，那结满含苞待放的花骨朵的梅树矗立在风中，分外夺目，而绽放后的梅花更是异常美丽。梅花花瓣有五片，叠叠层层的错落有致的组成一朵。当它开放时，就像是小孩们灿烂的笑脸一样。梅花的花蕊是黄色的，更加衬衫出梅花美丽。

花的美有很多种，却没有哪一种花能有梅花的高洁之美？开在冰天雪地之中，干净、优雅、淡泊，散发淡淡的幽香，真是“霜禽欲下先偷眼，粉蝶如知合断魂”没有“蝶衔红蕊蜂衔粉，共助青楼一日忙”和“花须柳眼各无赖，紫蝶黄蜂俱有情”的红尘俗气，相伴的只有纯白无瑕的雪和冰，连霜禽也只能偷偷地看一眼！

梅花也是幸福的吉祥物，古人认为，梅花具四“德”，初生为“元”，开花如“亨”，结子为“利”，成熟为“贞”。喜鹊在梅枝上欢悦鸣叫的花鸟图，常被称为“喜报早春”、“喜上眉梢”，取谐音或寓意。吉祥画作还有“竹梅双喜”，由竹梅和双喜鹊图纹组成，竹喻夫，梅喻妻，所以，常用以祝贺新婚之喜。辛亥革命临时政府曾把梅花定为国花，当时认为它的五瓣，正代表中国汉、满、蒙、回、藏五个最大民族永远团结，同时也象征快乐、幸福、长寿、顺利、和平，有“梅开五福”之说。

温馨提醒

因为梅花与松、竹都具有顶冰雪、战寒霜的艰苦经历，为中国古今文人所敬慕，因此又被共同誉为“岁寒三友”，以此比喻在艰苦的条件下，同甘苦、共患难、风雨同舟的真挚友谊。

中国民俗说端午

端午节是古老的传统节日，是一个多民族的全民健身、防疫祛病、避瘟驱毒、祈求健康的民俗佳节。准妈妈讲讲端午节的由来，也让胎宝宝对传统节日有一个了解。

端午节的由来

农历五月初五是中国的端午节，始于春秋战国时期，至今已有2000多年历史。对于端午节的由来，各本其源，有屈原说、伍子胥说、曹娥说、三代夏至节说、恶月恶日驱避说、吴越民族图腾祭说等。其中，在民间影响最大、范围最广的看法是屈原说。

屈原，是春秋时期楚怀王的大臣。他倡导举贤授能，富国强兵，力主联齐抗秦，遭到贵族子兰等人的强烈反对，屈原遭谗言离职，被赶出都城，流放到沅湘流域。屈原在流放中，写下了忧国忧民的《离骚》、《天问》、《九歌》等独具风貌、影响深远的不朽诗篇。公元前278年，秦军攻破了楚国京都。屈原眼看自己的祖国被侵略，心如刀割，但是始终不忍舍弃自己的祖国，于五月五日，在写下了绝笔作《怀沙》之后，抱石投汨罗江身死，以自己的生命谱写了一曲壮丽的爱国主义乐章。

传说，屈原死后，楚国的老百姓非常悲痛，纷纷涌到汨罗江边悼念屈原。渔夫们划起船只，在江上来回打捞屈原的真身。有位渔夫拿出为屈原准备的饭团、鸡蛋等食物丢进江里，说是让鱼龙虾蟹吃饱了，就不会去咬屈原的身体了。人们见后纷纷仿效。一位老医师则拿来一坛雄黄酒倒进江里，说是要药晕蛟龙水兽，以免伤害屈原。后来，为怕饭团为蛟龙所食，人们想出用楝树叶包饭，外缠彩丝，发展成粽子。

从此以后，在每年的五月初五，就有了龙舟竞渡、吃粽子、喝雄黄酒的风俗，人们以此来纪念爱国诗人屈原。

心灵感悟

千百年来，屈原的爱国精神和感人诗词，深入人心。人们“惜而哀之，世论其辞，以相传焉”。

手影游戏：
优雅的小鸟

今天，准爸爸和准妈妈可以一起做做手影游戏，在灯影下的图像一定会带给准爸爸妈妈童年的快乐时光的回忆。

手影儿歌

我在墙壁前，表演一双手：
变小鸟飞飞飞，变小兔蹦蹦跳；
变螃蟹横着走，变老鼠吱吱吱；
变小猴翻跟头，变小鸟叫啾啾；
变螃蟹横着走，变乌龟慢悠悠。
太阳公公真高兴，夸我有双灵巧手。

手影游戏

手影游戏是用手做出一些简单的形状，在灯光的照射下将影像投射在墙上或地面上，就会出现一些非常有趣的形象。手影游戏一人或两人一起做。

手影游戏惟妙惟肖的现场演绎，更增加了故事的趣味性，增进了亲子之间的感情。多做手影游戏，训练准妈妈手的技能，对于开发胎宝宝的智力十分重要。

玩法：用自己的两只手，或张或合，或屈或展，摆成不同的造型。靠手部动作投影的改变，创造出各种不同的形象。手动影动，给手影配上音，墙上就能上演一幕有趣的手影戏。因手影主要给儿童看，于是兔子、狗、猫等就成了最常见的手影形象。

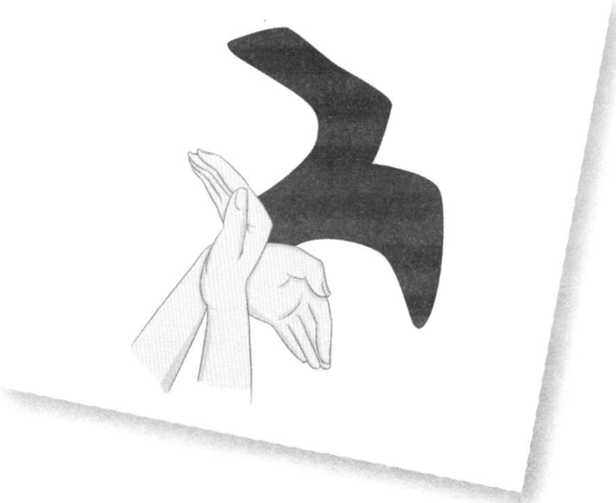

电影欣赏：《玩具总动员3》

玩具对我们的童年来说，扮演着不可替代的角色，准妈妈准爸爸还记得你们小时候自己喜欢的那些玩具吗？看看动画电影《玩具总动员3》，找一找童年的回忆。

故事内容

玩具们的主人叫安迪，今年17岁了，马上即将迎来他自己人生中的一个重要阶段——大学。同时，这个变故对于他的玩具们来说也意义重大，也许这将改变他们所有人的命运。安迪舍不得巴斯光年和胡迪这些陪伴他十几年的玩具，想把玩具们存入自家阁楼，但安迪的妈妈错把玩具们当垃圾扔掉，玩具们以为安迪不要他们了，阴差阳错之下，妈妈把玩具们送到了一个全是无法无天的孩子们的幼儿园，这些孩子们迫不及待地将他们的小脏手伸向这些新来的玩具们。同时，玩具们发现他们在幼儿园其实毫无人身自由，玩具“大熊”控制着幼儿园中玩具们的命运。于是胡迪决定要带领玩具们离开幼儿园，回到安迪的身边。他们万众一心，开始酝酿一个伟大的逃跑计划。当然，他们将面临的是一次惊险无比的大冒险，最终，他们终于回到了安迪身边。

电影欣赏

“玩具总动员”是皮克斯的动画系列电影，主角是两个玩具：牛仔警长胡迪和太空骑警巴斯光年。《玩具总动员3》获得了2011年83届奥斯卡最佳动画长片奖。

《玩具总动员3》融合了喜剧、动作和真挚的情感，给观众独特的心灵体验，在触动他们内心深处的同时也把他们逗得发笑。作者们汇集了他们自己以及家人的人生体验，以使故事变得更加真实和容易理解。玩具对我们的童年来说是不可或缺的，丰富装点着我们的童年，而谁也没曾想过去和自己的玩具道别。导演皮克斯正是以我们的童心为引子，在这部影片直接击中我们生命中曾经最重要的东西：有些东西可能已经永远不在了，而有些东西也不得不告别，这时最好的方式是让彼此都尽可能过得幸福。结局很阳光，剧情也很耐人寻味。

电影带给我们的信息是生活，无比感动的影片，无比怀恋的童年，虽然儿时的玩具早已不在，但是它带给我们的快乐的记忆却镌刻在脑海中，在我们的记忆中的样子却无比的清晰。

谜语猜玩具

玩具是宝宝童年不可或缺的伙伴，准妈妈、准爸爸对玩具熟悉吗？还记不记得自己心爱的玩具？今天让我们来猜一猜，下面都是什么好玩的玩具。

一个老头，没脚没手，笑口常开，不跑不走，要他睡觉，他却摇头。

②坐也坐不安，立也立不牢，年纪虽然大，永远不跌倒。

③有脚不会走，有嘴不开口，脸儿洗不得，一洗就变丑。

天上一只鸟，用线拴得牢，不怕大风吹，就怕细雨飘。

像蝶不是蝶，像鸟不是鸟，清明前后天上飞，就怕雨水浇。

⑥一座桥，地上架，走着上去坐着下。

远看似小丘，近看像楼梯，一步步上去，一下滑到底。

⑧一匹马儿两人骑，这边高来那边低，虽然马儿不会跑，两人骑着笑嘻嘻。

⑨有腿不会跑，有嘴不会咬，是马不吃草，宝宝和它好

⑩进去容易出来难，十月怀胎肚子满，千呼万呼始出来，积少成多显威力。

有一个小孩，有嘴不会开，有手不会掰。

⑫独轮车儿指间走，潮男爱把它来秀。

⑬借得天边东风力，鸟雀飞到半天空，用根丝线来相连，只怕下雨不怕风。

⑭一座桥，摇一摇，这边低那边高，小朋友乐嘻嘻。

⑮五颜六色真漂亮，喜庆时节都用它。

⑯小花瓶，开百花，用手一转，千变万化。

答案

1 不倒翁 2 不倒翁 3 泥娃娃 4 风筝 5 风筝 6 滑梯 7 滑梯 8 跷跷板 9 木马 10 存钱罐 11 布娃娃 12 悠悠球 13 风筝 14 跷跷板 15 气球 16 万花筒

励志故事：
《发明橡皮头铅笔的少年》

发明橡皮头铅笔的少年

美国佛罗里达州有个叫李浦曼的穷画家，生活相当贫困，他穷得有时连画布、画纸都买不起，手头的笔和画架，以及所用的画具都是很旧很破的。然而，他并没有放弃对艺术的追求，每天坚持作画，常常画到天亮。

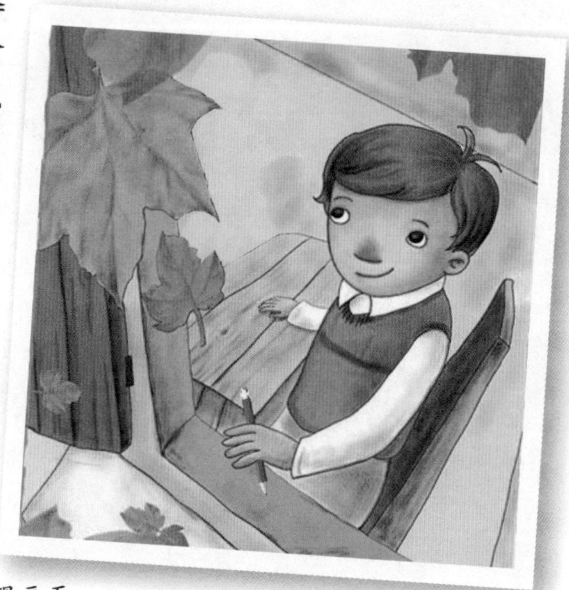

有一天，李浦曼正专心地画一幅素描，他的好朋友威廉来看望他，他看到李浦曼仅有的一支铅笔已经削得很短了，必须捏着这支铅笔把画作完。画着画着，发现画面要修改一下，于是，李浦曼放下笔，在凌乱的工作室里寻找他仅有的一块橡皮。他找了好久，好不容易才找到那块比黄豆大不了多少的小橡皮。他把需要修改的地方擦干净后，发现那支铅笔头又失踪了。

站在一旁的威廉看到李浦曼为了完成一幅画，找到铅笔，找不到橡皮，找到橡皮，又找不到铅笔。他佩服李浦曼追求艺术的执着，更为他的贫困感到心酸，怎么能想个办法帮助李浦曼呢?

他回到家里，翻来覆去睡不着觉。他决定把橡皮和笔头绑在一起，叫它俩谁也离不开谁。于是，经过反复试验，终于用铝皮将橡皮头、铅笔牢牢地固定在一起。别看这个发明微不足道，这橡皮头铅笔给人类带来了很大的方便。

威廉申请了专利，仅此一项，威廉赚了好多专利费，不仅帮助好朋友李浦曼解决了绘画中的问题，还帮助他摆脱了贫穷的生活，威廉也成了富翁。

昆曲：
《牡丹亭》

有人说，中国的音乐韵律、舞蹈精髓、文学诗性和心灵境界尽在昆曲之中。今天，准妈妈与胎宝宝就来听听中华民族的这一“雅乐”，一起来接受古典艺术的熏陶。

剧情内容

少女杜丽娘长期深居闺阁中，接受封建伦理道德的熏陶，但仍免不了思春之情，梦中与书生柳梦梅幽会，后因情而死，葬在花园的梅树下。三年后，柳梦梅赴京应试，杜丽娘魂游后园，和柳梦梅再度幽会。柳梦梅掘墓开棺，杜丽娘起死回生，两人结为夫妻，终成眷属。

经典唱词：皂罗袍

原来姹紫嫣红开遍，
似这般都付与断井颓垣，
良辰美景奈何天，
便赏心乐事谁家院。
朝飞暮卷，
云霞翠轩，
雨丝风片，
烟波画船，
锦屏人忒
看的这韶光贱。

戏曲欣赏

昆曲，发源于苏州昆山地区，原名“昆山腔”、“昆腔”，清代以来被称为“昆曲”，现又被称为“昆剧”，是中国汉族传统戏曲中最古老的剧种之一。在2001年被联合国教科文组织列为“人类口述和非物质遗产代表作”。

《牡丹亭》的剧本通过杜丽娘和柳梦梅生死不渝的爱情，歌颂了男女青年在追求自由幸福的爱情生活上所作的不屈不挠的斗争，表达了挣脱封建牢笼、粉碎宋明理学枷锁，追求个性解放、向往理想生活的朦胧愿望。突破了中国传统伦理道德中情与理的冲突，试图去追寻一种“生者可以死，死者可以生”的理想爱情观。

在唱腔上，《牡丹亭》糅合了唱、念、做、打、舞蹈及武术的表演艺术，曲词典雅、行腔宛转、表演细腻、舞蹈飘逸，不愧为中国戏曲的“百戏之祖，百戏之师”。

当莎士比亚的《仲夏夜之梦》在伦敦剧场赢得阵阵欢笑的时候，在中国富绅的家庭表演场地或民间的露天剧场里，《牡丹亭》中那个神秘而绮丽的梦境也正使得人们如醉如痴。

散文：
《仙人世界》

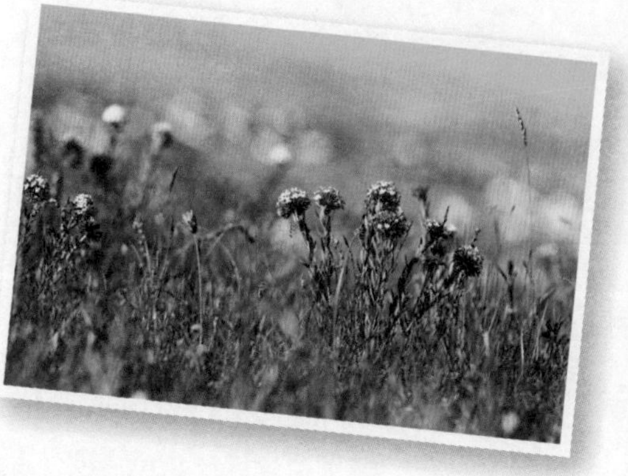

仙人世界

如果人们知道了我的国王的宫殿在哪里，它就会消失在空气中的。

墙壁是白色的银，屋顶是耀眼的黄金。

皇后住在有七个庭院的宫苑里；她戴的一串珠宝，值得整整七个王国的全部财富。

不过，让我悄悄地告诉你，妈妈，我的国王的宫殿究竟在哪里。

它就在我们阳台的角上，在那栽着杜尔茜花的花盆放着的地方。

公主躺在远远的隔着七个不可逾越的重洋的那一岸沉睡着。

除了我自己，世界上便没有人能够找到她。

她臂上有镯子，她耳上挂着珍珠；她的头发拖到地板上。

当我用我的魔杖点触她的时候，她就会醒过来，而当她微笑时，珠玉将会从她唇边落下来。

不过，让我在我的耳朵边悄悄地告诉你，妈妈；她就住在我们阳台的角上，在那栽着杜尔茜花的花盆放着的地方。

当你要到河里洗澡的时候，你走上屋顶的那座阳台来吧。

我就坐在墙的阴影所聚会的一个角落里。

我只让小猫儿跟我在一起，因为它知道那故事里的理发匠住的地方。

不过，让我在你的耳朵边悄悄地告诉你，那故事里的理发匠到底住在哪里。

他住的地方，就在阳台的角上，在那栽着杜尔茜花的花盆放着的地方。

泰戈尔是具有巨大世界影响的作家。他共写了50多部诗集，被称为“诗圣”。在这首《仙人世界》里作者想象出了王宫中的国王、皇后、公主、理发匠以及宫殿的模样和施展的魔法。那句：“在那栽着杜尔茜花的花盆放着的地方”的话是贯穿全文的线索，给文章增添了一种神秘感，更能吸引人的注意力，增强了文章的可读性。散文的主题是孩子的童心、对妈妈深深的爱，而借助那些人物的描写，体现出了在孩子的心中，妈妈就像这些仙人一样美丽。

雕塑欣赏：

自由女神像

雕塑是造型艺术的一种，是静止的舞蹈。每个雕塑都蕴含着自己的美感。今天，准妈妈来看看著名的自由女神像，她在诉说着什么。

自由女神像

自由女神像是法国为纪念美国独立战争期间的美法联盟赠送给美国的礼物，由法国著名雕塑家奥古斯特·巴托尔迪在巴黎设计并制作。自由女神像全名为“自由女神铜像国家纪念碑”，正式名称是“照耀世界的自由女神”，在1886年10月28日矗立在美国纽约市海港内的自由岛的哈德逊河口附近，被誉为美国的象征。

自由女神像高46米，加基座为93米，重225吨，是金属铸造，置于一座混凝土制的台基上。自由女神双唇紧闭，戴光芒四射的冠冕，身着罗马式宽松长袍，右手高擎象征自由的几米长的火炬，左手紧握一铜板，上面用罗马数字刻着《美国独立宣言》发表的日期——公元1776年7月4日，脚上散落着已断裂的锁链，右脚跟抬起做行进状，整体为挣脱枷锁、挺身前行的反抗者形象。她象征着自由、挣脱暴政的约束。

雕塑欣赏

自由女神雕塑气宇轩昂、神态刚毅，给人以凛然不可侵犯之感。而其端庄丰盈的体态又似一位古希腊美女，使人感到亲切而自然。当夜暮降临时，神像基座的灯光向上照射，将女神映照得宛若一座淡青色的玉雕。而从女神冠冕的窗孔中射出的灯光，又好像在女神头上缀了一串闪着金黄色的亮光，给热闹而喧嚣的大都会平添了一处颇为壮观的夜景。

100多年来，每当船只和飞机进出或经过纽约港时，首先目睹的就是这座雄伟壮观的雕像。如今，自由女神像已经成了纽约乃至整个美国的象征。

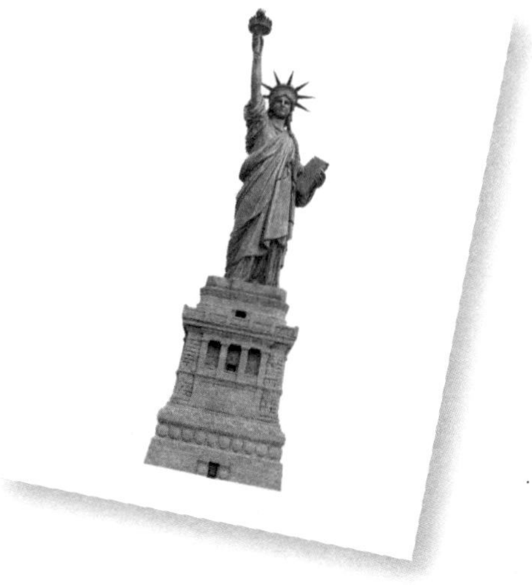

傣族乐曲：
《月光下的凤尾竹》

《月光下的凤尾竹》是一首著名的傣族乐曲，以其悠扬的曲调、娓娓动听的旋律，给人心旷神怡的感觉。就似妈妈在宝宝耳边的柔声哼唱。

月光下的凤尾族

月光啊下面的凤尾竹哟，
轻柔啊美丽像绿色的雾哟；
竹楼里的好姑娘，
光彩夺目像夜明珠听啊。
多少深情的葫芦笙，
对你倾诉着心中的爱慕。
哎金孔雀般的好姑娘，
为什么不打开哎你的窗户？
月光下的凤尾竹，
轻柔啊美丽像绿色的雾哟；
竹楼里的好姑娘，
歌声啊甜润像果子露。
痴情的小伙子，
野藤莫缠槟榔树；
姑娘啊我的心已经属于人，
金孔雀要配金马鹿。
月光下的凤尾竹，
轻柔啊美丽像绿色的雾哟；
竹楼里的好姑娘，
为谁敞开门又开窗户。
哦是农科站的小岩鹏，
摘走这颗夜明珠哎；
金孔雀跟着金马鹿，
一起啊走向那绿色的雾哎。

音乐欣赏

这首由著名作曲家施光南作曲的《月光下的凤尾竹》，当乐曲清幽飘起的时候，我把自己带到了瑞丽江边翠绿欲滴的凤尾竹林，穿起心仪已久的筒裙，在碧波莹莹的丽江边漫步起舞，等待心上人的到来。你听，竹林中传来了阵阵葫芦丝声，淡淡悠扬。美丽的姑娘轻倚在凤尾竹旁，清澈的双眸中流露出期待的目光。月光斜洒在她的衣裙上，把她曼妙的身影一直拖到金色的水面上。乐声渐渐轻灵飘逸起来，姑娘起身来到水池旁，在月下忘情地轻舞着、旋转着，波光中叠映着她曼妙的身影，月光下裙摆也轻轻飘扬落寞的斜倚在凤尾竹旁吹奏起情歌，眼前生出心上人飘逸轻灵的舞姿：着一缕花衣，似一个精灵，在月光下泻一地旋转的身影。竹林的小径上，微风轻拂凤尾竹，远看像一层绿色的雾在舞动；竹楼里美丽的阿妹正深情地凝望窗外，竹楼外痴情的阿哥爱慕的葫芦丝声，在静谧的夜晚愈加缠绵，彼此正倾诉着心中的爱恋。

DIY玩具：
小刺猬

现在准妈妈试着亲手给未出生的宝宝做几件玩具，到时候你会很自豪地跟宝宝说："看，你玩的是妈妈亲手做的玩具。"

所需用品：

彩色卡纸、剪刀、双面胶、彩笔等。

制作方法：

1. 将绿色卡纸剪成半圆形，沿着如图所示的折叠线向内折叠。用双面胶粘成锥体，作为刺猬的头脑。

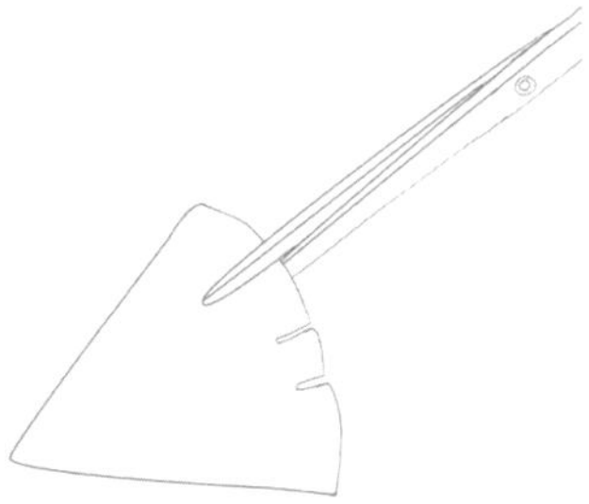

2. 用剪刀在锥体边缘分别剪出多个插口，然后再给刺猬粘上鼻子和眼睛。然后用黑色记号笔画出长长的睫毛。

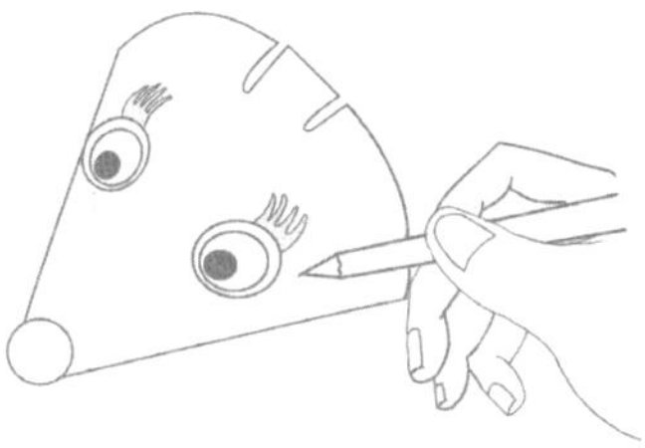

3. 如图用彩色卡纸剪成锯齿桃形。再按对折后的形状剪出七片。如图把大的桃形片用双面胶粘贴在刺猬头部。

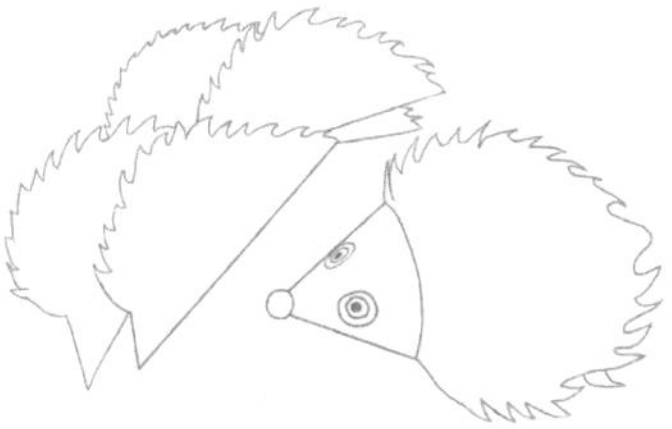

4. 把另外七片分别插入接口，最后给刺猬粘上一个小尾巴，在粘贴一些小果子，小刺猬制作完成啦。

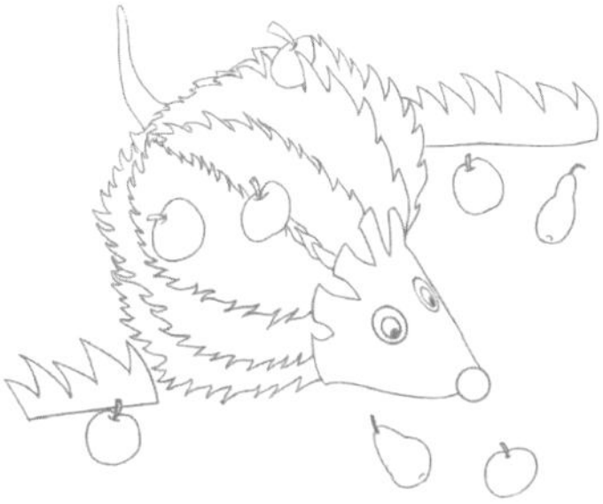

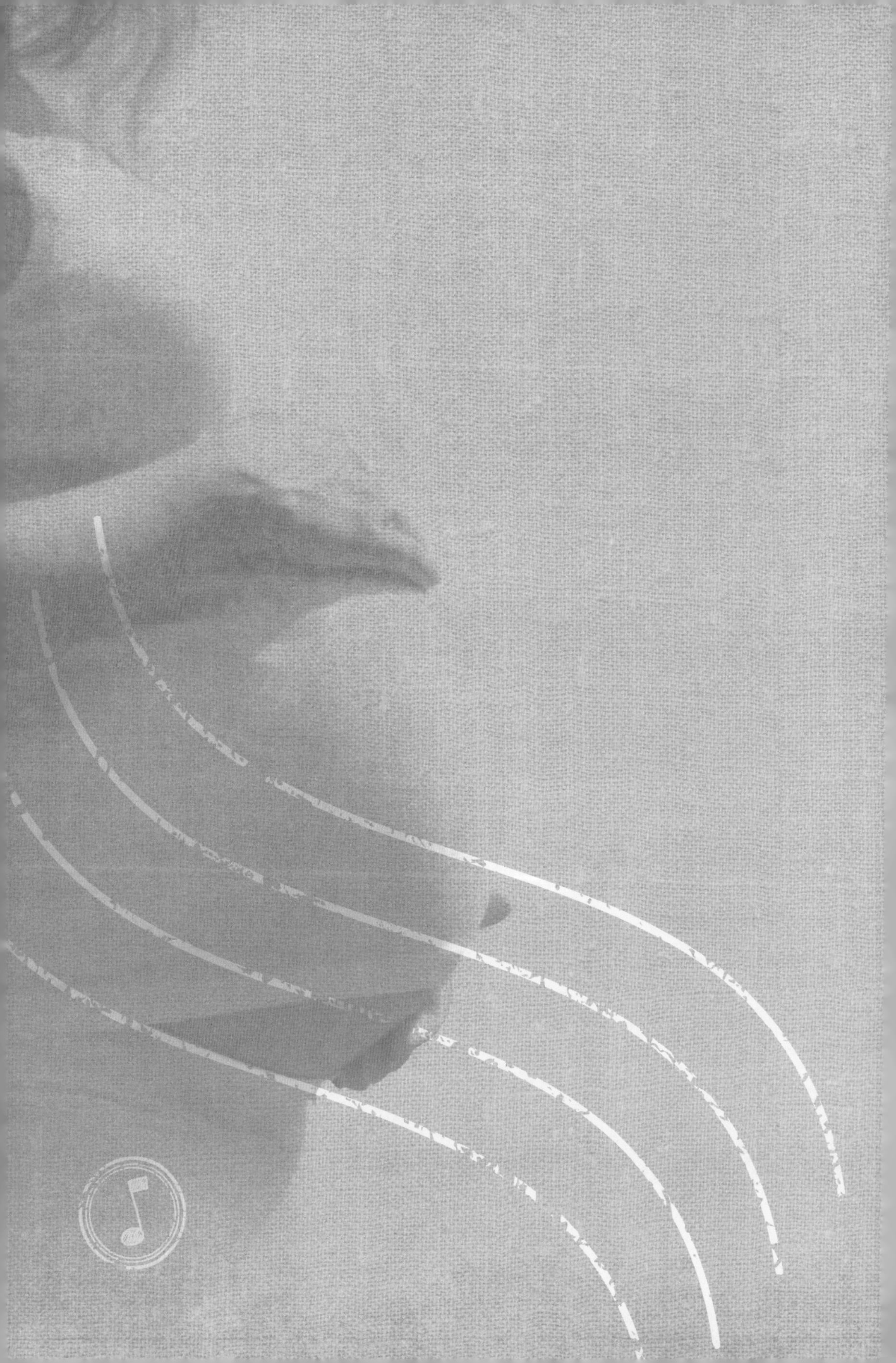

孕7月

与胎宝宝的亲密接触

在孕期的第七个月的时间里，准妈妈的腹部越来越大，越来越感到胎宝宝的存在。这一时期是宝宝大脑发育的高峰时期，准妈妈一定要保持旺盛的求知欲，使胎宝宝不断接受刺激，促使大脑神经和细胞的发育。习惯了怀孕的生活后，准妈妈完全沉浸在当妈妈的喜悦之中了。

外语启蒙从胎宝宝开始

埃伦·罗伊认为：在胎宝宝时期就接受了英语启蒙教育的孩子，在学校学习英语就像是一次简单的饭后散步，轻而易举。所以，如果准妈妈希望自己的孩子将来成为精通多种语言的人才，那么就从胎宝宝时期就给宝宝进行外语启蒙教育。

与胎宝宝一起学

外语启蒙不是只适合于有很高外语水平的准妈妈。即使外语很差或零基础，只要你用心学，用对方法，一样可以开启宝宝的语言天赋。准妈妈与胎宝宝一起学。不要怕听不懂，只要用心去感受就好。

早起可以放一些舒缓的英语小歌谣或歌曲，尽量选择原版英语光盘；在白天，找一个固定的时间可以听一些英语口语光盘，准妈妈可以跟着重复，这样可以让孩子更易于接受这样一门外语；平常还可以选择一些外语原版动画片，带上准爸爸一起来享受外语的魅力；准妈妈还可以在入睡前抚摩腹中宝贝，把这一天听到或学到的外语歌曲歌谣或是对话进行一次复习。

做好外语启蒙要注意的几件事

1. 外语胎教要在胎宝宝清醒时进行，不要惊扰到睡梦中的胎宝宝。准妈妈应学会观察胎宝宝的胎动规律，以确定胎宝宝是否是醒着的。

2. 对胎宝宝进行外语启蒙教育应选用温柔舒缓的歌曲，不能选用摇滚乐，否则，宝宝出生后可能会变得神经质。

3. 音乐或朗读时音量要适当，不能过大，因为胎宝宝害怕噪声。

如何做好英语启蒙

以英语启蒙为例，可以从一两句问候开始，也可以先以听为主，再跟着说一两句简单的对话，以消除紧张感。早晨起床后可以用“Good morning”来问候胎宝宝，作为很好的谈话开端。也可以经常跟宝宝说“I love you”等一些既简单又能表达自己情感的短句，让胎宝宝感受到你对他的爱。

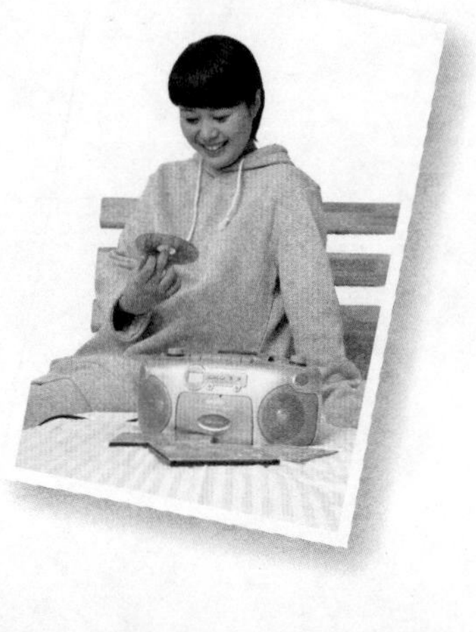

英文歌谣快乐唱

简单而朗朗上口的英文歌谣，是准妈妈非常不错的选择。读一读，唱一唱，相信胎宝宝一定非常喜欢听。

五官歌谣

点点头， head head 就是头。
摸摸脸， face face 是脸蛋。
眨眨眼， eyes eyes 是眼睛。
抓抓耳， ears ears 是耳朵。
碰碰鼻， nose nose 是鼻子。
张张嘴， mouth mouth是嘴巴。

水果歌谣

果园的水果成熟了：
香蕉 banana 软又香，
苹果 apple 红又甜，
橘子 orange 酸又酸，
桃子 peach 脆又鲜，
梨子 pear 水分多，
杧果 mango 有营养，
西瓜 watermelon 大又甜，
菠萝 pineapple 香香香。

人称代词歌谣

I 是我，I I I。
You 是你， you you you。
We是我们，we we we。
男他he， he he he。
女她she， she she she。
他们、它们、她们，they they they

礼貌歌

Good morning. 嘴上挂，早上见面都用它。

Good afternoon. 下午见，有点咬口慢慢念。

Good evening. 句子长，晚上能够帮你忙。

Good night. 有礼貌，晚上睡前说一遍。

文明礼貌我当先，学好英语真方便。

名曲欣赏：《土耳其进行曲》

莫扎特胎教音乐赢得了很多准妈妈的青睐，因为通过莫扎特音乐丰富的旋律变化以及明快的节奏组合，使胎宝宝的大脑各皮层活力增强，思维更加敏捷。

土耳其音乐在欧洲

据说在二百多年前，土耳其国王访问欧洲时，总要带上一个乐队，使别具一格的土耳其音乐传入欧洲。当时欧洲的一些作曲家对写异国风情的音乐产生兴趣，喜欢将异国风情的音乐吸收到自己的作品中去，于是出现了“土耳其热”。

莫扎特的《土耳其进行曲》

18世纪下半叶，一些欧洲作曲家对异国风味的音乐发生了兴趣。莫扎特在他的这部钢琴奏鸣曲里，也写了一段异国风味的曲调作为第三乐章。他在这段曲子前面，标有“土耳其风”几个字，《土耳其进行曲》因此而得名。

《土耳其进行曲》也有人称之为《土耳其回旋曲》。在这首乐曲中贯穿全曲的主题音乐是富于东方色彩的明朗而又雄壮的进行曲，模仿了土耳其军乐的明朗、雄壮的特点，在大调上以进行曲节奏出现三次。这首乐曲的曲调流畅动听，八分音符均整一贯的节奏，加上十六分音符来提高活泼感，曲调在大调上进行，显得壮丽辉煌、气势磅礴，音调不断推向高潮而结束全曲 。全曲表现出一种带有童贞般的单纯，各个变奏并不着力渲染技巧，但朴实有力，而又不陷于单调，是一种巧妙的关联。

很多人以为《土耳其进行曲》是莫扎特写的一首钢琴小品。实际上，它是莫扎特《A大调钢琴奏鸣曲》中的第三乐章，由于它的乐曲显得独特而别致，曲调流畅动听，技巧又不难，因而深受人们的喜爱。这首乐曲还曾被改编为香港动画《麦兜故事》的插曲。

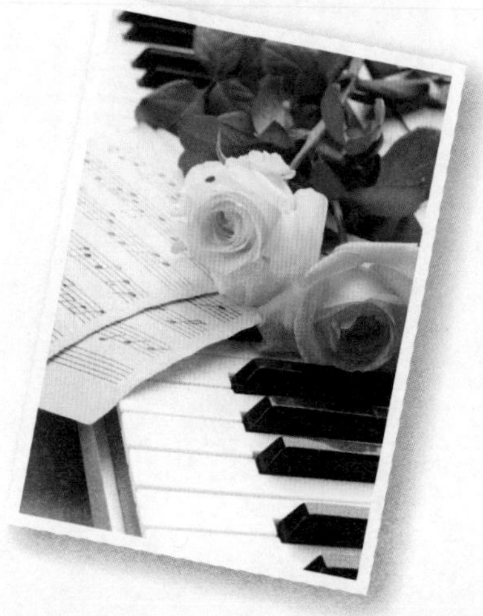

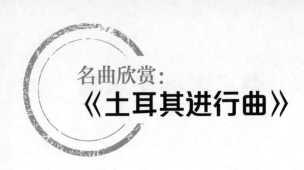

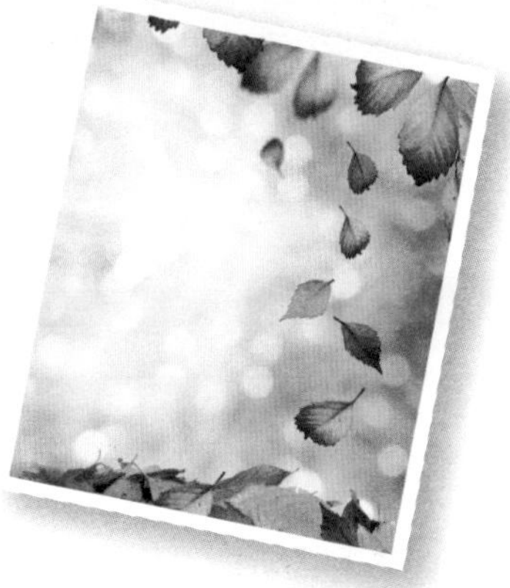

诗歌欣赏：《西风颂》

《西风颂》是英国著名的浪漫主义诗人雪莱的有力名作，准爸爸充满激情地给准妈妈朗诵这首强劲、有力的诗歌，将对未来充满乐观主义的信念也一同传递给胎宝宝。

西风颂

把我当作你的竖琴吧，有如树林：
尽管我的叶落了，那有什么关系！
你巨大的合奏所振起的音乐
将染有树林和我的深邃的秋意：
虽忧伤而甜蜜。呵，但愿你给予我
狂暴的精神！奋勇者呵，让我们合一！
请把我枯死的思想向世界吹落，
让它像枯叶一样促成新的生命！
哦，请听从这一篇符咒似的诗歌，
就把我的话语，像是灰烬和火星
从还未熄灭的炉火向人间播撒！
让预言的喇叭通过我的嘴唇
把昏睡的大地唤醒吧！西风啊，
如果冬天来了，春天还会远吗？

全诗共有五段，前三段是在描写西风，赞颂西风，而后两段则是进一步的提升，诗人和西风相互应和。但两者又融为一体，成为诗的中心思想。诗人的想象夸张而丰富，表达出了西风能够抵抗腐朽、鼓舞新生的巨大潜能。诗人要求西风把他作为琴弦，使诗人能施展自己的力量去传播革命的思想。为革命呐喊，把沉睡的人们唤醒"尽管我的叶落了，那有什么关系！"作者希望西风能够赐予自己"狂暴的精神"，与西风融为一体，去扫荡腐朽的反动势力。表达了作者愿意为革命牺牲的坚强决心。

诗人以优雅而蓬勃的想象力构出了西风的形象，那气势磅礴的诗句，把西风的壮烈，急于扫除旧世界的情感抒发得淋漓尽致。诗中比喻奇异，形象鲜明，每一字每一句都表达了诗人激动的心情。诗人雪莱愿意用自己的一切，为即将到来的春天奉献。"如果冬天来了，春天还会远吗？"

童话故事：《小红帽》

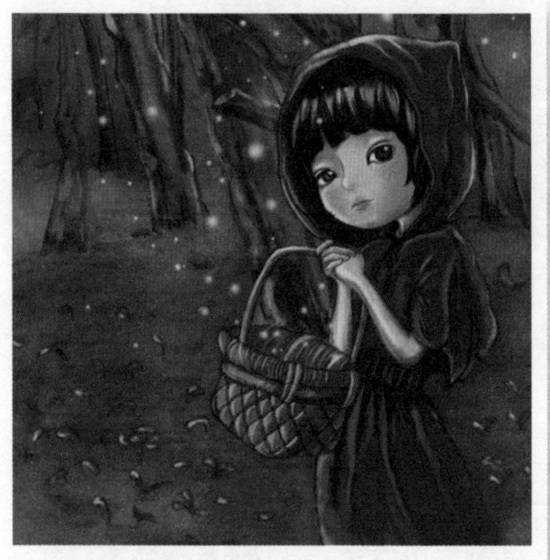

童话是爱的礼物，包含了很多做人的道理，带给孩子们快乐和欢笑。准妈妈今天就来读一读德国童话作家格林的《小红帽》吧。

小红帽

从前，有个可爱的小姑娘，大家都很喜欢她，她的外婆更是喜欢的不得了，小姑娘要什么外婆就给她什么。一次，外婆送给小姑娘一顶用丝绒做的小红帽，戴在她的头上非常漂亮。从此，大家便叫她“小红帽”。

一天，妈妈对她说：“来，小红帽，这儿有一块蛋糕和一瓶葡萄酒，给你住在村外的外婆送去。她有病，身子虚弱，吃了会好一些的。趁天黑之前动身吧，路上要小心哟！”

外婆住在村子外面的森林里，离小红帽家有很长一段路。小红帽刚走进森林就碰到了一只狼。小红帽不知道狼是坏家伙，所以一点也不怕它。

狼说：“你好，小红帽！你要到哪里去呀？”

小红帽说：“我要到外婆家去。外婆生病了，我给她带了好吃的东西。”

“你外婆住在哪里呀，小红帽？”狼问。

小红帽说：“外婆住在村子外面的森林里，房子就在三棵大树下，低处围着核桃树篱笆。”

狼想：“这小东西细皮嫩肉的，味道肯定比那老太婆要好。我要讲究一下策略，让她们两个相信我。”

狼一边想，一边陪着小姑娘往前走，过了一会儿，它对小红帽说：“小红帽，你看周围这些花多么美丽啊！还有这些小鸟，它们唱得多么动听啊！采些花给你外婆带去吧，她一定会很开心的。”

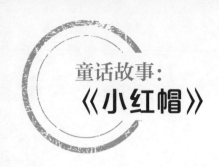

小红帽想：“是啊，这些花这么漂亮，也许我该摘一把鲜花给外婆，让她高兴高兴。现在天色还早，我不会去迟的。”她于是离开大路，走进林子去采花。她每采下一朵花，总觉得前面还有更美丽的花朵，便又向前走去，结果一直走到了林子深处。

这时候，狼却直接赶到外婆的房前，敲起门来。

“外面是谁呀?”外婆问。

狼学着小红帽的声音回答：“我是小红帽，给你送蛋糕和葡萄酒来啦，快开门吧。”

“你只管拉把手好啦，”外婆大声回答，“我身子虚弱，起不来哟。”

狼一拉把手门就开了，他二话没说就冲到床前，把外婆给吞进了肚里。然后穿上外婆的衣服，戴上她的帽子，躺在床上。

过了一会儿，小红帽拿着一大束漂亮的花来到了外婆家，她感到奇怪，外婆的房门怎么大开着？她随即走到床前，撩开帐幔，只见外婆躺在床上，软帽拉得低低的一直盖住了面孔，样子好奇怪。狼从床上一跳而起，把可怜的小红帽张口吞掉了。心满意足的狼继续回到床上睡觉，而且鼾声震天。

一位猎人从外婆门前走过，看外婆家的门是打开的，觉得很奇怪，于是，便走进去查看，却看见狼躺在床上，肚子还在动，于是，猎人拿起一把剪刀，动手把呼呼大睡的狼的肚子剪了开来。他刚剪了两下，就看到了红色的小帽子。他又剪了两下，小姑娘便跳了出来，叫道：“真把我吓坏了！狼肚子里黑漆漆的。”接着，外婆也活着出来了。

小红帽和外婆都被救了出来，这时候猎人搬来几块大石头，塞进狼的肚子。狼醒来之后想逃走，可是那些石头太重了，它刚站起来就跌倒在地。三个人高兴极了。

小故事大道理

这个故事告诉我们坏人的骗术是各种各样的，不要轻易相信陌生人，遇事要多动脑，三思而后行，避免上当受骗。

品读李清照诗词：《如梦令》

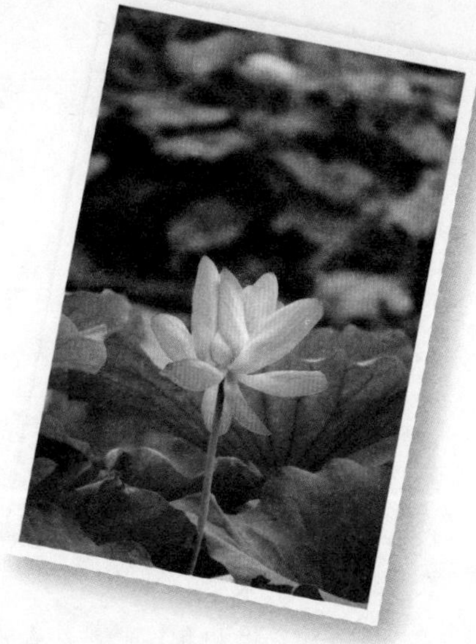

李清照是我国著名的词人，一生留下了许多大作，准妈妈深情地给胎宝宝读读她的《如梦令》，一定会被李清照热爱春天的热情所感染。

如梦令

常记溪亭日暮，沉醉不知归路。
兴尽晚回舟，误入藕花深处。
争渡，争渡，惊起一滩鸥鹭。

译文

依旧经常记得出游溪亭，一玩就玩到日暮时分，深深地沉醉，而忘记归路。一直玩到兴尽，回舟返途，却迷途进入藕花的深处。怎样才能划出去，船儿抢着渡，惊起了一滩的鸥鹭。

诗歌欣赏

这是一首绝妙的大自然的赞歌。此首小令，为作者年轻时词作。写她经久不忘的一次溪亭畅游，写了酒醉、花美，清新别致。表现其卓尔不群的情趣，豪放潇洒的风姿，活泼开朗的性格。用白描的艺术手法，创造一个具有平淡之美的艺术境界，清秀淡雅，静中有动，语言浅淡自然。朴实无华，给人以强烈的美的享受。

以“常记”起笔，两句平淡、自然和谐，把读者自然而然地引到了她所创造的词境。“常记”明确表示追述，地点“溪亭”，时间是“日暮”，作者饮宴以后，已经醉得连回去的路径都辨识不出了。“沉醉”二字却露了作者心底的欢愉，“不知归路”也曲折传出作者流连忘返的情致。

而“兴尽”两句，就把这种意境递进了一层，兴尽方才回舟，恰恰表明兴致之高，不想回舟。而“误入”一句，同前面的“不知归路”相呼应，显示了主人公的忘情心态。盛放的荷花丛中正有一叶扁舟摇荡，舟上是游兴未尽的少年才女。一连两个“争渡”，表达了主人公急于从迷途中找寻出路的焦灼心情。正是由于“争渡”，所以又“惊起一滩鸥鹭”，把停栖洲渚上的水鸟都吓飞了。至此，词戛然而止，言尽而意未尽，耐人寻味。

《如梦令》以李清照特有的方式表达了她早期生活的情趣和心境，境界优美怡人，以尺幅之短给人以足够的美的享受。

古琴名曲：《胡笳十八拍》

《胡笳十八拍》是古乐府琴曲歌辞，是蔡文姬的作品。在古乐声中诵读古诗，准妈妈一定能感受到古诗与乐的和谐美。

胡笳十八拍

十五拍兮节调促，气填胸兮谁识曲？处穹庐兮偶殊俗。愿得归来兮天从欲，再还汉国兮欢心足。心有怀兮愁转深，日月无私兮曾不照临。子母分离兮意难任，同天隔越兮如商参，生死不相知兮何处寻！

十六拍兮思茫茫，我与儿兮各一方。日东月西兮徒相望，不得相随兮空断肠。对萱草兮忧不忘，弹鸣琴兮情何伤！今别子兮归故乡，旧怨平兮新怨长！泣血仰头兮诉苍苍，胡为生我兮独罹此殃！

音乐欣赏

《胡笳十八拍》是一首汉族古琴名曲，为中国古代十大名曲之一。一章为一拍，共十八章，故有此名，反映的主题是“文姬归汉”的故事。

汉末战乱中，蔡文姬流落到南匈奴达十二年之久，她身为左贤王妻，却十分思念故乡，当曹操派人接她回内地时，她又不得不离开两个孩子，还乡的喜悦被骨肉离别之痛所淹没，心情非常矛盾。

古琴曲由18首歌曲组合的声乐套曲，由琴伴唱。“拍”在突厥语中即为“首”，起“胡笳”之名，是琴音融胡茄哀声之故。音乐基本上用一字对一音的手法，带有早期歌曲的特点。从第一拍到第九拍，以及第十二、十三两拍，都有一个相同的尾声，有受汉代相和大曲影响的痕迹。全曲为六声羽调，常用升高的徵音（升5）和模进中形成的高音（升1）作为调式外音。整个曲子表现了文姬思乡、离子的凄楚和浩然怨气，情绪悲凉激动，感人颇深。

蔡文姬作的《胡笳十八拍》被郭沫若称道为“是一首自屈原《离骚》以来最值得欣赏的长篇抒情诗”。

护眼果汁：
番茄柳橙汁

准妈妈的饮食习惯与胎宝宝的视力发育也有着直接关联。妈妈饮食结构不合理，是造成胎宝宝视力发育障碍的原因之一。为了胎宝宝有一双明亮健康的眼睛，可以经常喝一喝番茄柳橙汁。

食谱原料

番茄150克，柳橙100克。

制作方法

1. 番茄洗净，去皮，切小块；柳橙去皮，去籽，切小块。
2. 将所有原料放入豆浆机中，加白开水到机体水位线间，接通电源，按下“果蔬汁”启动键，搅打均匀过滤后倒入杯中即可。

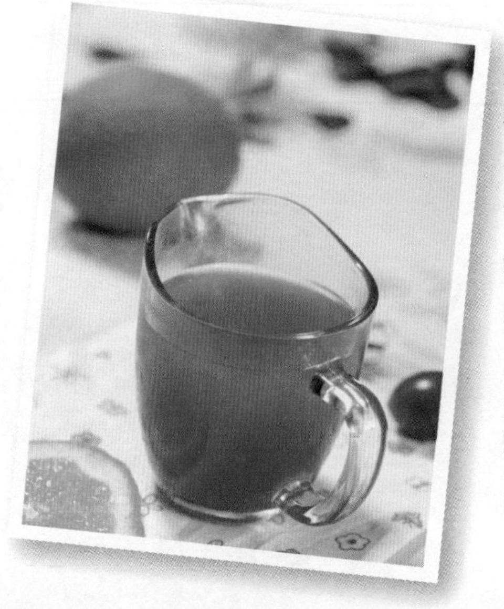

温馨提醒

黄色和绿色食物，这类食物含有叶黄素和玉米黄素，有保护眼睛的作用，如酪梨、芥菜、玉米、黄瓜(带皮)、嫩豌豆、青椒、黄椒、哈密瓜、奇异果、菠菜等。

美食道理

维生素C是组成眼球晶状体的成分之一，它还可以增加眼睛微血管的韧性、修护细胞，所以，孕期多吃富含维生素C的食物对胎宝宝的眼睛发育非常有益；而柳橙和番茄除了富含维生素C，它们丰富的植物化学物质、抗氧化剂、番茄红素、叶黄素和玉米黄质，也能保护准妈妈眼睛不受光线损害。所以，常喝番茄柳橙汁，会让胎宝宝和准妈妈都拥有一双明亮的眼睛。

走进大英博物馆

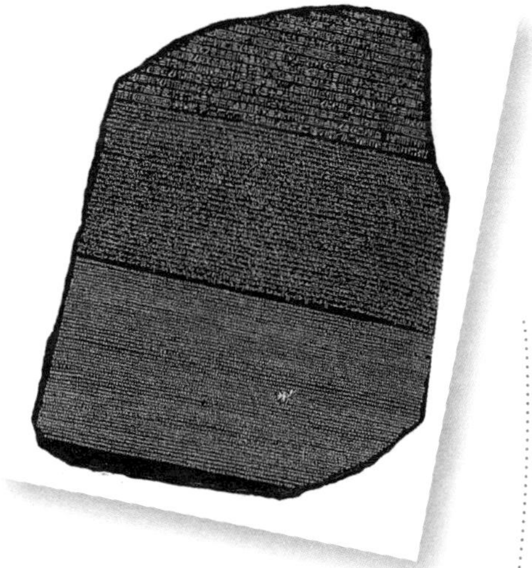

前面几个月，准妈妈已经欣赏了好多名家名品。今天，让我们与准妈妈一起走进大英博物馆，看看那里又珍藏了哪些世界顶级藏品。

大英博物馆简介

大英博物馆和纽约的大都会艺术博物馆、巴黎的卢浮宫同列为世界三大博物馆。

大英博物馆（British Museum），又名不列颠博物馆，位于英国伦敦新牛津大街北面的大罗素广场，是世界上历史最悠久、规模最宏伟的综合性博物馆，也是世界上规模最大、最著名的博物馆之一。

大英博物馆包括古近东馆、硬币和纪念币馆、埃及馆、民族馆、希腊和罗马馆、日本馆、中世纪及近代欧洲馆、东方馆、史前及早期欧洲、版画和素描馆以及西亚馆。博物馆收藏了世界各地的许多文物和图书珍品，藏品之丰富、种类之繁多，为全世界博物馆所罕见。目前博物馆拥有藏品600多万件。由于空间的限制，目前还有大批藏品未能公开展出。

镇馆之宝

罗塞塔石碑是大英博物馆的镇馆三宝之一，世界级文物。罗塞塔石碑高1.14米，宽0.73米，是由埃及托勒密王朝的一群祭司制作的。石碑上的内容分别用埃及象形文、埃及草书和古希腊文三种文字雕刻出来。由于这块石碑刻有三种不同语言版本，使得近代的考古学家得以有机会对照各语言版本的内容后，解读出已经失传千余年的埃及象形文之意义与结构，而成为今日研究古埃及历史的重要里程碑。

1799年，法国上尉皮耶-佛罕索瓦·札维耶·布夏贺在一个埃及港湾城市罗赛塔发现了一块石碑，经学者研究鉴定：这是一块公元前196年埃及拖勒密王朝五世的一道诏令。18和19世纪之交，英国跟法国为了埃及主权交战数年，当1801年法国战败投降，学者准备将罗赛塔石碑偷偷运回法国时，却在一艘开往法国的船上被英国外交官发现。所以，现在罗赛塔石碑不在埃及，也不在法国，而是自1802年起陈列在不列颠博物馆里，并公开展示。

诗歌欣赏：《七彩的虹》

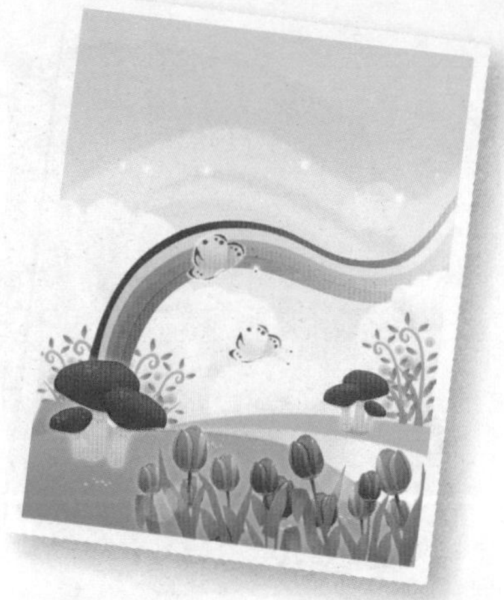

大自然是孩子们最爱的礼物，我们一定要亲近大自然，将来让我们的宝宝也要走近大自然、享受大自然。《七彩的虹》会让准妈妈和胎宝宝一同感受到大自然的美丽景色。

七彩的虹

接到了太阳国王的大扫除的命令，

小雨点们就都坐上飞跑着的乌云，

赛跑着离开了天上的宫廷。

他们给稻田和小河加足了水，

他们给肮脏的山谷洗过了澡，

就又来洗净了清道夫永远也扫不完的城市，

也洗净了闷热的飞满了尘土的天空。

太阳国王为了奖赏他们真能干，

就送给他们一条美丽的长彩带，

那就是挂在明亮的雨后的天空中的

红、橙、黄、绿、蓝、靛、紫的七彩虹。

这是一首童话诗，童话里有诗，诗里也有童话。雨在成人眼里可能是讨厌的，而在孩子眼里就变成了快乐的源泉，勤奋的精灵。它们飞出去洗绿了山谷，洗净了城市，也洗净了闷热的飞满了尘土的天空。在诗句的描述中整个画面轻快、活泼，在小雨快乐的洗涤下整个世界清新而欣欣向荣。最后，太阳国王把一道七彩的虹送给了勤劳的小雨点，这说明劳动是光荣的，世界上没有不劳而获的事情，只要付出努力才能得到奖赏。

心灵感悟

这首诗让准妈妈感受到孩子应该在快乐中学习，在快乐中才能拥有多姿多彩的幸福人生。

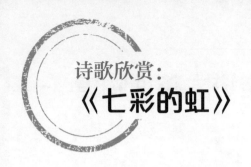

胎教百科：美丽的彩虹

准妈妈是否关注过雨后的彩虹？它梦幻而美丽，就像一条美丽的项链，带给了天上的仙女。我们就一起来学学百科知识，来了解一下它为什么会如此美丽。

雨后彩虹

彩虹是气象中的一种光学现象。当阳光照射到半空中的雨点，光线被折射及反射，在天空上形成拱形的七彩的光谱，色彩从外至内分别为：红、橙、黄、绿、蓝、靛、紫。

很多时候会见到两条彩虹同时出现，在平常的彩虹外边出现同心，是较暗的副虹。副虹是阳光在水滴中经两次反射而成。当阳光经过水滴时，它会被折射、反射后再折射出来。在水滴内经过一次反射的光线，便形成人们常见的彩虹。若光线在水滴内进行了两次反射，便会产生第二道彩虹。

传奇的色彩

彩虹因为它的美和它难以理解的神奇现象，经常被冠上神话的色彩。在中国神话中，女娲炼五色石补天，彩虹即五色石发出的彩光；在希腊神话中，彩虹是沟通天上与人间的使者；在印度神话中，彩虹是雷电神“因陀罗”的弓；北欧神话中，彩虹桥连接着神的领域“亚斯格特”和人类居所“中土世界”。

伟人看彩虹

毛泽东曾于1933年夏所作《菩萨蛮·大柏地》一词，以欢快的笔调，描绘了一幅色彩斑斓的大柏地雨后的壮丽景色。

菩萨蛮·大柏地

赤橙黄绿青蓝紫，
谁持彩练当空舞？
雨后复斜阳，
关山阵阵苍。
当年鏖战急，
弹洞前村壁，
装点此关山，
今朝更好看。

电影欣赏：《音乐之声》

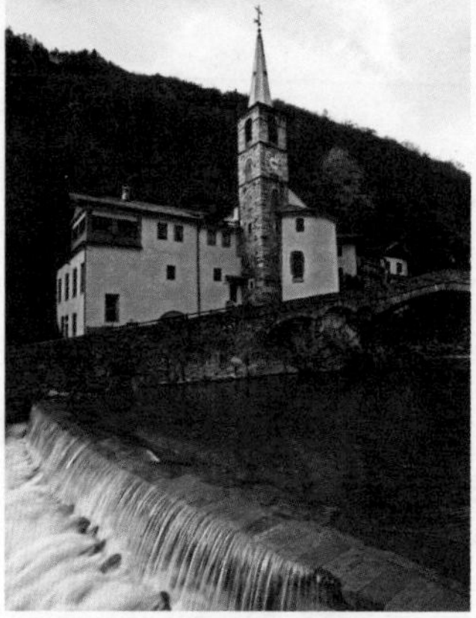

电影《音乐之声》是一部以音乐贯穿全程的影片，给准妈妈和胎宝宝讲述了一个既富有生动活泼的浓郁生活气息，又充满理解与爱心的真实感人的故事。

故事内容

故事发生在1938年的奥地利萨尔兹堡，上校冯·特拉普的妻子几年前去世，上校心灰意懒，用管理水兵的方法来管教孩子。孩子们的生活就像钟摆一样循规蹈矩，毫无生气。一天，年轻活泼的修女玛丽亚·任纳尔来到家帮助上校照顾他的七个孩子。玛丽亚来到家后，顺应孩子们天性活泼的特点，教他们唱歌跳舞，带他们去野餐、郊游、爬树和划船，使家中充满欢乐。她的热情、爱心赢得了孩子们的信任和喜爱，最终也赢得了上校的爱慕，后来成了孩子们的母亲。纳粹德国占领奥地利后，爱国的上校不愿意效力于纳粹海军，于是，在一次民谣节上，上校带领全家成功地逃出了魔掌，翻越群山奔向自由……

电影欣赏

这部电影既有风趣幽默的语言对白，又有深沉凝重的感情，是全世界票房最高的电影之一。

音乐是这部片子的灵魂，它是推动故事情节发展的重要因素。在音乐声中拉开帷幕，又在音乐声中圆满收场。音乐的旋律始终伴随着影片剧情的发展，不论是玛丽亚的悠扬奔放，还是孩子们的活泼欢快，或是舰长的深沉优雅，都是发自一颗爱的心灵。影片中的许多插曲都成为脍炙人口的儿童歌曲，如《音乐之声》《孤独的牧羊人》《雪绒花》《哆来咪》《晚安，再见！》等，在世界各地广泛流传。

这部电影还展现了隐藏在音乐背后的那博大而深沉的爱：对子女的爱，对恋人的爱，对祖国的爱。它以乐抒情，以乐动人，到处充满阳光气息与温馨浪漫，把抽象的音符、大自然的和谐美景和人文景观完美结合，体现出人与自然和谐融洽、相互依托的关系，鼓励人们乐观向上，追求纯洁美好，争取自由和享受生活。

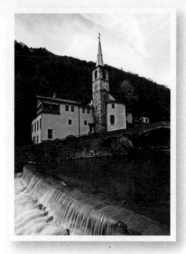

学唱儿歌：
《小星星》

准妈妈会唱那首《小星星》吗？那熟悉的旋律竟然出自大师莫扎特之手。

“小星星变奏曲”的原题为“啊！妈妈，我要告诉你的十二段变奏曲”，是1778年初夏，莫扎特停留巴黎时，为一位女弟子作曲的。音乐主题出自一首古老的欧洲民谣，莫扎特为它配上十二段可爱又富有魅力的变奏，使得音乐一直自然而愉快地流淌着，生动地表现了小星星活泼可爱、变幻多端的模样。准妈妈也来唱一唱这首脍炙人口的儿歌吧！

小星星

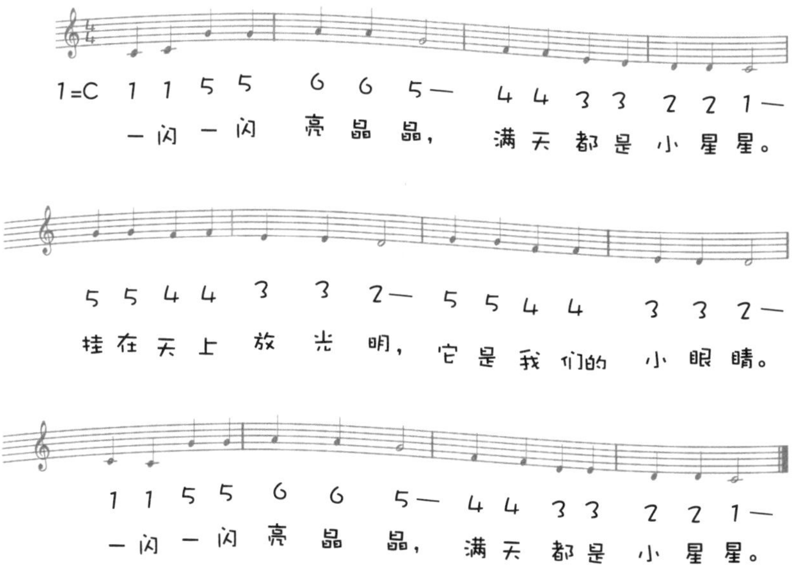
1=C 1 1 5 5 6 6 5— 4 4 3 3 2 2 1—
一闪一闪 亮晶晶，满天都是小星星。
5 5 4 4 3 3 2— 5 5 4 4 3 3 2—
挂在天上放光明，它是我们的小眼睛。
1 1 5 5 6 6 5— 4 4 3 3 2 2 1—
一闪一闪亮晶晶，满天都是小星星。

神话故事：《嫦娥奔月》

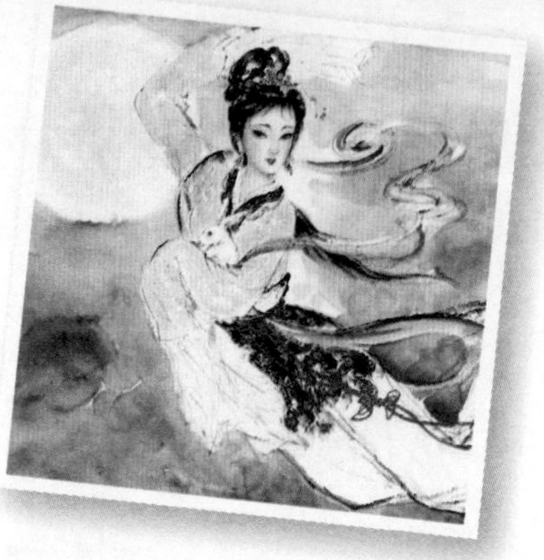

嫦娥原来是个凡人，后来她为什么到了月宫做了仙女呢？准妈妈给宝宝讲讲《嫦娥奔月》的故事吧，谜底就在故事里面。

嫦娥奔月

远古的时候，天上曾有十个太阳，晒得大地冒烟，海水干枯，老百姓无法生活下去。

有个叫后羿的英雄，力大无比，他用宝弓神箭，一口气射下九个太阳。最后那个太阳一看大事不妙，连忙认罪求饶，后羿才收起弓箭，命令这个太阳今后按时升起、落下，好好为老百姓造福。

后羿的妻子名叫嫦娥，她是一个美丽贤惠、心地善良的人，大家都非常喜欢她。一个老道人十分钦佩后羿的神力和为人，赠他一包长生不老药，吃了可以升天，长生不老。后羿舍不得心爱的妻子和乡亲，不愿自己一人升天，就把长生不老药交给嫦娥收藏起来。

这一年的八月十五，后羿带着徒弟们出门打猎去了。天近傍晚，找借口没去打猎的徒弟蓬蒙闯进嫦娥的家，威逼嫦娥交出可以升天的长生不老药。

嫦娥慌乱之中把药全部吞下肚里。她顿时觉得身轻如燕，飘出窗口，直上云霄。可是，嫦娥舍不得离开深爱自己的丈夫，她就在离地球最近的月亮上停了下来。

听到嫦娥飞天的消息，后羿心如刀绞，拼命朝月亮追去。可是，他前进月亮也前进，他后退月亮也后退，永远也追不上。后羿思念嫦娥，只能望着月亮出神。此时，月亮也格外圆、格外亮，就像心爱的妻子在望着自己。

从此，每年的八月十五晚上，嫦娥走出月宫，默默地遥望着人间，思念着丈夫和乡亲们。她那美丽的面孔，使得月亮也变得非常的圆、格外的亮。

小故事大道理

嫦娥奔月给神话人物赋予了新意，表现出了嫦娥舍身忘我的牺牲精神，也讴歌了后羿和嫦娥的坚贞爱情，也是世人渴望夫妻团圆、生活幸福的写照。

中国民俗说中秋

中秋节又称八月节或团圆节，始于唐朝初年，盛行于宋朝，至明清时，已与元旦齐名而成为中国的主要节日之一。

八月十五的来历

我国古代很早就有祭祀月亮的礼俗。据《周礼》记载，周代已有“中秋夜迎寒”、“秋分夕月(拜月)”的活动；农历八月中旬，又是秋粮收获之际，人们为了答谢神祇的护佑而举行一系列仪式和庆祝活动，称为“秋报”。中秋时节，气温已凉未寒，天高气爽，月朗中天，正是观赏月亮的最佳时令。因此，后来祭月的成分便逐渐为赏月所替代，祭祀的色彩逐渐褪去，而这一节庆活动却延续下来，并被赋予了新的含义。

中秋节的月饼的故事

中秋节吃月饼相传始于元代。当时，中原广大人民不堪忍受元朝统治阶级的残酷统治，纷纷起义抗元。朱元璋联合各路反抗力量准备起义。但朝廷官兵搜查得十分严密，传递消息十分困难。军师刘伯温便想出一计策，命令属下把藏有“八月十五夜起义”的纸条藏入饼子里面，再派人分头传送到各地起义军中，通知他们在八月十五日晚上起义。到了起义的那天，各路义军一齐响应，起义军如星火燎原。起义成功了，朱元璋高兴得连忙传下口谕，在即将来临的中秋节，让全体将士与民同乐，并将起兵时以秘密传递信息的“月饼”，作为节令糕点赏赐群臣。

诗词歌赋说中秋

在中秋节的演变过程中，古老的礼俗与众多神话传说及中华传统文化中其他诸多因素结合在一起，最终形成了内涵丰富的重要节庆。从流传下来的众多描写中秋的诗句中，可以看到当时已把嫦娥奔月等神话与中秋赏月联系在一起了。

嫦　娥

李商隐

云母屏风烛影深，
长河渐落晓星沉。
嫦娥应悔偷灵药，
碧海青天夜夜心。

趣味手工：
玩具拼图

拼图既是好玩的游戏，也是动脑动手的手工。准妈妈可以自己动手拼出一些好看的图片。拼图游戏变化多端、难度不一，很有趣味性，让人百玩不厌。

拼图组合方法

先准备好一张比拼图成品尺寸大的厚纸板，在拼图组合前，垫在底下，以方便在组合过程中的移动及收藏，并防止拼图散落及遗失。

先找出一边及两边是直线的片数，将画面的四边组合起来，再逐步往图面中心进行，可减少拼图的时间。

在组合时，如果拼图与拼图间无法紧紧地密合，或色调有差异时（尤其在处理同色系画面时，更需注意），不要强行组合，请准妈妈再花点工夫找出正确的片数。

经过准妈妈耐心、细致的组合，一个作品就要完成了，准妈妈是不是很自豪呢？

自制拼图

准妈妈也可以利用自然树叶为原料，发挥想象力，自由构图，拼出各种动物、人物等充满童真趣味的图画，令人惊诧不已。由于树叶往往是就地取材，且每一片树叶，几乎都有各自不同的色彩、亮度、形状、透明度等，因此树叶拼图迥异其趣，就算是相同的树叶，让不同的人来拼图，100个人就有100种拼图，可以说，树叶拼图就是一种自由发挥想象力的拼图游戏！

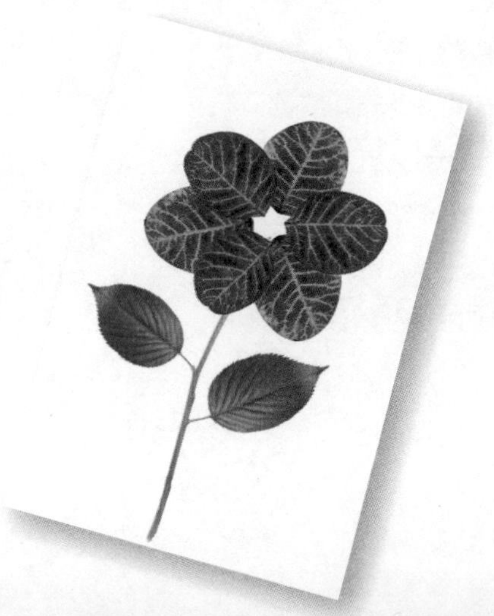

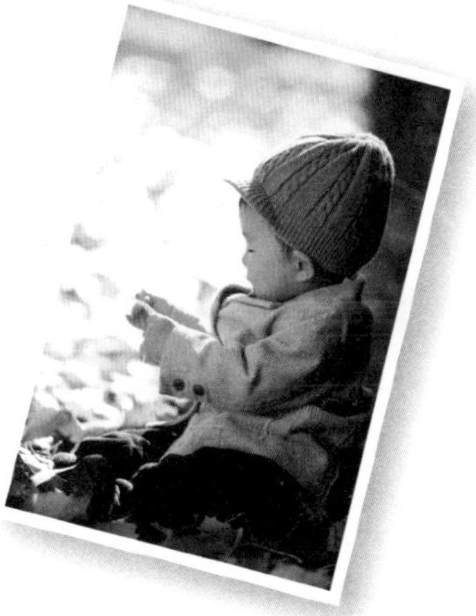

美文欣赏：《儿时情景》

海涅是德国著名的诗人和散文家，他的这篇《儿时情景》把准妈妈又带回了自己的童年，那段单纯而快乐的时光。

儿时情景

孩子，我们曾经也是孩子，两个又小又快活的小孩子。

我们常爬进小鸡窝，躲藏在清香的稻草下面。

我们学着公鸡啼叫，每当人们经过的时候。

喔喔喔！以至他们都以为这是公鸡在报晓。

院子里有个大木箱，我们将它装潢得非常漂亮。

我们一起居住，仿若住在一个豪华的家园。

邻居家的老猫经常会来拜访我们，

我们向它鞠躬行礼，用最美好的语言恭维它。

我们遵从它的旨意，关怀和友好的满足它的需求。

“从此我们就是一家人了，”有些老猫会说。

我们也常常围坐在一起聊天，明智的如同年老的长者。

我们抱怨着现在所有的一切都不如旧时的美好。

如同爱和忠诚还有信仰全都从这个世界消失了。

如同美味的咖啡，如同珍贵的财宝。

儿童时光的渐渐远去，所有的一切也随之不见。

金钱，世界和时间，信仰，爱情与忠诚。

这篇《儿时情景》是作者对自己童年的回忆，格调清新，质朴至极。采用第一人称，怀着淡淡的忧伤回忆了儿时生活的快乐时光，字里行间带有浓郁的生活气息，不禁让人想起小时候那种温馨的德国传统家庭生活：淘气地学着公鸡叫，同老猫玩耍，不知道烦恼；但在不知不觉中渐渐地长大，儿童时光的渐渐远去，所有的一切也随之不见，只剩下了纯真的梦。

海涅的诗以平常的词汇、普通的语句构造出思想深刻、生动优美的诗篇。它们表现了鲜明的浪漫主义风格，感情淳朴真挚，民歌色彩浓郁，受到广大读者欢迎，其中不少诗歌被作曲家谱上乐曲，在德国广为流传。

简笔画生肖（3）

准妈妈还记得上次看到的简笔生肖画吗？你的宝宝是其中的哪个？我们今天就来介绍最后的四个生肖的画法。

申猴

申有“伸”的意思，而猴子最善于伸屈攀登，故申时属猴。而在生活中猴子往往给人活泼可爱的印象。我们今天就来画一只顽皮可爱的小猴。

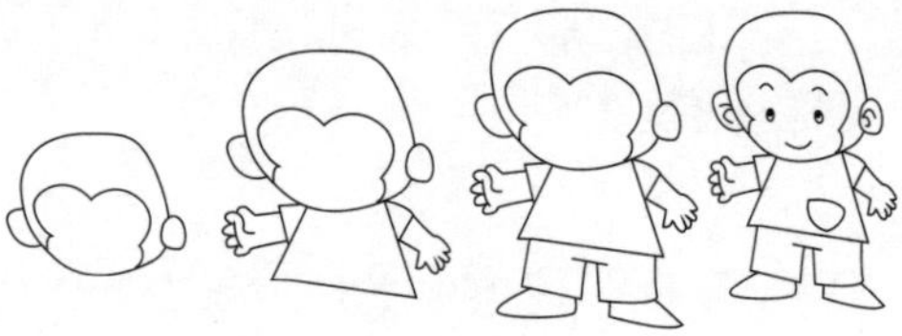

戌狗

中国人视狗为吉利的动物，把狗看作人类患难与共的朋友，被认为是通人性的动物，它对人类特别忠诚，因而具有忠贞不渝的意义。

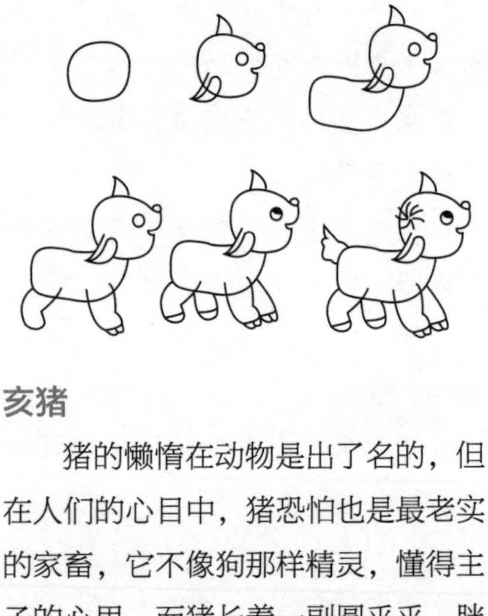

酉鸡

鸡的最显著的象征意义就是守信、准时。公鸡报晓，意味着天将明，再进一步引申一下，就象征着由黑暗到光明的解放。

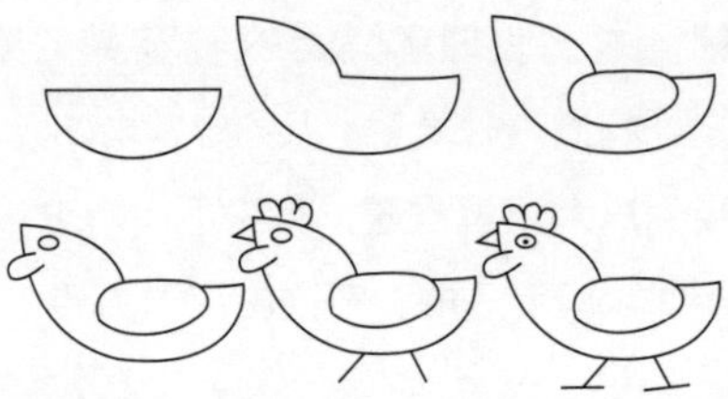

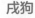

亥猪

猪的懒惰在动物是出了名的，但在人们的心目中，猪恐怕也是最老实的家畜，它不像狗那样精灵，懂得主子的心思，而猪长着一副圆乎乎、胖墩墩的憨厚相，吃了就睡，饿了就吃，显得老实本分。

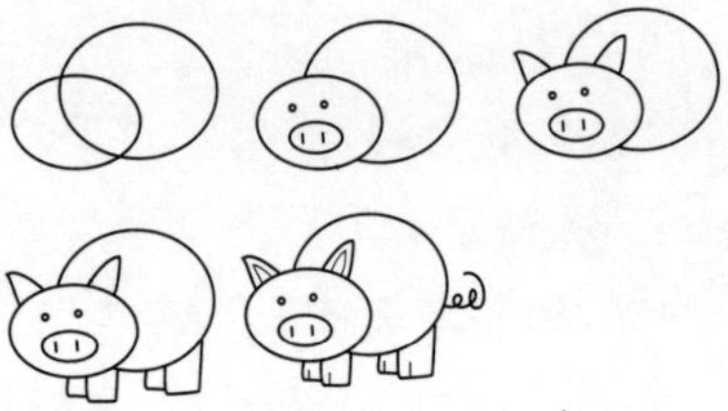

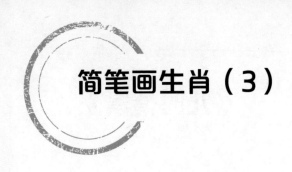

准妈妈快乐唱童谣（6）

三字儿歌既简单又朗朗上口，每句话就三个字，就像《三字经》，非常适合小宝宝听唱。准妈妈可以现在就学唱一些，经常唱给胎宝宝听，等他出生了，听到这熟悉的儿歌，会手舞足蹈的。

小蜜蜂

红花花，黄花花，
张小嘴，笑哈哈，
谁帮我传花粉。
小蜜蜂，飞过来，
对着花，说了话，
我帮忙传花粉。

小蝴蝶

小蝴蝶，穿花衣，
飞到东，鸡吃你，
飞到西，猫抓你，
飞到我手心里，
说了话，放了你。

大米饭

大米饭，喷喷香，
小宝宝，来吃饭，
吃得饱，长得胖，
饭粒全都吃光。

小剪刀

小剪刀，张嘴巴，
不吃鱼，不吃虾，
爱吃宝宝长指甲。

甜嘴巴

小娃娃，甜嘴巴，
喊妈妈，喊爸爸，
喊着奶奶笑哈哈。

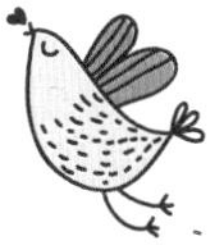

温馨提醒

随着准妈妈的腹部越来越大，活动起来没有以前那么灵活了。准妈妈可以利用吟诗、诵读时一边散步，一边实施胎教。这对自身和胎宝宝都有益处。

书写中求得“安”心

随着时间的推移，准妈妈有时候会有莫名的烦恼，希望孕期尽快结束。不过，为了宝宝，一定不要心急。让我们再写写字，在书写中摒弃杂念，让自己安心。

书法赏“安”字

在《说文解字》中，“安：静也，从女在宀下”。

在甲骨文中的“安”字是表示：在一间静静的小屋子里，有一个女子把手放在胸前，安详地坐着（古时候人的习惯在地上跪坐），平静而安宁，端庄而安稳。

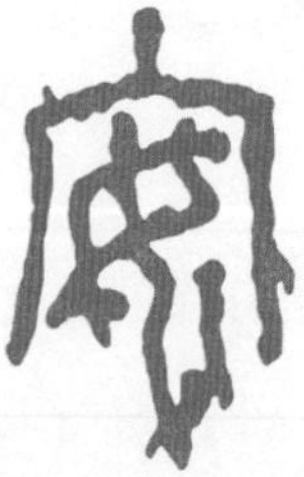

在篆体里，“安”，从女在宀下，宀音为绵音，其像有如四面有墙，而上有覆盖之屋舍形，本义作“交覆深屋”解，乃交相覆盖之屋，有堂有室是为深屋。

在古时候一般都是大家族，主张“男主外，女主内”。在一家之中，女人可能是婆婆、妻子、女儿等多种角色，如果每个角色都能做到位，那么整个家族必然是繁荣的。所以在古时女性确实有维系一家安定的力量。再往大说，家安国才能强盛。所以古人造“安”字有着深远意义。

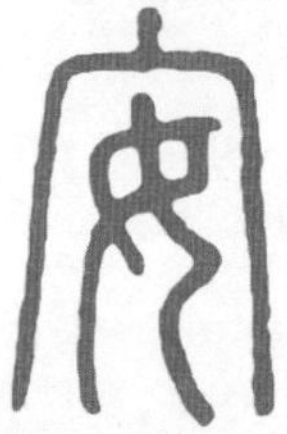

虽然现在社会在发展，人类在进步，但安字依然是宀下一个女字，体现了女性在家庭幸福、社会安定中非常重要的地位。写好这个字，也会让准妈妈更好地体会字中的深远意义。

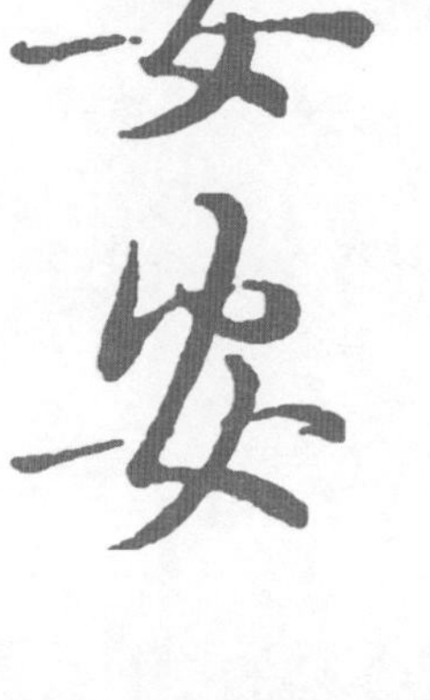

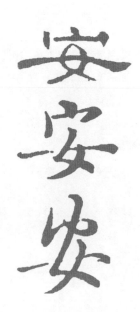

谜语猜猜字

今天，准妈妈来玩一玩猜字谜吧，记住这些有趣的字谜，将来等宝宝上学后再来一起猜，那会非常有意思。

一来再来

2 守门员

3 有人偷车

半青半紫

自己

6 秀才翘尾巴

重点支援大西北

8 身残心不残

9 十八乘六

10 一勾心月伴三星

一撇一竖一点

12 八字头

13 千里挑一，百里挑

14 四个人搬个木头

15 一人一张口，口下长只手

16 一人在内

一人挑两小人

18 一人腰上挂把弓

19 一口吃掉牛尾巴

20 一口咬定

21 一大二小

22 一斗米

23 一月七日

24 一加一

25 七人头上长了草

26 王先生白小姐坐在石头上

27 九辆车

28 四个人搬个木头

29 二八佳人

30 人不在其位

答案

1 冉 2 闪 3 输 4 素 5 体 6 秃 7 头 8 息 9 校 10 心 11 压 12 学 13 伯 14 杰 15 拿 16 肉 17 夹 18 夷 19 告 20 交 21 奈 22 料 23 脂 24 王 25 花 26 碧 27 轨 28 杰 29 妙 30 立

诗词欣赏：《木兰诗》

《木兰诗》是一篇长篇叙事诗，讲述了一个经典的替父从军的巾帼英雄故事。

木兰诗

唧唧复唧唧，木兰当户织。不闻机杼声，惟闻女叹息。问女何所思，问女何所忆。女亦无所思，女亦无所忆。昨夜见军帖，可汗大点兵，军书十二卷，卷卷有爷名。阿爷无大儿，木兰无长兄，愿为市鞍马，从此替爷征。

……

爷娘闻女来，出郭相扶将；阿姊闻妹来，当户理红妆；小弟闻姊来，磨刀霍霍向猪羊。开我东阁门，坐我西阁床，脱我战时袍，著我旧时裳，当窗理云鬓，对镜贴花黄。出门看火伴，火伴皆惊忙：同行十二年，不知木兰是女郎。

雄兔脚扑朔，雌兔眼迷离；双兔傍地走，安能辨我是雄雌？

《木兰诗》记述了木兰女扮男装，代父从军，在战场上建立功勋，回朝后不愿做官，但求回家团聚的故事。诗中热情赞扬了这位奇女子勤劳善良的品质，保家卫国的热情，英勇战斗的精神，以及端庄从容的风姿。它不仅反映出北方游牧民族普遍的尚武风气，更主要的是表现了北方人民憎恶长期割据战乱，渴望过和平、安定生活的意愿。

全诗着力写木兰出征前、征途中和回家后的心理活动，而很少写她在战斗中的英雄业绩。从表面上看，似乎刻画儿女之情多，而描绘英雄之气少。但从实际效果看，诗中所刻画的种种儿女情状，正多方面地丰富了木兰的英雄性格，使这一形象有血有肉，真实动人。通过这些描述让我们看到了一个孝顺、勇敢的花木兰。

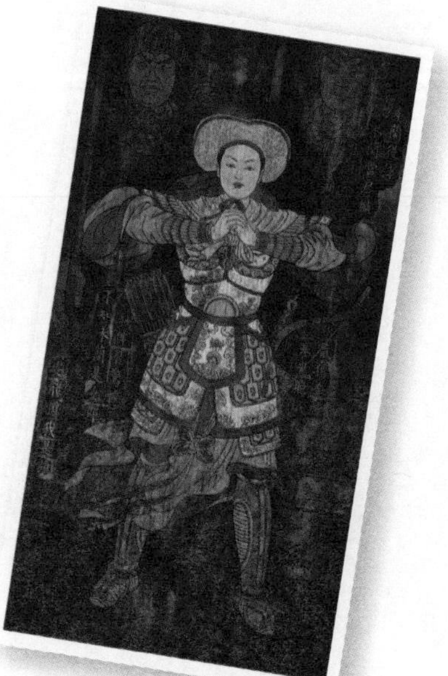

豫剧：《花木兰》

豫剧发源于中国河南省，是中国五大戏曲剧种之一、中国第一大地方剧种，在中国具有广泛的影响力。尤其是那出有名的豫剧《花木兰》，非常值得准妈妈去看看。

剧情故事

南北朝时期，番邦犯境，边关告急。花木兰的父亲接到了征兵军帖。花木兰虑及老父体弱，弟弟年幼，思之再三，决定女扮男装，冒弟弟木力之名，代父从军。木兰辞别双亲，披星戴月，快马加鞭，奔赴边关。途中，她还结识了几个朋友，全是应征入伍的战士，相伴同行。他们在接近前线时，忽闻战鼓齐鸣，杀声震天，魏军正与敌兵交战，突力子等三人夹战魏军贺元帅，木兰一马当先，杀退敌人。从此，她便得到贺元帅的赏识。戎马倥偬，十二年过去，身经百战的木兰已晋升为将军。某夜，木兰外出巡营，忽听群鸟飞鸣，她料想必是敌兵前来偷袭，惊起宿鸟。便禀告元帅，建议四面埋伏，智擒敌酋。果然，敌军中计，突力子被擒。元帅拟为木兰封官进爵，并把爱女许与将军。木兰不慕官爵，更不能与元帅之女成婚，只求赐予千里马，回故乡探亲。木兰返回桑梓，脱去战时袍，换上旧时装。朝廷册封木兰为尚书郎，元帅率领众将，抬着礼物，亲临花家，请见花木力将军。木兰出堂，相见之下，元帅惊讶不已。于是，木兰细述从军经过，元帅盛赞木兰不愧是一位巾帼英雄。

戏剧欣赏

豫剧以唱腔铿锵大气、抑扬有度、行腔酣畅、吐字清晰、韵味淳美、生动活泼、有血有肉、善于表达人物内心情感著称。《花木兰》是"豫剧皇后"常香玉的代表剧目，常香玉用那高亢明亮的唱腔，英姿飒爽的英雄气概，以及时而显现的柔情似水的儿女情长，把一个栩栩如生的女英雄展现在万千观众的眼前。

成语故事：《守株待兔》

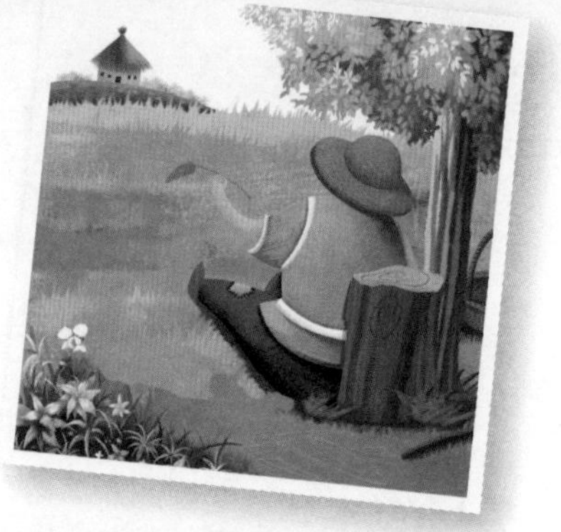

这是一篇准妈妈在小学就学过的课文，也是一个看似简单有趣，但却很有意义的成语故事。今天，准妈妈就和胎宝宝也讲讲这个故事吧，让胎宝宝看看农夫最后等到兔子没有。

守株待兔

在宋国，有一个农夫，他的地头长着一棵大树，他每天在田地里劳动，累了就在树下休息、乘凉。

有一天，这个农夫正在地里干活，突然有一只野兔从草丛中蹿出来。野兔见到人后，受到了惊吓。于是，拼命地奔跑，不料一下子撞到农夫地头的那棵树上，折断脖子死了。

农夫见状立即放下手中的农活，走过去捡起死兔子，他非常庆幸自己的好运气。晚上回到家，农夫把死兔子交给了妻子。妻子做了一锅香喷喷的野兔肉，两人有说有笑地美美吃了一顿。

第二天，农夫照常来到地里干活，可是，他再不像以往那么专心地干活了。而是干一会儿活就朝草丛里看一看、听一听。他多么希望再有一只兔子蹿出来撞在树上啊。

农夫盼呀，盼呀。就这样，他心不在焉地在地里干了一天活，该锄的地也没锄完。直到天黑也没见到有兔子的影子，他很不甘心地回家了。

第三天，农夫又来到地边，他已完全没有心思锄地了。他把农具放在一边，自己则坐在大树旁边的田埂上，一门心思地等待野兔子蹿出来。可是，哪里有兔子啊？他又白白地等了一天。

从此以后，农夫每天就这样守在大树边，希望能再捡到兔子，然而他这种不劳而获的愿望始终没有实现。农田里的苗枯萎了，长了好多的野草，田地就这样荒废了。农夫因此成了宋国人议论的笑柄。

小故事大道理

这个典故告诉我们不要存有侥幸心理，不要想着不劳而获，天上掉馅饼的事情是绝对不可能发生的。把偶然的事件当成必然性的事件是十分愚蠢的。只有通过自己的劳动，才能有所收获，否则终将一无所获，留下终身遗憾。

脑筋急转弯（4）

准妈妈每天挺着大肚子，是不是有时候会感到很累。给准妈妈推荐几个脑筋急转弯，让自己放松一下，看看你们是否能转过弯来。

猜猜最少几个人

一个爸爸，一个妈妈，一个哥哥，一个妹妹，一个侄子，一个外甥女，一个舅父，一个姑妈，一个儿子，一个女儿，还有一个表兄和表妹。这家最少几个人？

答案：14人

解释：设4人分别为A，B，C，D，A和B是亲生兄妹，A是哥哥，有一个儿子C，B是妹妹，有一个女儿D。于是：

一个爸爸 A是C的爸爸

一个妈妈 B是D的妈妈

一个哥哥 A是B的哥哥

一个妹妹 B是A的妹妹

一个侄子 C是B的侄子

一个外甥女 D是A的外甥女

一个舅父 A是D的舅父

一个姑妈 B是C的姑妈

有关“花”的新说法

花的孩子是谁？

花的老公是谁？

花的妈妈是谁？

花的外婆是谁？

答案：花生米

蝶恋花

妙笔生花

爆米花

关于“草地”

有一片绿绿的草地，

又一片绿草地。

草地上来了一群羊，

又来了一群狼。

答案：梅花

野梅花

草莓

杨梅

名画欣赏：《莫第西埃夫人》

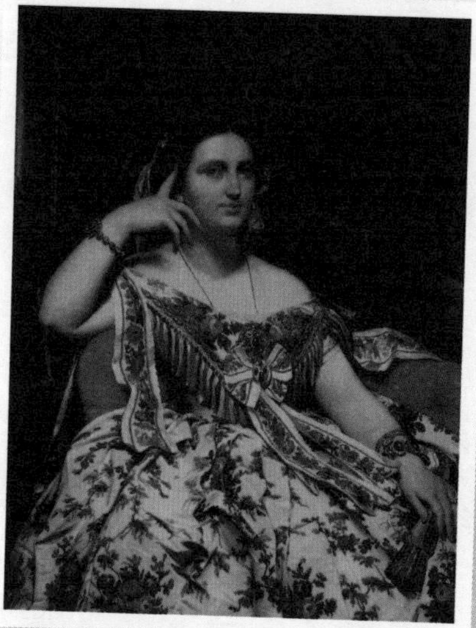

这幅《莫第西埃夫人》是画家安格尔76岁时的作品，是安格尔应自己朋友的女儿莫第西埃夫人的要求而画的一幅人物肖像。这幅画像细致入微，整个画面中莫第西埃夫人皮肤白皙，穿的衣服颜色淡雅而华丽，大花的裙子与蝴蝶结和飘带相配，还有头上戴的手绢；莫第西埃夫脖子上的项链，手上的手链，衣服上镶嵌的宝石，这些作者都很细致地描绘了出来；而莫第西埃夫人的表情平静，神情也很自然，让人一看就感觉她是一个很有教养的尊贵夫人。美丽的莫第西埃夫人就那样坐在那里，连衣服上的褶皱都画得这么真实。虽然没有说话，脸上也没有笑容，但典雅的气质不得不让人感觉到她的美丽。

而这幅画更细致、更为难得的是在莫第西埃夫人身后还有一面镜子，镜子里竟然还有夫人的影子，而在影子身上我们看到了头发后面的手绢是什么样，人物坐的椅子靠背什么样，人物侧面的表情，甚至是人物的手在镜子里应该能看到的那部分。感叹呀！画家细致入微的观察，严谨的构图，对线条的把控，最终创作出了这幅传世之作。

安格尔

安格尔作为作为19世纪新古典主义的代表。他善于把握古典艺术的造型美，把这种古典美融化在自然之中。他的绘画吸收了15世纪意大利绘画、古希腊陶器装饰绘画等遗风，画法工致。他重视线条造型，追求线条干净和造型平整。力求做到构图严谨、色彩单纯、形象典雅。这些特点尤其突出地体现在他表现人体美的一系列绘画作品中。他曾说过：“艺术发展早期阶段的那种未经琢磨的艺术，就其基础而论，有时比臻于完美的艺术更美。”

动嘴又动脑：
绕口令说风景

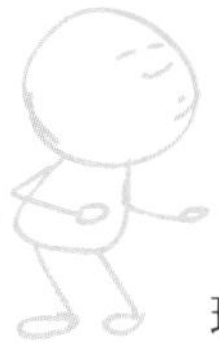

绕口令虽然只是短短几句话，但也可以在韵律中表现出属于它自身的美。说一说下面几个绕口令吧，看看这些美景都在哪。

山岩山泉山洞

山岩出山泉，山泉源山岩，
山岩抱山泉，山泉依山岩，
山岩挡山泉，山泉冲山岩。
山里有个洞，洞里有个缸。
缸里有个盆，盆里有个碗，
碗里有个碟，碟里有个勺，
勺里有个豆。
我吃喽，你馋喽，我的故事讲完啦。

高高山上一座庙

高高山上一座小庙儿，
里头坐着个神道儿，
头上戴顶罗帽儿，
身上穿件外套儿，
两个小鬼喝道儿，
四个小鬼抬着藤轿儿，
出了门一绕儿，
出巡回来归庙儿。

报山名

河北狼牙山，
山西太行山，
内蒙古阴山，
黑龙江黑山，
吉林长白山，
台湾阿里山，
青海昆仑山，
四川峨眉山，
甘肃祁连山，
山东泰山，
安徽黄山，
江西庐山，
陕西华山，
新疆天山，
西藏喜马拉雅山。

国学经典：《论语》（节选）

《论语》是中国春秋时期一部语录体散文集，主要记载孔子及其弟子的言行。它较为集中地反映了孔子的思想。由孔子弟子及再传弟子编纂而成。它不仅是道德和文化的重要载体，而且是古代圣哲修身明德、体道悟道、天人合一的智慧结晶。

学而篇第一

子曰："学而时习之，不亦说乎？有朋自远方来，不亦乐乎？人不知而不愠，不亦君子乎？"

有子曰："其为人也孝弟，而好犯上者，鲜矣；不好犯上，而好作乱者，未之有也。君子务本，本立而道生。孝弟也者，其为仁之本与！"

译文

孔子说："学习知识而又经常温习和练习，不是很高兴吗？有志同道合的朋友从远方来，不是很令人快乐吗？人家不了解我，我并不恼怒，不也是一个有道德的君子吗？"

有子说："做人，孝顺父母，尊敬兄长，而喜好冒犯长辈和上级的人，是很少见的；不喜好冒犯长辈和上级，而喜好造反作乱的人，是没有的。君子要致力于根本，根本确立了，仁道也就在心里扎下了根。孝顺父母，敬爱兄长，这两种品德就是行仁的根本吧！"

解析《论语》

《论语》一书，篇幅不多，却出现了很多的重复的章节。其中有字句完全相同的，如"巧言令色鲜矣仁"一章，先见于《学而篇第一》，又重出于《阳货篇第十七》；"博学于文"一章，先见于《雍也篇第六》，又重出于《颜渊篇第十二》。又有基本上是重复只是详略不同的，如"君子不重"章，《学而篇第一》多出十一字，《子罕篇第九》只载"主忠信"以下的十四个字；"父在观其志"章，《学而篇第一》多出十字，《里仁篇第四》只载"三年"以下的十二字。这种现象只能作一个合理的推论：孔子的言论，当时弟子各有记载，后来才汇集成书。所以《论语》一书绝不能看成某一个人的著作。但《论语》中所记孔子循循善诱的教诲之言，或简单应答，或启发论辩，富于变化，娓娓动人，教给了后人许多如何为人处世的道理。

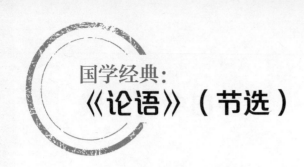

胎教手语：
你真可爱

准妈妈讲话的声音对胎宝宝有很好的情绪安抚作用，因此，准妈妈要多和胎宝宝说话，通过有趣的胎教游戏，增加与胎宝宝的互动。准妈妈用她的手语告诉胎宝宝“你真可爱。”

你▶一手示指指向腹部。

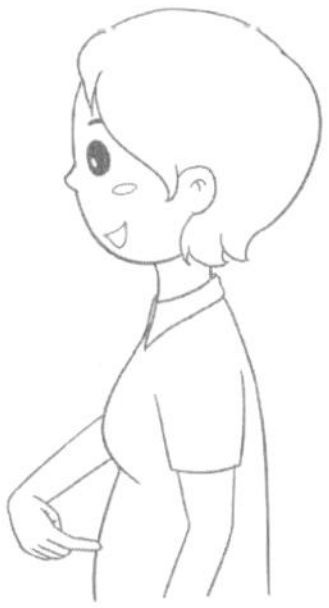

真▶一手示指弹打一下另一手食指。

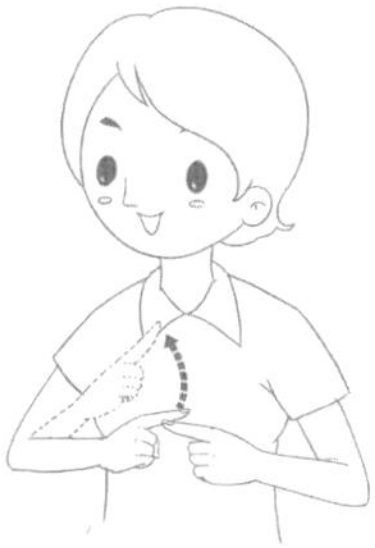

可爱▶一手五指伸直，指尖向上，然后拇指不动，其余四指弯动几下；一手轻轻抚摩另一手拇指指背，表示一种“怜爱”的感情。

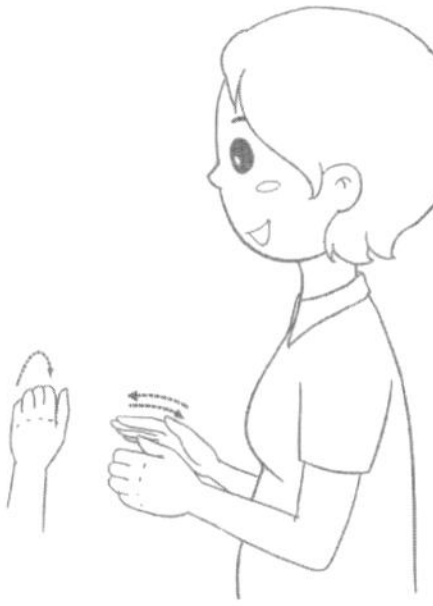

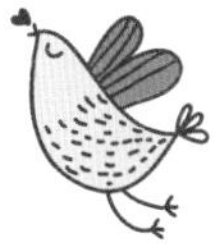

温馨提醒

在日常生活中，准妈妈可以随时用温柔的声音，向胎宝宝“介绍”亲朋好友，告诉他大家都很喜欢他。胎宝宝若经常听到准妈妈的声音，出生后，一听到妈妈的声音就会有安全感。

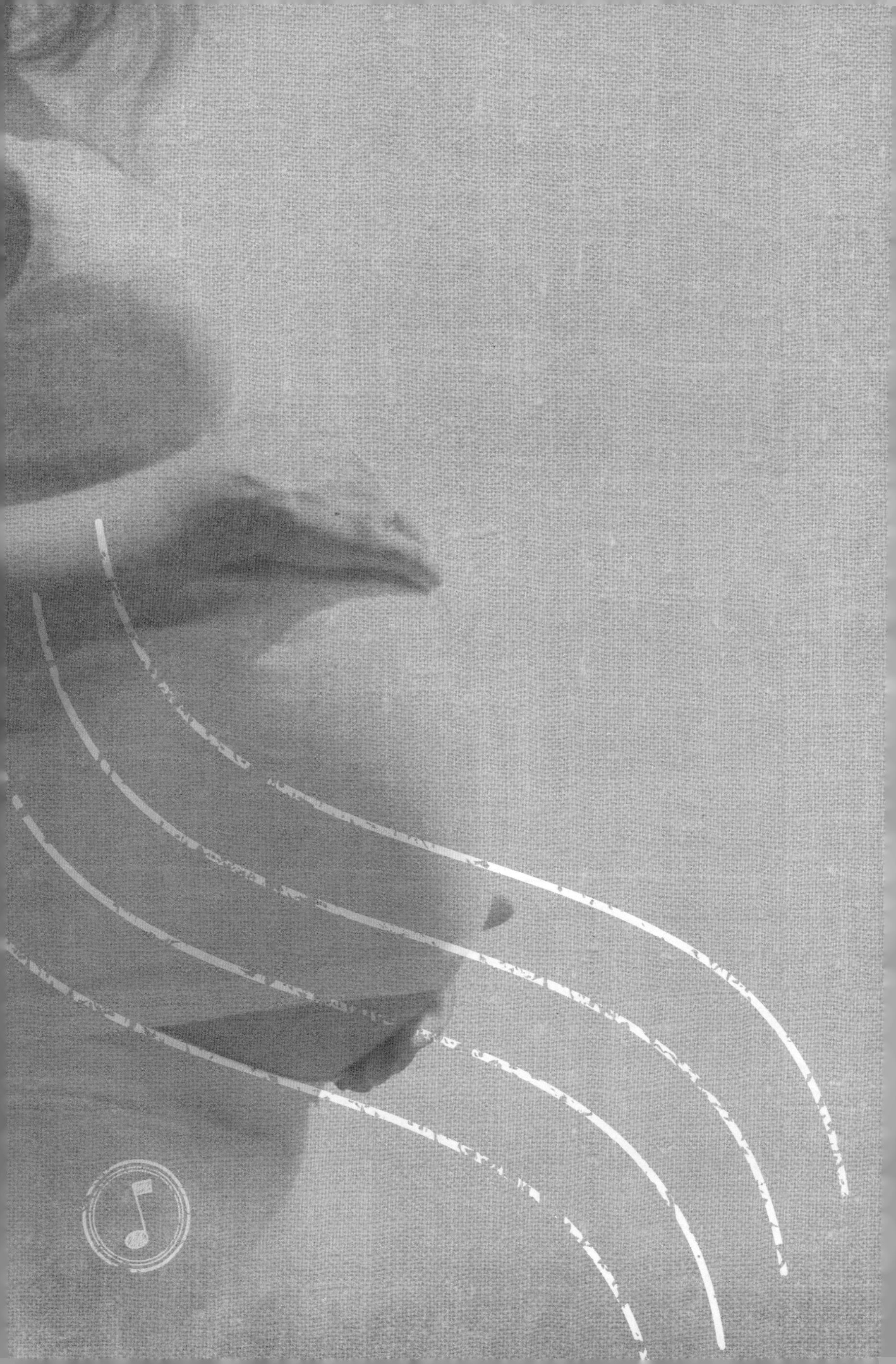

孕8月

胎宝宝睁眼看世界

到了孕期第8个月时，胎宝宝的发育基本是个真正的小人儿了，胎宝宝初步的意识萌动已经建立。准妈妈的修养、兴趣、爱好、职业，以及与准爸爸的融洽关系，都能影响胎宝宝的性格。高尚的情趣、豁达的心胸、丰富的生活、真挚热烈的爱情，会使胎宝宝感受到幸福。所以，准父母应通过看、听、体会生活中的美，将自己美的感受通过神经传导输送给胎宝宝。

胎宝宝的习惯随妈妈

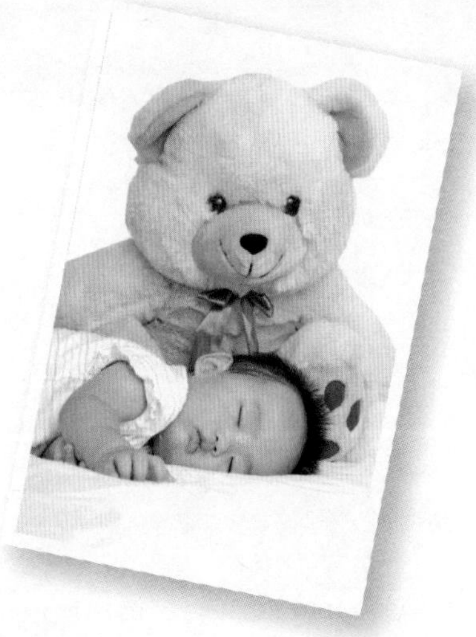

俗话说“三岁看老”，说明一个人的习惯在他很小就形成了，甚至可以说还是胎宝宝时就有了。所以，对准妈妈来说，最好的胎教就是在于自己的言行对胎宝宝的影响。准妈妈的良好习惯将会让宝宝受益终身。

别让宝宝成为夜猫子

通过对新生宝宝的观察，发现孩子生下来可以分为两种类型：一种是易养型，这种类型的孩子生活很规律，早上6点半醒来，晚上10点左右睡觉，白天很少哭闹，饮食、睡眠都非常按时，很让大人省心。而另外一种孩子似乎生下来就是跟大人作对的，白天比谁都睡得多，晚上比谁都有精神。排除父母在护理上的因素外，第二种孩子很可能跟准妈妈的孕期生活有较大的联系。早起型准妈妈所生的孩子，一生下来就有早起的习惯，而晚睡型的准妈妈所生的孩子也有晚睡的习惯。所以，要想培养自己的宝宝从小就形成良好的生活习惯和性格，准妈妈就要先改变自己的作息，保证起居规律。

让宝宝爱上蔬菜

羊水能够传递母亲所吃的食品的味道。如果母亲定期吃特定的食物，宝宝慢慢就会习惯和爱上这些食物。只要妈妈在怀孕期间刻意多吃这些蔬菜，将能帮助宝宝培养出对蔬菜口味的终生喜好。美国科学家曾做试验证明，如果母亲希望她们的孩子在出生后喜欢吃某种蔬菜，她们首先要给机会让孩子适应这些蔬菜的口味。如经常喝芹菜汁的准妈妈，宝宝出生后也更容易接受芹菜的味道。由此可见，在宝宝出生之前，母亲可以提前培养他们的口味，多吃各种健康蔬菜，让胎宝宝在妈妈肚子里就开始适应这些蔬菜的味道。

准妈妈快乐唱童谣（7）

准妈妈有没有想过，当宝宝出生后吃饭时玩要怎么办？不好好睡觉怎么办？淘气怎么办？唱一唱这些童谣，这些好听有趣的童谣胎宝宝一定会喜欢，而且可能还会帮助你将来让宝宝吃得好，睡得香。

吃饭歌

白白米饭，豆腐鸡蛋，
鱼肉青菜，闻着香喷喷。
宝宝装个大老虎，
啊呜一口全吃光。

睡觉歌

小宝宝，要睡觉，
不吵不叫也不闹。
躺在床上静悄悄，
一会儿梦儿就来到。

太阳公公起得早

太阳公公起得早，
它怕宝宝睡懒觉，
爬上窗口瞧一瞧，
咦！怎么不见了？
宝宝正在院子里，
一二三四做早操。

刷牙歌

小牙刷，手中拿，
早晚刷牙不忘掉。
刷里边，刷外边，
上下左右全刷到。
认真刷，牙齿好，
牙膏乐得吐泡泡。

洗手歌

自来水，清又清，
常洗小手讲卫生。
伸出手儿比一比，
看看谁的最干净。

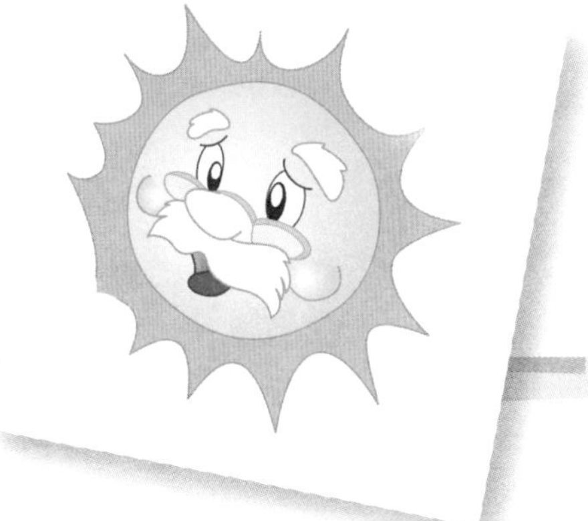

经典故事：《雪孩子》

雪孩子

这个寒冷的冬季下了一场大雪，雪花把树枝盖得满满的，压得弯弯的；地面上粉白粉白，积雪已经有几寸厚了。在森林里的小木屋里住着兔妈妈一家。

雪停了，兔妈妈发现家里的食物不多了。于是对小兔说："你在家里好好玩，我去拔一些萝卜回来。"

小兔也想跟妈妈一起去，小兔说："我一个人在家里，多寂寞呀。"

兔妈妈说："咱们一起来堆一个雪人，让它陪你玩好吗？"

小兔说："好呀，好呀。"

小兔和妈妈很快就堆好了一个雪人。还用两颗龙眼核作雪孩子的眼睛，小萝卜作雪孩子的鼻子。

兔妈妈说："你和雪孩子好好玩，我去拔萝卜了。"

妈妈走了以后，小兔和雪孩子手拉手一起滑雪，雪孩子带着小兔滑行在冰上、在山上、在河边，玩得可高兴了。

玩了好一会儿，小兔感觉累了，回到生着火炉的小木屋里休息。小兔睡着了，他翻了个身，被

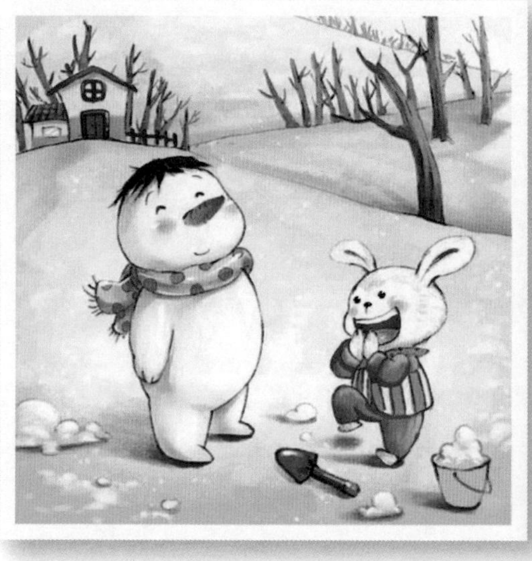

子从床上滑下来，被火烧着了，小木屋里很快冒出了黑烟。

正在玩耍的雪孩子看到小兔子家的小木屋着火了，便立刻冲向小木屋，"小白兔！小白兔！你快出来呀！"雪孩子喊道。

屋里没有回答，只听到"噼噼啪啪"的声响。

他用力把门一推，一个火舌猛地从里面卷来。雪孩子待了一会儿，他感到十分难受，满身流汗——其实那是他融化的水——他瘦多了。

火舌呼呼地迎面扑来。他不由得退后几步。尽管这样，他还觉得十分难受，不住地喘气。可是，眼

看着屋里的火越来越旺，他的心也像被火燎着似的灼痛——小白兔还在屋里，怎么能不着急呀！将雪球一个一个扔向烈火，可是火还是燃烧着。

雪孩子勇敢地冲了过去，猛地钻进了烈火。火，像猛兽般扑来。他的头发燃着了，浑身湿淋淋的。可是他顾不上这些，雪孩子冲入木屋。

这时，小兔被惊醒了，叫着：“妈妈！妈妈！”

雪孩子不顾一切地扑进大火，抱起小兔冲出来。可是，雪孩子不断融化的身体已经越来越瘦小了，等他把小兔救出小木屋后，自己却化成了一摊雪水。

兔妈妈回来看到被烧毁的小木屋，急得到处寻找小兔：“孩子！你在哪儿？”

小兔扑过来叫着：“妈妈！我在这。”兔妈妈喜出望外。

小白兔完全清醒过来了。他想起，是雪孩子把他从烈火里救出来的。可是雪孩子呢？雪孩子到哪儿去了呢？小兔子看到旁边的雪孩子变成了一堆水和两个龙眼核，他就哭了。这个时候妈妈就来了，问小兔怎么回事？

小兔说：“是雪孩子救了我，可是雪孩子化了，它飞到天上去了，我再也见不到雪孩子了。”

妈妈安慰小兔说：“雪孩子是在火中化成水之后，又变成了气到天上去了，雪孩子还和我们在一起，明年的冬天它还会再回来。”

小故事大道理

这个故事告诉我们，有一种精神叫做奉献。只要这种信念是正确的，为了这种信念去放弃自己的一切包括生命都是值得的。雪孩子为了救小兔不惜放弃了自己的生命，它的生命是如此短暂，但是它的意义是如此的伟大。

1月 2月 3月 4月 5月 6月 7月 8月 9月 10月

胎教百科：
美丽的冰花

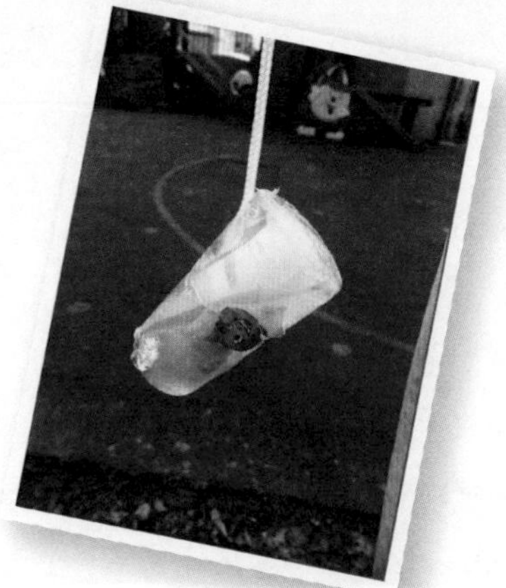

准妈妈见过冬天里美丽的冰花吗？它是自然的手笔，一朵朵，一束束，晶亮，洁白。是什么原因让它如此美丽，我们一起来打开百科知识，揭开冰花美丽的面纱。

冰花产生的原因

冰花的产生雾气有关系。如果雾滴较大且温度较高，那么，冻结时热量不易发散，就有一部分呈液态，一旦这种零度以下的液态雾滴通过树枝时，就与树枝相碰，冻在树枝上。如果雾滴很小，雾滴的温度又特别低，那么，冻结就进行得很快，这时在树枝上的冻结物往往是由许多小颗粒冰珠所组成的。各颗粒间含有空气间隙，所以，在光线的照射下呈银白色。

有时，过冷却的雾滴与透明冰层同时存在，雾滴的水分汽化，这些水汽又在玻璃状冰层表面凝华下来，呈毛茸茸的白色结晶状态，很像霜花。

婀娜多姿的冰花：雾凇

冬季，我国长江流域或以北地区，在雪过天晴的夜间或清晨大雾弥漫的严寒天，可能会在树枝、作物茎叶、电线等物体的迎风面，形成一种毛茸茸的乳白色冰花，亮晶晶的，似雪非雪，似冰非冰。雾凇就像一个魔法师，把我们的世界变了样，那些树枝有的像鹿角，有的像盛开的菊花，还有的像正月十五里绽放的烟花，美丽极了。在朦胧月光或清晨柔和阳光的“呵护”下，微风摇曳着它那婀娜多姿的玉白身躯，显得格外神奇。

制作美丽的冰花

材料

小碗、一次性纸杯或各种小容器、水、颜料、毛线、彩纸、剪刀

制作方法

1.选择自己喜欢的物品放在小碗或其他容器里。

2.用剪刀将彩纸剪出美丽的窗花或图案放在容器里。

3.将绳子的一端也放在容器里，再倒入清水，然后将容器放到室外或冰箱里，第二天或四五个小时后再来观察。

4.冰花冻好后，提起事先冻在容器里的绳子将冰花取出，好看的冰花就做好了。

民间艺术：
川剧的变脸

川剧变脸总是让人感觉神秘莫测，那一张张色彩斑斓的脸谱究竟是如何被一层一层揭开的呢？揭下来的脸谱又是如何被变走的？变脸是魔术吗？还是绝技呢？

变脸的起源

川剧是汉族戏曲剧种之一，而川剧脸谱，是川剧表演艺术中重要的组成部分，是历代川剧艺人共同创造并传承下来的艺术瑰宝。川剧变脸是川剧表演的特技之一。变脸是运用在川剧艺术中塑造人物的一种特技，是揭示剧中人物内心思想感情的一种浪漫主义手法。相传“变脸”是古代人类在面对凶猛野兽的时候，为了生存，把自己脸部用不同的方式勾画出不同形态，以吓跑入侵的野兽。

变脸的手法

变脸的手法大体上分为“抹脸”“吹脸”“扯脸”。

“抹脸”是将化妆油彩涂在脸的某一特定部位上，到时用手往脸上一抹，便可变成另外一种脸色。如果要全部变，则油彩涂于额上或眉毛上，如果只变下半部脸，则油彩可涂在脸或鼻子上。如果只需变某一个局部，则油彩只涂要变的位置即可。

“吹脸”只适合于粉末状的化妆品，如金粉、墨粉、银粉等。有的是在舞台的地面上摆一个很小的盒子，随着剧情的进展，内装粉末，演员到时做一个伏地的舞蹈动作，趁机将脸贴近盒子一吹，粉末扑在脸上，立即变成另一种颜色的脸。必须注意的是：吹时闭眼、闭口、闭气。

“扯脸”是比较复杂的一种变脸方法。它是事前将脸谱画在一张一张的绸子上，剪好，每张脸谱上都系一把丝线，再一张一张地贴在脸上。丝线则系在衣服的某一个顺手而又不引人注目的地方(如腰带上)。随着剧情的进展，在舞蹈动作的掩护下，一张一张地将它扯下来。“扯脸”有一定的难度：一是粘脸谱的黏合剂不宜太多，以免到时扯不下来，或者一次把所有的脸谱都扯下来。二是动作要干净利落，假动作要巧妙，能掩观众眼目。

川剧变脸是运用在川剧艺术中塑造人物的一种特技，是揭示剧中人物内心思想感情的一种浪漫主义手法。1987年，文化部又正式出文，将川剧变脸艺术列为国家二级机密，这也是中国戏剧界唯一一项国家机密。

古筝曲：《渔舟唱晚》

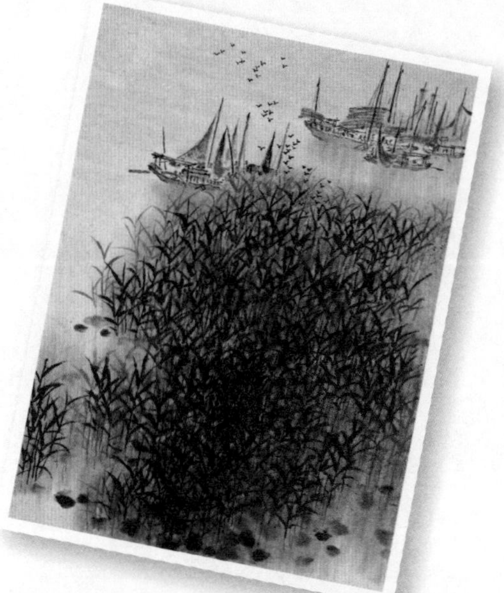

准妈妈在睡前时分，舒舒服服地躺在床上欣赏这首《渔舟唱晚》，它会让自己的思绪沉静到傍晚的水波上，在渔舟的摇曳中静静地入睡。

音乐欣赏

《渔歌唱晚》取自唐代诗人王勃《滕王阁序》中："渔歌唱晚，响穷彭蠡之滨"的诗句。

江南水乡，夕阳西下，晚霞辉映下渔人载歌而归，歌声响遍鄱阳湖畔；排成行列的大雁被寒气惊扰，叫声消失在衡阳的水边。片片白帆随波逐流，渔舟满载而归……

乐曲开始，以优美典雅的曲调、舒缓的节奏，描绘出了上面这一幅美丽的画面。音乐展示了优美的湖光山色——渐渐西沉的夕阳，缓缓移动的帆影、轻轻歌唱的渔民……给人以"唱晚"之意，抒发了作者内心的感受和对景色的赞赏。

第二段音乐速度加快，以音乐的主题为材料逐层递降，音乐活泼而富有情趣。形象地表现了渔夫荡桨归舟、乘风破浪前进的欢乐情绪。

第三段在旋律的进行中，运用了一连串的音型模进和变奏手法。形象地刻画了荡桨声、摇橹声和浪花飞溅声。随着音乐的发展，速度渐次加快，力度不断增强，展现出渔舟近岸、渔歌飞扬的热烈景象。音乐在高潮中突然切住，尾声缓缓流出，其音调是第二段一个乐句的紧缩，环绕一段优美的旋律层层下落，此旋律不但风格性很强，且十分优美动听，确有"唱晚"之趣。

在美妙的古筝曲中，我们会慢慢沉醉，仿佛眼前展现出在美丽的漓江边，渔民们向江里撒下渔网的美丽情景……

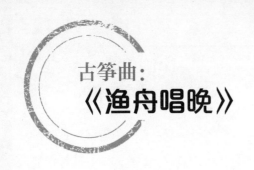

走进滕王阁

滕王阁因初唐诗人王勃诗句“落霞与孤鹜齐飞，秋水共长天一色”而流芳后世；又因一句：“渔舟唱晚，响穷彭蠡之滨”的诗句，成就了今天的《渔舟唱晚》。

滕王阁的历史

滕王阁始建于唐永徽四年（公元653年），为唐高祖李渊之子李元婴任洪州都督时所创建。唐太宗李世民之弟——李元婴出生于帝王之家，受到宫廷生活熏陶。“工书画，妙音律，喜蝴蝶，选芳渚游，乘青雀舸，极亭榭歌舞之盛。”据史书记载，永徽三年（公元652年），因李元婴在贞观年间曾被封于山东省滕州故为滕王，且于滕州筑一阁楼名以“滕王阁”，后滕王李元婴调任江南洪州，又筑豪阁仍冠名“滕王阁”，此阁便是后来人所熟知的滕王阁。

壮丽的滕王阁

滕王阁与湖北武汉黄鹤楼、湖南岳阳楼并称为“江南三大名楼”。

滕王阁主体建筑净高57.5米，建筑面积13000平方米，共九层。主阁取“明三暗七”格式，即从外面看是三层带回廊建筑，而内部却有七层，就是三个明层，7个暗层，另为设备层和屋顶。主体建筑为宋式仿木结构，濒临赣江，面对西山，视野开阔，突出背城临江，瑰玮奇特的气势。

文人墨客笔下的滕王阁

滕王阁

唐·王勃

滕王高阁临江渚，佩玉鸣鸾罢歌舞。
画栋朝飞南浦云，珠帘暮卷西山雨。
闲云潭影日悠悠，物换星移几度秋。
阁中帝子今何在？槛外长江空自流。

滕王阁

唐·杜牧

滕阁中春绮席开，
柘枝蛮鼓殷情雷。
垂楼万幕青云合，
破浪千帆阵马来。
未掘双龙牛斗气，
高悬一榻栋梁材。
连越控巴知何事，
珠翠沉檀处处催。

动脑对对联

对对联的趣味性、益智性很适合准妈妈一边念，一边开动脑筋。准妈妈勤动脑，胎宝宝更聪明。准妈妈在试着对对联之前，要先看一下对联口诀，了解一下对仗关系，这样会更容易对出好对联来。

对联口诀

天对地，雨对风。大陆对长空。
河对汉，绿对红。赤日对苍穹。
山对海，华对嵩。四岳对三公。
晨对午，夏对冬。日下对天中。
清对淡，薄对浓。暮鼓对晨钟。
雷隐隐，雾蒙蒙。雨伯对雷公。
繁对简，叠对重。意懒对心慵。
奇对偶，只对双。大海对长江。
泉对石，干对枝。经纬对干支。
垂钓客，荷锄翁。仙鹤对神龙。
山花对海树，雨霁晚霞红。
青春对白昼，古柏对苍松。

好玩的对联游戏

上联：开口便笑，笑古笑今凡事付之一笑

答案：大肚能容，容天容地与己何所不容

❷上联：开花芝麻——步步高

答案：出土甘蔗——节节甜

❸上联：处处红花红处处

答案：重重绿树绿重重

上联：雪映梅花梅映雪

答案：莺宜柳絮柳宜莺

上联：静泉山上山泉静

答案：清水塘里塘水清

❻上联：上海自来水来自海上

答案：山东落花生花落东山

上联：山羊上山，山碰山羊角

答案：水牛下水，水没水牛腰

❽上联：松叶竹叶叶叶翠

答案：秋声雁声声声寒

❾上联：无锡锡山山无锡

答案：平湖湖水水平湖

温馨提醒

对对联基本格律六要素，一般认为：字数相等，内容相关，词性相当，结构相称，节奏相应，平仄相谐。

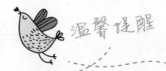

手指画出美丽

手指画操作方便，艺术表现直观简洁。鲜艳的色彩以及游戏性绘画形式等，极易受到孩子的喜爱。准妈妈不妨现在就学一学，以后好教宝宝画。

手指画的基本技巧

手指画看似简单，但也要讲一定的方法，有一定的技巧。

点触法

手指尖蘸色后在纸上点触，画出的是圆点形图样，适合画小花和人、动物的眼睛以及类似的形象。

平按法

手指的螺纹面蘸色平按在纸上，画出的是椭圆形图样，适合画气球或人、动物的身体以及类似的形象。

拖画法

手指头蘸色在纸上拖动，画出的是粗线条，适合手指涂鸦，和手指画大形体形象创作。

笔触法

用手指头蘸色像画笔一样一笔笔短而快地在纸上涂抹，适合手指涂鸦和背景涂抹。

其他部位

其他还有用手指的侧面、指甲、手掌、手掌侧面等部位画出更富于变化的图样。

有趣的手指画

下面，我们就动手试试，从简单的画起。

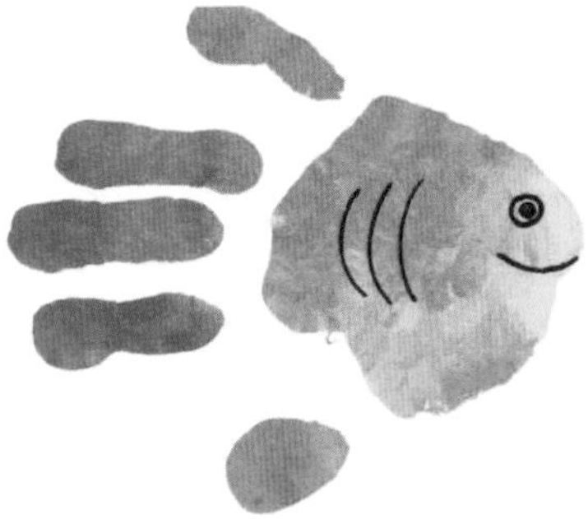

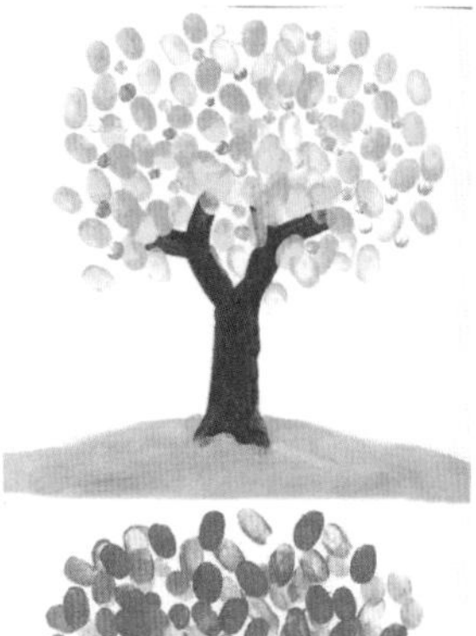

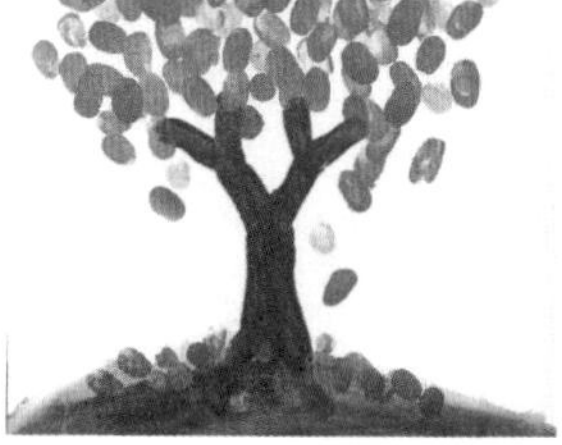

简笔画画衣服

就要跟宝宝见面了，你心目中的宝宝是什么样子的，有没有想过给他穿上漂亮衣服的样子。那给宝宝穿什么好呢？准妈妈拿起画笔，将心中的美丽画出来。

帅哥宝宝的T恤衫

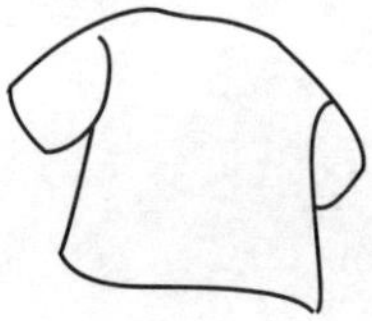

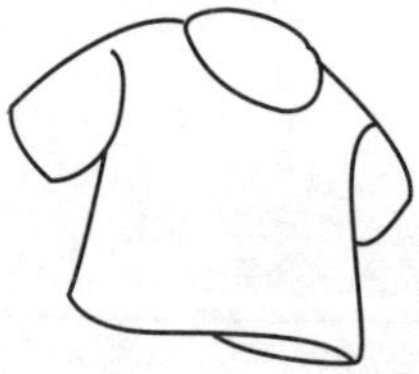

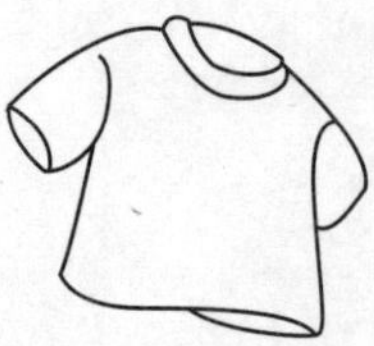

美女宝宝的花裙子

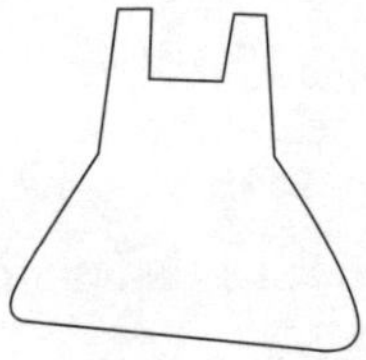

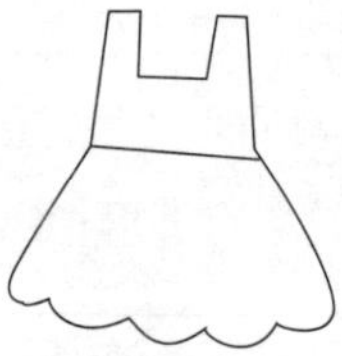

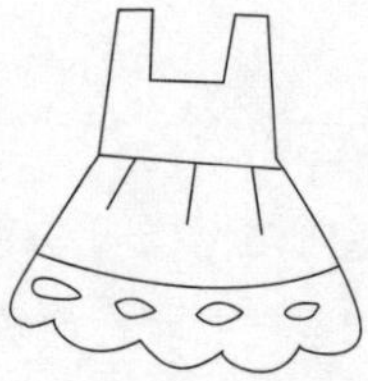

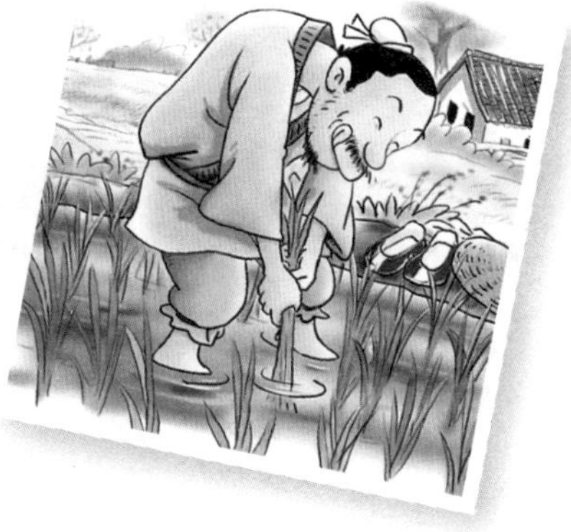

成语故事：《揠苗助长》

揠苗助长

春秋战国时期，有个种田的农夫，到了春天播种的时节，他按时将种子播撒在田地里。于是，每天盼着地里的种子早点发芽。他盼呀！盼呀！地里的种子终于发出了嫩绿嫩绿的小苗。他高兴极了。

可没过几天，农夫看着自己地里的小苗，总感觉长得太慢，他希望自己地里的禾苗长得快点、高点。农夫每天都到田地里去看，可是，一天、两天、三天过去了，农夫感觉禾苗好像一点也没有长高。他觉得很苦恼，为什么禾苗不能长得快点呢？他就在田边焦急地转来转去，自言自语地说："我得想个办法帮它们长高。"

回到家里，他想啊，想啊，终于想到了一个自认为很好的办法。

第二天，他来到田地里，把禾苗一根一根地往高里拔。从中午一直忙到太阳落山，田地里的苗都让他拔高了一遍，累得他筋疲力尽。拔了之后，他发现自己地里的禾苗确实比邻居家地里的高了不少。

当他回到家里时，一边喘气一边说："今天可把我累坏了，不过力气没白费，咱家地里的禾苗都长了一大截。"他的儿子不明白是怎么回事，急忙跑到地里一看，发现禾苗的叶子都开始枯萎了。

原来庄稼是靠根来生长的，把根都拔了起来，庄稼怎么还能成活、生长呢？

小故事大道理

揠苗助长这个故事让我们明白了事物运动是有规律的。规律是客观的。规律的存在和发生作用不以人们的意志为转移，它既不能被创造，也不能被消灭，规律具有不可抗拒性。人们的行动一旦违背了规律的要求，就会受到规律的惩罚。所以人们在想问题办事情的时候，必须遵循客观规律，坚持实事求是。

经典传承：《陋室铭》

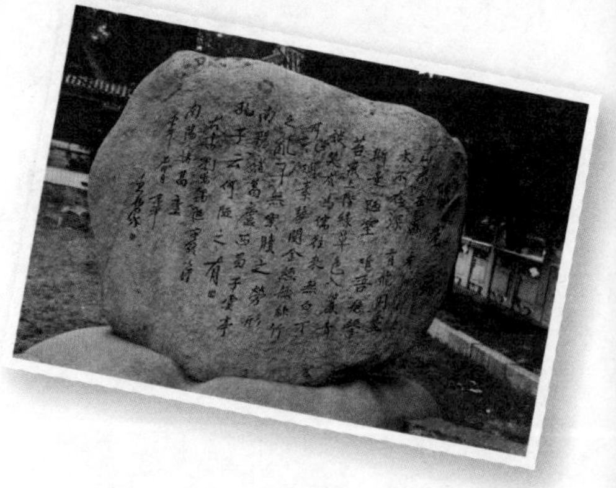

刘禹锡的《陋室铭》，是古代散文中的名篇，以其立意鲜明、格调高雅、文句精美而脍炙人口，久为传诵。今天让我们一同走进“陋室”，品美言，赏美景，悟美德。

陋室铭

山不在高，有仙则名。水不在深，有龙则灵。斯是陋室，惟吾德馨。苔痕上阶绿，草色入帘青。谈笑有鸿儒，往来无白丁。可以调素琴，阅金经。无丝竹之乱耳，无案牍之劳形。南阳诸葛庐，西蜀子云亭。孔子云：何陋之有？

欣赏“陋室”中淡雅的自然美

陋室虽然简陋，但在作者眼里却是高雅、美好品质的象征。

青苔的“上”和青草的“入”，用拟人的手法，表明苔藓也想从台阶爬到陋室，听听主人在说些什么；青草也想从窗户窥视主人在干些什么。简单的两字就把苔藓和青草写活了，让我们已不觉得陋室的环境凄凉、荒芜，而感觉春意正浓，生机盎然。

在幽雅的陋室里，居室的主人或邀客谈笑，或窗下抚琴，或展卷读经，可以乐而忘忧，超凡出世，这又使人爽心。这哪里还会有一丁点儿“陋”的感觉呢？陋室淡雅的自然美衬托着这位雅士高洁的人格，而雅士高洁的人格又使这间朴素的陋室熠熠生辉。

感悟主人高洁的人格美

《陋室铭》表现了作者高洁的生活情操和安贫乐道的情趣。作者借“陋室”颂扬其“德馨”，字里行间所表现出来的是他那令人叹服的高尚的人格美。陋室里没有笙簧迭起、纷扰杂乱的丝竹之声“乱耳”，也没有繁忙的公务、纷繁的书簿来“劳形”，相反却景色优美，雅事不断。在文章结尾，作者引用孔子的“何陋之有”，意在表明自己正是孔子一类的君子。一个乐观坦荡、洁身自好、安贫乐道的文人形象便跃然纸上。

总之，《陋室铭》不仅给我们以美的艺术享受，而且能让我们感受到古人高尚的节操。突出了作者高洁伟岸、不随世俗的志趣和抱负，凸现出一种至善的人格美。

降压美食：
黑木耳炒芹菜

有些准妈妈在孕期可能会患上妊娠高血压综合征，尤其到了孕晚期。准妈妈可以多吃一些降压饮食，帮助控制血压。今天，我们就为准妈妈推荐这道黑木耳炒芹菜。

食谱原料

芹菜200克，黑木耳30克，姜、大葱、大蒜、盐各适量。

制作方法

1. 黑木耳用清水发透，去蒂根，洗净。
2. 芹菜洗净，切成段。
3. 姜洗净，切成片。
4. 葱洗净，切段。
5. 蒜去皮，切成片。
6. 油烧热至六成热，放入姜片、葱段、蒜片爆香。
7. 随即放入芹菜、黑木耳，炒至芹菜断生，入盐调味即成。

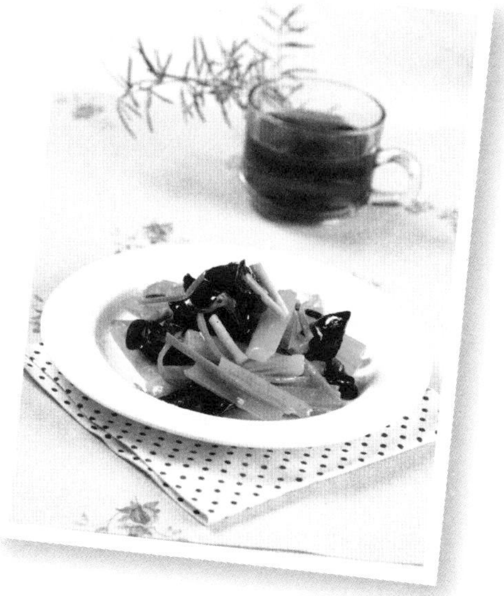

美食道理

芹菜因为含有降压作用的有效成分芹菜素，于原发性、妊娠性及更年期高血压均有效，所以芹菜是辅助治疗高血压病及其并发症的首选之品。黑木耳有能减少血液凝块，有润肺补脑、和血养颜、补血活血、镇静止痛等功效。这道菜能清热平肝、和血降压，特别适宜妊娠期患有高血脂、高血压的准妈妈食用。

动嘴又动脑，
绕口令说数字

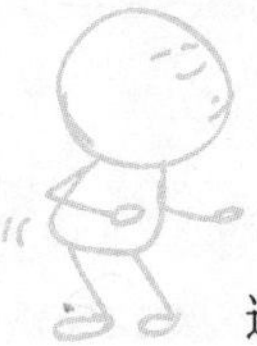

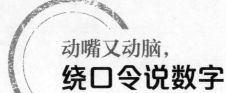

下面这些绕口令都与数字有关，说的时候一不小心还会把自己绕进去。准妈妈与准爸爸带上胎宝宝一起来试试，看看谁的口齿最清楚，谁的脑子更灵活。

牛驮油

九十九头牛，驮着九十九个篓。
每篓装着九十九斤油。
牛背油篓扭着走，油篓磨坏篓漏油，
九十九斤一个篓，还剩六十六斤油。
你说漏了几十几斤油？

老六放牛

柳林镇有个六号楼，刘老六住在六号楼。

有一天，来了牛老六，牵了六只猴；
来了侯老六，拉了六头牛；
来了仇老六，提了六篓油；
来了尤老六，背了六匹绸。
牛老六、侯老六、仇老六、尤老六，
住上刘老六的六号楼，
半夜里，牛抵猴，猴斗牛，
撞倒了仇老六的油，油坏了尤老六的绸。
牛老六帮仇老六收起油，
侯老六帮尤老六洗掉绸上油，
拴好牛，看好猴，一同上楼去喝酒。

多少罐

一个半罐是半罐，
两个半罐是一罐；
三个半罐是一罐半，
四个半罐是两罐；
五个半罐是两罐半，
六个半罐是三满罐；
七个、八个、九个半罐，
请你算算是多少罐。

九和酒

九月九，
九个酒迷喝醉酒。
九个酒杯九杯酒，
九个酒迷喝九口。
喝罢九口酒，
又倒九杯酒。
九个酒迷端起酒，
“咕咚、咕咚”又九口。
九杯酒，酒九口，
喝罢九个酒迷醉了酒。

助产操“祝”准妈妈顺产

孕晚期了，越来越沉重的身体让许多准妈妈懒得运动。但不管怎样，运动一定要坚持。为了将来生产顺利，还应该每天坚持做做下面这些体操。这些动作能帮助准妈妈加强骨盆关节和腰部肌肉的锻炼，让自然分娩更轻松。

坐姿划船及坐姿拉背帮助顺产

坐姿划船：平坐在椅子或瑜伽垫子上，双手向后拉前方的橡皮筋，来回水平运动。

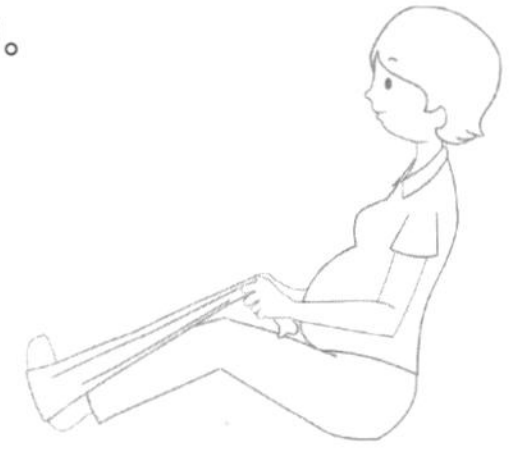

坐姿拉背：平坐在椅子或瑜伽垫上，双手向下拉固定在头顶的橡皮筋。每个动作重复15次左右，每周3～4次。此运动可以有效增强臂力及背部肌肉力量，令准妈妈生产时臂肌和背肌能够均匀用力，有助顺产。

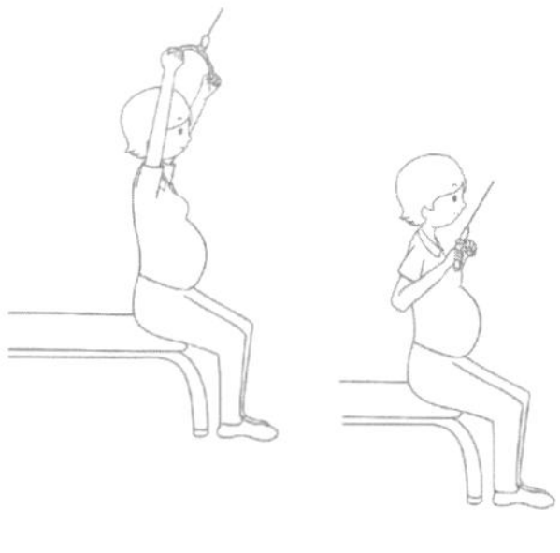

蹲举的训练让大腿更有力

随着准妈妈体重的不断增加，她们的膝盖会承受越来越大的压力，这就需要做些蹲举运动了。它不但可以锻炼腿部耐力，还可增强呼吸功能及大腿、臂部、腹部肌肉收缩功能。运动时，为保持平衡可以双手拿个球，两脚与肩同宽，脚尖正对前方，然后吸气往下蹲，蹲到大腿与地面呈水平，吐气站立，将球上举。下蹲时，应注意膝盖不能超过脚尖，鼻尖不能超过膝盖。每个动作重复12～15次，一周可以做3～4次。

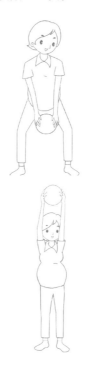

名曲欣赏：《梦幻曲》

舒曼的钢琴曲《梦幻曲》，是舒曼所作十三首《童年情景》中的第七首，也是最著名的一首。作者娴熟的浪漫主义手法，把我们带进了温柔优美的梦幻境界。

音乐欣赏

《梦幻曲》全曲仅有一个主题，不计反复，总共才4个乐句。曲子每一句的第一小节的旋律完全相同，但作者巧妙地运用和声，把每一句后面的旋律写得非常丰富多彩。这就是舒曼，以他天才的乐思和高超的作曲技巧，将这首小曲写得非常动听，极具色彩又耐人寻味，把钢琴的硬朗的声调与浪漫主义的梦幻有机结合，引人进入一个充满童趣的孩提时代，那一幅幅充满童真、无邪的童话故事在乐曲中上演……

在倾听中步入梦幻的国度

在星光灿烂的夜晚中，准妈妈坐在阳台的躺椅上，听着“梦幻曲”那美妙的旋律，微闭着眼睛，用心在感受，童年时代的种种涌现在眼前……

那时自己是个蹦蹦跳跳、整天疯疯癫癫的快乐女孩，喜欢和同学们开玩笑，一点淑女样都没有。偷同桌的半块橡皮，和男同学一起玩陀螺，和邻居的大哥哥一起充满着希望地把钓钩扔进河中，还有和好朋友一起谈理想，甚至是搂在一起说一些不想被别人知道的悄悄话……

一切都沉浸在梦幻的音乐中……

梦幻曲

你这飘过的精灵，当风儿
在海面平息而月上中空，
傲慢的夜之子在游荡，
只有你善解我的痛苦……
像一首悠远的歌——舒缓而悲凉
细细地沁入并回荡，
在我思绪纷乱的心房，
你一点一点倾诉着遗忘……
我把梦境向你吐露
梦里一束心灵的光，冲破黑幕，
寻觅着，在幻觉中，永恒的幸福。
你理解我难以言状的痛苦，
那消耗着我的，理想的热情，
只有你，舍你其谁，夜的精灵！

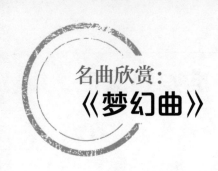

品读柳宗元诗词

今天，准妈妈给胎宝宝朗读几首柳宗元的古诗，感觉一下是不是与以前读的古诗风格有所不同呢。

晨诣超师院读禅经

汲井漱寒齿，清心拂尘服。
闲持贝叶书，步出东斋读。
真源了无取，妄迹世所逐。
遗言冀可冥，缮性何由熟。
道人庭宇静，苔色连深竹。
日出雾露余，青松如膏沐。
澹然离言说，悟悦心自足。

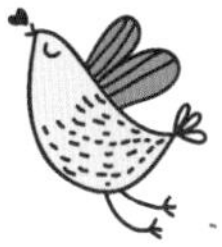

温馨提醒

准妈妈朗读古诗时，应注意咬字清晰，语气抑扬顿挫，将诗的意境表达出来。只有准妈妈理解了古诗的含义，才能准确地传达给胎宝宝。

溪居

久为簪组累，幸此南夷谪。
闲依农圃邻，偶似山林客。
晓耕翻露草，夜榜响溪石。
来往不逢人，长歌楚天碧。

江雪

千山鸟飞绝，万径人踪灭。
孤舟蓑笠翁，独钓寒江雪。

柳宗元的诗词

柳宗元在自己独特的生活经历和思想感受的基础上，借鉴前人的艺术经验，发挥自己的创作才华，创造出一种独特的艺术风格。柳宗元的叙事诗文笔质朴，描写生动，寓言诗形象鲜明，寓意深刻，抒情诗更善于用清新俊爽的文笔，委婉深曲地抒写自己的心情。不论何种体裁，都写得精工密致，韵味深长，在简淡的格调中表现极其沉厚的感情，呈现一种独特的面貌。

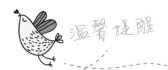

智慧故事：《瓦特与蒸汽机》

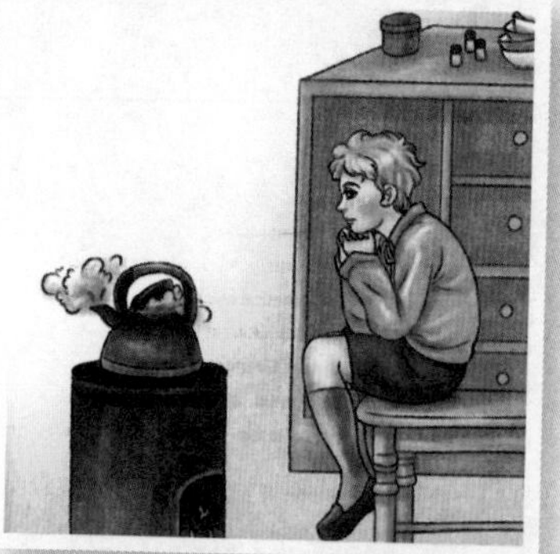

瓦特，从小因为身体虚弱，到了入学年龄却仍不能上学。直到过了入学年龄好几年，他才到镇上的学校学习。经过努力，后来他进入了文法学校，数学成绩特别优秀。可是由于身体不好，他没有毕业就退学了。于是，他在家里坚持自学了天文学、化学、物理学和解剖学等多学科知识，为他以后发明蒸汽机打下了坚实的基础。

瓦特与蒸汽机

在英国，有一个叫格林诺克的小镇，镇上有一个叫瓦特的小男孩。

一天，他在厨房里看祖母做饭。他看到灶子上坐着一壶开水，水开后壶盖往上跳动。瓦特观察好半天，感到很奇怪，自言自语说道：“是什么原因使壶盖不停地跳动呢？”

祖母回答说：“因为水开了，所以，壶盖就会跳动。”

瓦特又追问：“为什么水开了壶盖就跳动？是什么东西推动它呢？”

祖母实在是太忙了，没有工夫回答瓦特的问题，便不耐烦地说：“不知道，小孩子刨根问底地懂什么。”

连续几天，每当做饭时，瓦特就蹲在火炉旁边细心地观察。他发现，起初壶盖很安稳，过了一会儿，水要开了，就会发出哗哗的响声，壶里的水蒸气冒出来，推动壶盖跳动。蒸汽不住地往上冒。壶盖也不停上下跳动着。

瓦特高兴得几乎叫出声来，他把壶盖揭开盖上，盖上又揭开，反复验证。瓦特终于弄明白了，是水蒸气在推动壶盖跳动，这水蒸气的力量还真不小呢。

水蒸气推动壶盖跳动的物理现象，不正是瓦特发明蒸汽机的认识源泉吗？

小故事大道理

“世上无难事，只怕有心人。”瓦特的有心开辟了人类利用能源新时代，标志着工业革命的开始。而瓦特的一生都十分重视学习和实践。学习，丰富了他的智慧；实践，结出了丰硕的成果。

电影欣赏：《欢乐满人间》

今天给准妈妈推荐一部电影：《欢乐满人间》，影片故事情节温馨、感人、有趣，处处都是快乐的片段。

电影内容

在1910年的伦敦，班克斯先生是一名银行职员，而班克斯太太则醉心于女权运动，公务缠身的两人顾不上照料一双儿女麦克和珍妮，只有请保姆代劳，可是，古灵精怪的兄妹俩，哪里是普通的保姆能够招架的了的！

一位名叫玛丽的漂亮姑娘来到了班克斯家应聘保姆的职位。玛丽是一位仙女，她的到来让两个孩子重新感受到了亲情和友情，也让班克斯先生和太太明白了什么才是生命中最重要的东西，如何向子女表达爱心，并开始了解除了钱以外，还有很多值得珍惜的东西。看到这个家庭的变化，玛丽感到十分欣慰。

电影欣赏

《欢乐满人间》是一部让心灵充满感动与力量的电影，其中的每个情节都透露出对生活的热爱和对人性的探讨，尤其是对主角玛丽的刻画。

影片的主角玛丽是一个集幻想和现实为一体的童话形象，也是一个充满了童心活力的成人童话形象。孩子们喜欢她是因为她会各种各样的变化；但更重要的，就是她理解孩子们，富有童心，与他们一起玩耍，让自由无拘的游戏精神充实着孩子们的童年生活。这也是这部作品表现最突出的精神境界和形象意义。影片中玛丽，当她作为现实中的平常人时有其自立独特的个性，而表现玛丽的魔力时，则用夸张粗犷的演绎，使仙女形象显得神奇而又神秘。二者和谐地统一起来。

这部影片的歌曲非常出色，一点也不亚于《音乐之声》。而影片特技也属一流，尤其是真人跟动画共舞的段落在当时达到新的境界。因此，影片获得了最佳影片、最佳歌曲、最佳女演员等多项奥斯卡奖。

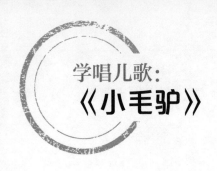

学唱儿歌：《小毛驴》

《小毛驴》是一首可爱而简单，有趣而朗朗上口的儿歌，曲调活泼，节奏欢快。准妈妈唱给胎宝宝听，胎宝宝一定会记得住的。

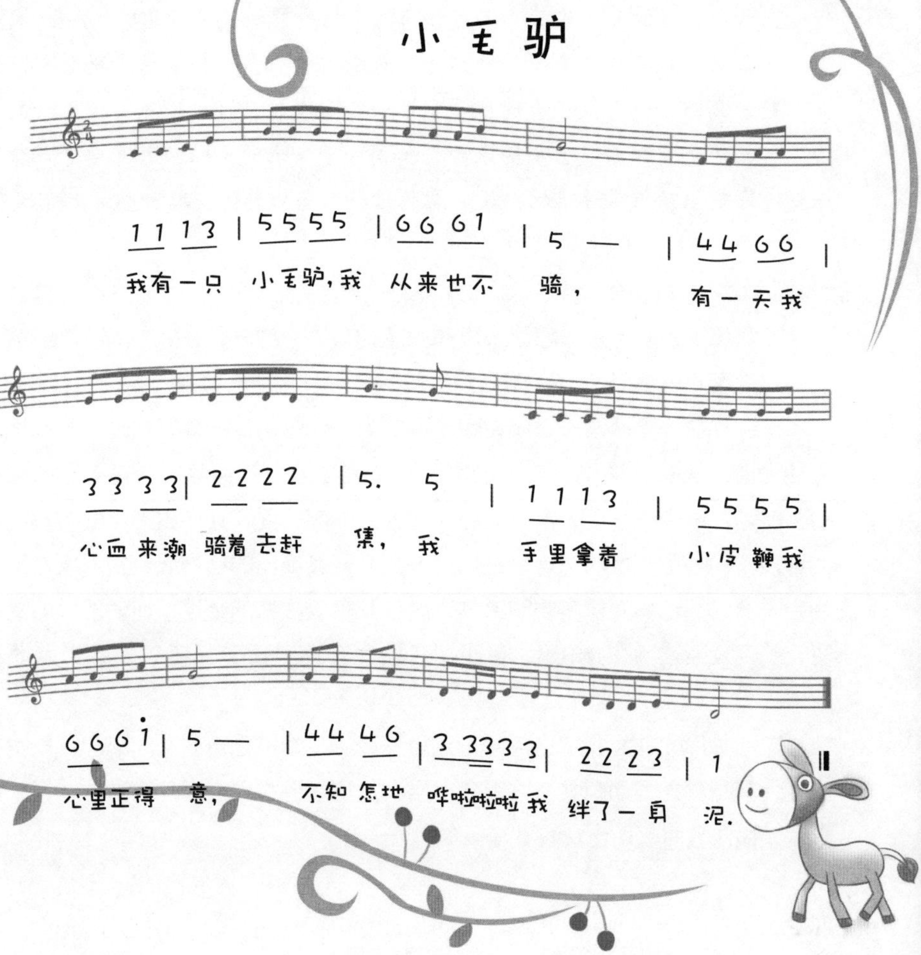

小毛驴
1113 | 5555 | 6661 | 5 — | 4466 |
我有一只 小毛驴，我 从来也不 骑， 有一天我
3333 | 2222 | 5. 5 | 1113 | 5555 |
心血来潮 骑着去赶 集，我 手里拿着 小皮鞭我
6661 | 5 — | 4446 | 33333 | 2223 | 1 ||
心里正得 意， 不知怎地 哗啦啦啦我 绊了一身 泥.

谜语猜成语

成语是汉文化的一大特色，有固定的结构形式和固定的说法，表示一定的意义，在语句中是作为一个整体来应用的。请准妈妈换个思维，积极开动脑筋，仅从字面意思猜猜这些成语是什么。

成语之“最”

最爱学习的人

2 最爱工作的人

3 最昂贵的稿费

最贫瘠的土地

最值钱的话

6 最宝贵的话语

最宝贵的时间

8 最长的时间

9 最长的腿

10 最长的寿命

数列与成语

35、35、35……

2 33、22

3 1、2、3、4、5、6、7

1、3、5、7、9

2、4、6、8、10

6 1、2、5、6、7、8、9

3、4、5、6、7、8、9

8 1、2、4、3、5、6、7、8、9

9 口、2、3、4、5、6、7、8、9、口

10 1、4

答案（成语之“最”）

1 如饥似渴 2 废寝忘食 3 一字千金 4 寸草不生 5 一诺千金 6 金玉良言 7 一刻千金 8 千秋万代 9 一步登天 10 万寿无疆

答案（数列与成语）

1 三五成群 2 三三两两 3 七上八下 4 天下无双 5 成双成对 6 丢三落四 7 一不做二不休 8 颠三倒四 9 缺衣少食 10 接二连三

人间瑰宝：青花瓷

中国是瓷器的故乡，而青花瓷是中国瓷器的主流品之一，是中华文化的一朵奇葩。了解这些中国古老文化的精髓，也是给胎宝宝美的熏陶。

青花瓷文化

青花瓷是景德镇四大传统名瓷之一，是典雅素静的“人间瑰宝”。

青花又称白地青花瓷器，它是用含氧化钴的钴矿为原料，在陶瓷坯体上描绘纹饰，再罩上一层透明釉，经高温还原焰一次烧成。钴料烧成后呈蓝色，具有着色力强、发色鲜艳、烧成率高、成色稳定的特点。将绘画、书法巧妙地融为一体。

青花瓷的文化代表着庄重、喜庆、吉祥、热烈进取的精神，这是儒家文化积极入世思想的自然体现。青花瓷起源于唐代，釉里红瓷起源于元代，把青花与釉里红组合在一件瓷器上，成为一个新的艺术精品，这是元代景德镇陶瓷艺人的一项创造性成就。青花的呈色，类似于水墨画，随着颜料涂布厚度的变化，可以产生由淡到浓的各种颜色效果。因此，青花弥补了釉里红呈色层次变化的不足，而釉里红则丰富了青花瓷的色彩。

青花瓷的美学价值

青花瓷犹如风景如画的江南风光的艺术再现。青花艺术瓷是素雅与艳丽的和谐统一。它犹如牡丹，叶青花红，雍容华贵，国色天香。它的色调比重具有广泛的可变性，或浓妆淡抹，或写实写意，都意境深远，巧夺天工。在富于变化而又优美的景德镇艺术瓷器造型上，在洁白的瓷胎表面，绘制精心设计的高雅国画，青红对比绚丽多姿，罩上玉质感很釉色美等四美于一器。

民间青花瓷上书写含有吉祥寓意的词句非常普遍。字体多为行草，潇洒飘逸，一气呵成。“福寿康宁”、“长命富贵”等语句表达人们对幸福生活的向往。

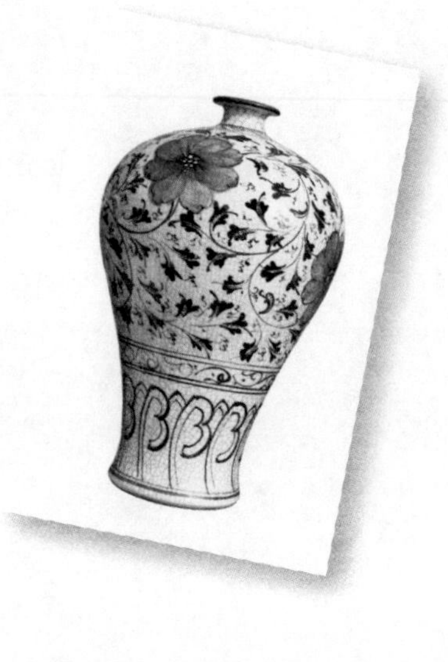

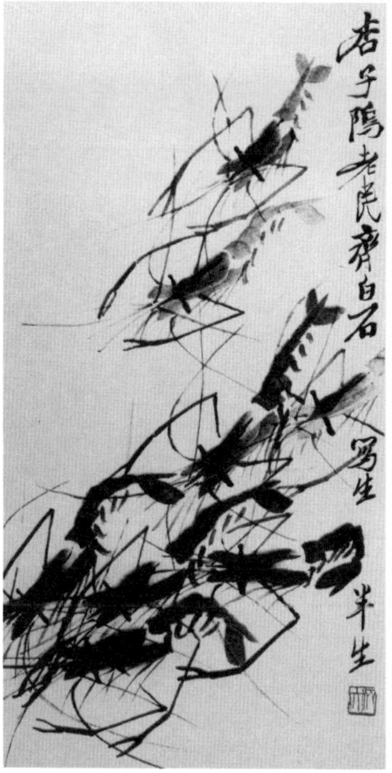

名画欣赏：《群虾图》

《群虾图》是齐白石其中最为著名的画作之一，被誉为国画中的传世珍品。这幅作品中共有七只虾，在水中活泼、灵敏、机警地游动着，很有生命力，虾的触须密密麻麻重叠在一起，形象逼真跃然纸上。

齐白石画的虾卓有奇奥。在群虾图中，虾的通身做半透明状，一个个都浑身湿漉漉的宛若在水中央。那浓墨点出的双眼似在活动，虾须、虾足和虾钳错落有致，让人丝毫不感凌乱，用笔柔中有刚，极富神韵，令人叫绝。每一笔都代表虾体的一部分，一笔一螯，一笔一环一节，触须蔓长，虾眼和虾脑上的重笔，干湿用得恰到好处，虾体颇具弹性。真是一奇观，令人叫绝。叶浅予评道：虾的精神状态，虾的有弹力的透明体，虾在水中浮游的动势。把艺术造型的“形”、“质”、“动”三个要素完满的表现出来，这样丰富的内容，齐白石先生用的是极简练的笔墨，不能多一笔，也不能少一笔，一笔一笔可以数得出来。

齐白石与虾

齐白石先生画虾能有如此成就，一是常年观察，二是不断地探索实践。齐白石从小生活在水塘边，常钓虾玩。青年时开始画虾，40岁左右临摹过徐渭、李复堂等明清画家画的虾。63岁时他画虾已很相似，但还不够“活”，便在碗里养了几只长臂虾，置于画案，每日观察，画虾之法亦因之而变，73岁以后白石老人画虾已基本定型，但仍在不停地改进，使其趋于完美，达到炉火纯青的地步，成为他代表性的艺术符号之一。

脑力游戏，玩转九宫格

今天，准爸爸与准妈妈一起动动脑吧，玩一玩经典的九宫格游戏。胎宝宝也做好了充分准备，和爸爸妈妈一起加油。

九宫格游戏

九宫格是一种源自18世纪末的瑞士，后在美国发展，并在日本得以发扬光大的数字谜题。这种游戏全面考验做题者观察能力和推理能力，虽然玩法简单，但数字排列方式却千变万化，所以不少教育者认为九宫格是训练头脑的绝佳方式。

游戏规则

1. 顾名思义，九宫格盘面是个九宫，即在正方形内形成一个9行9列的格局，称为“宫”。

2. 在9×9的宫内又分成9个3×3的小方格，成为“区”，形成了81个小格。

3. 在这81个格中根据给出一定的已知数字和解题条件，利用逻辑和推理，在每个的“区”的空格上填入1~9的数字。使1~9每个数字在每一行、每一列和每一宫中都只出现一次。

游戏1

							9	6
3	5	4			6			
	6		1		8	7		5
			6		1	5		
	3						7	
		5	9		4			
1		6	8		3		5	
			5			2	1	7
5	2							

答案：

7	1	8	3	5	2	4	9	6
3	5	4	7	9	6	1	8	2
9	6	2	1	4	8	7	3	5
2	9	7	6	3	1	5	4	8
4	3	1	2	8	5	6	7	9
6	8	5	9	7	4	3	2	1
1	7	6	8	2	3	9	5	4
8	4	3	5	6	9	2	1	7
5	2	9	4	1	7	8	6	3

游戏2

5						3		
	9					4		
		4				7		
	5	1		3	7	2	8	9
3		2		8		6		4
		8		5	2	1	3	7
	3	5				9		
6		9				8	2	3
	8			2	3			6

答案：

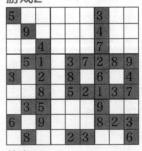

5	1	6	2	7	4	3	9	8
7	9	3	6	6	8	4	1	2
8	2	4	3	9	1	7	6	5
4	5	1	6	3	7	2	8	9
3	7	2	1	8	9	6	6	4
9	6	8	4	5	2	1	3	7
2	3	5	8	4	6	9	7	1
6	4	9	7	1	6	8	2	3
1	8	7	9	2	3	5	4	6

美文欣赏：《匆匆》

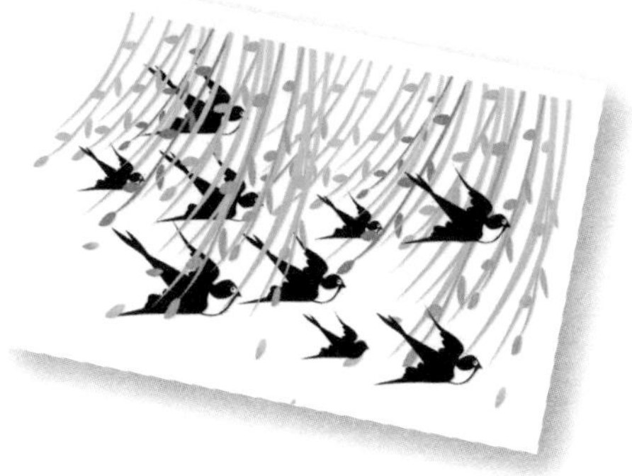

《匆匆》是现代著名作家朱自清写的一篇脍炙人口的散文。作者用美丽的语言叹息着时光的飞快流逝，提醒我们珍惜每一寸光阴。读后准妈妈一定会和作者产生共鸣，不会错过在匆匆过去的孕期日子里和胎宝宝一起留下了美好的回忆。

匆匆

燕子去了，有再来的时候；杨柳枯了，有再青的时候，桃花谢了，有再开的时候。但是，聪明的，你告诉我，我们的日子为什么一去不复返呢？——是有人偷了他们罢：那是谁？又藏在何处呢？是他们自己逃走了罢：现在又到了那里呢？

我不知道他们给了我多少日子；但我的手确乎是渐渐空虚了。默默地算着，八千多日子已经从我手中溜去；像针尖上一滴水滴在大海里，我的日子滴在时间的流里，没有声音，也没有影子。我不禁头涔涔而泪潸潸了。

时间，它既看不见，又摸不着，但却又实实在在地在人们身边无情而匆匆地流逝。朱自清以他丰富的想象力，形象地捕捉住时光逝去的踪迹。文章起首，作者描绘了燕子去了来，杨柳枯了青，桃花谢了开的画面，以自然物的荣枯现象、时序的变迁作渲染，暗示时光流逝的痕迹。作者由此想起自己二十四年共八千多个日子像“一滴水滴在大海里”无影无踪，“不禁头涔涔而泪潸潸”。作者在仅只六百余字的短小篇幅内，运用多种修辞方式，委曲尽致地展示自己的内心世界，处处流露出作者对时光流逝感到无奈和惋惜。让读者清晰地把握住他的意念流动的脉络。

《匆匆》的格调委婉、流畅、轻灵、悠远。作者凭借对客观事物的精微观察和体验，以流动的传神的笔触，通过融情入景的写法，显示了绘画的美和诗意的美。

笑话：
体育运动

生活中，搞笑的语句太多太多。看几则跟体育有关的笑话吧，原来运动中也充满乐趣。

盯人防守

比赛前，教练对亨利说：你要看住11号，他到哪儿你就跟到哪儿。

比赛中，教练忽然发现亨利不见了。过了一会儿，才见亨利气喘吁吁地跑回来说：11号今天闹肚子，这么一会儿，就上了3趟厕所。

球迷父子

妈妈向爸爸告状：你该管管咱们的儿子，你看他的考试卷，问90减45等于多少，他答等于下半场。

爸爸对儿子说：你怎么能这样回答呢？不是还有加时赛吗？

脚软

在一次足球赛开始前，教练给队员打气。

教练说：面对对手千万不要手软。

其中一位初次上上场的队员则回答：我就有点脚软。

篮球与足球

足球问篮球：为什么我总是被踢，而你却总是被拍呢？

篮球答道：这很简单，因为我比你大！

找声音

球赛比赛正在进行，场上一个球迷不停地喊叫，比赛结束时，他哑着嗓子对旁边的人说：我嗓子好像没有声音了。

一个人回答他：你该到我耳朵里找。

口不择言

当球到达禁区时，裁判吹哨判罚，后卫跑过来冲他喊到：你怎么回事，瞎了吗？

裁判看他一眼，发现他已经有一张黄牌在身，就生了恻隐之心，平静地问道：你说的什么，我好像没听见？

后卫更加恼火地喊叫：原来你还是个聋子。

胎教手语：
早上好，宝贝

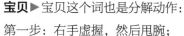

如果准妈妈早晨起床后与胎宝宝打个招呼，同时，加上一些手语，效果一定非同一般。

早上▶一手四指与拇指相捏，手背向上横放胸前，缓缓向上抬起，五指逐渐张开，象征天色由暗转明。

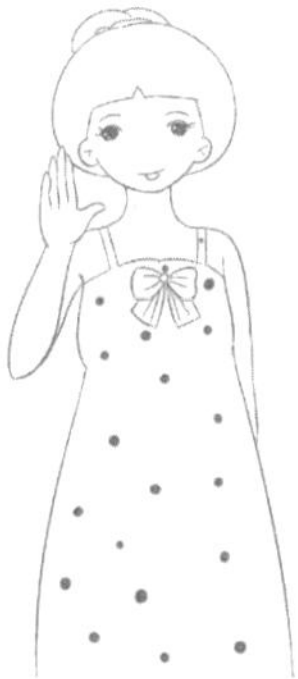

好▶一手握拳，向上伸出拇指。

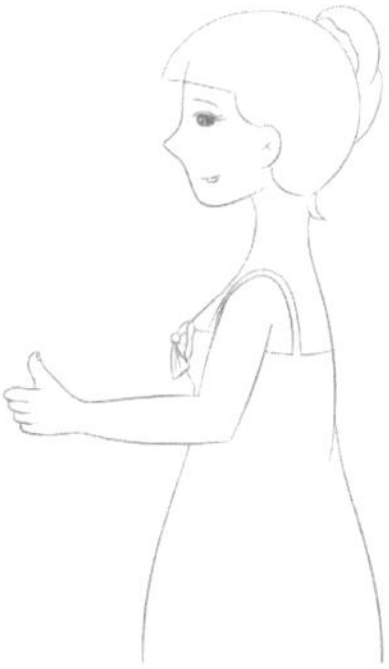

宝贝▶宝贝这个词也是分解动作：
第一步：右手虚握，然后甩腕；
第二步：左手伸出拇指，手背向外；
第三步：右手轻拍几下左手背。

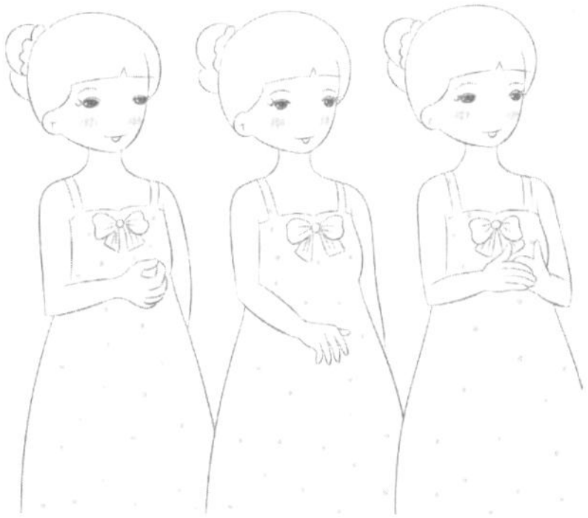

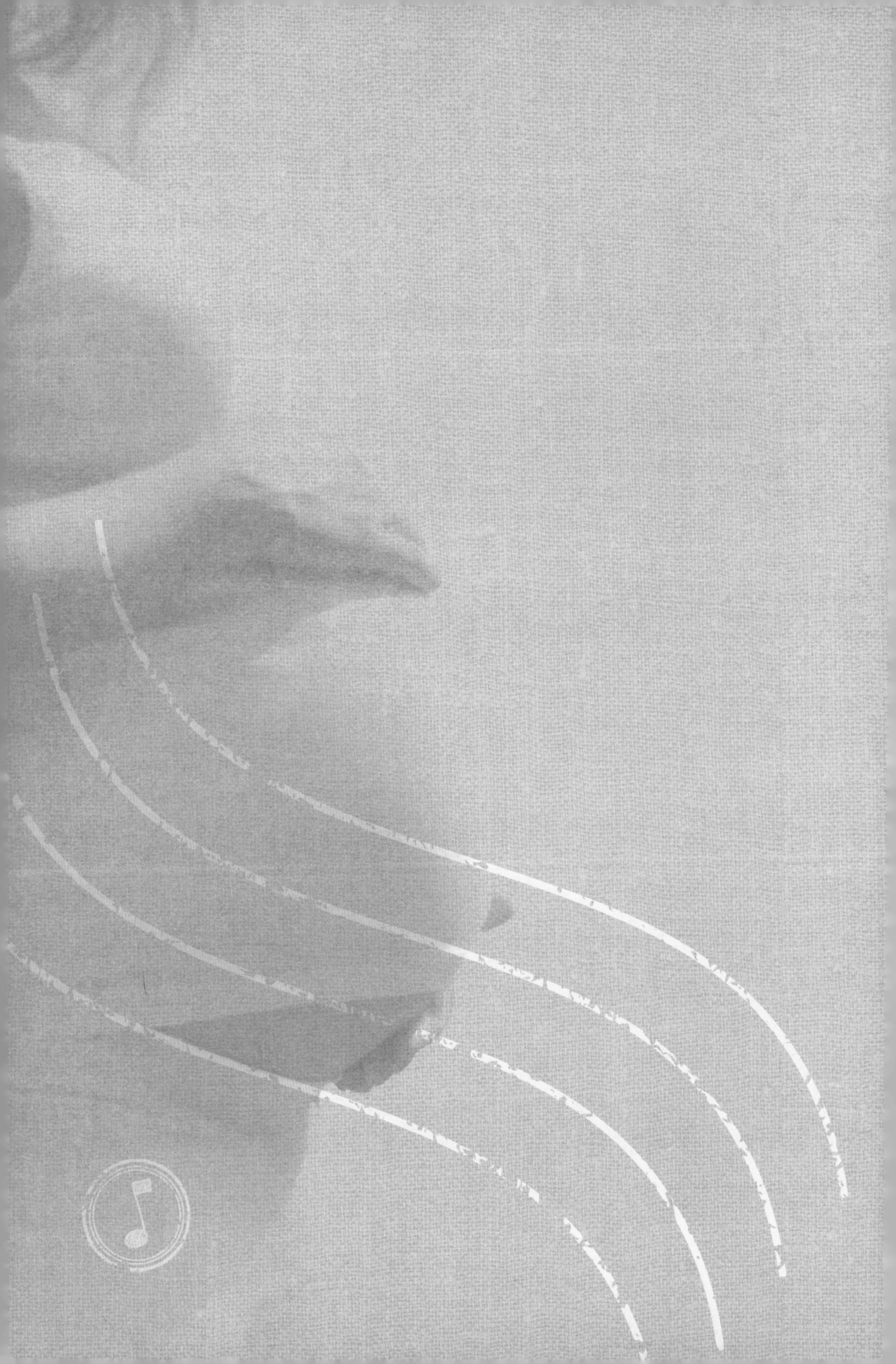

孕9月

忐忑中幸福的等待

孕期进入到第9个月，离分娩的时刻越来越近。但越是临近产期，越是不能放松胎教训练。另外，需要强调的是，在妊娠后期，为了确保母子的安全，要做好分娩入院的一切准备，以免到时手忙脚乱。坚持，幸福就在前面等你！

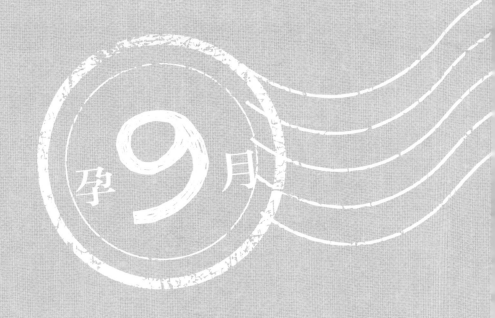

美文欣赏：
《信念是一粒种子》

离宝宝到来的日子越来越近了，准妈妈等这一天一定已经好久了。相信，在那一刻，准妈妈心中一定充满了勇气。读一读美文《信念是一粒种子》，它会带给准妈妈更坚定的信念。

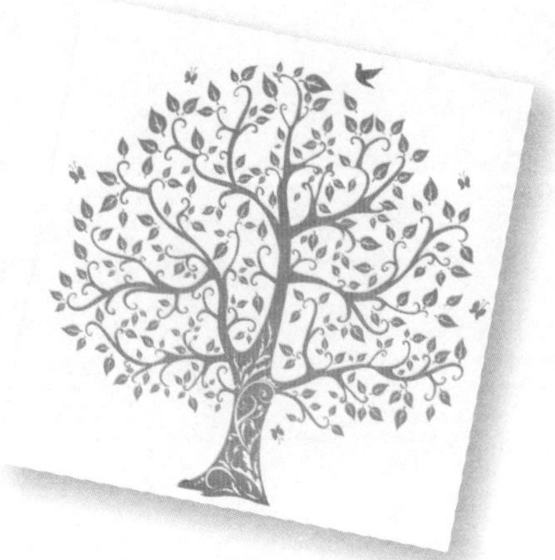

信念是一粒种子

有一年，一支英国探险队进入撒哈拉沙漠的某个地区，在茫茫的沙海里跋涉。阳光下，漫天飞舞的风沙像炒红的铁砂一般，扑打着探险队员的面孔。口渴似炙，心急如焚……大家的水都没了。这时，探险队长拿出一只水壶，说："这里还有一壶水，但穿越沙漠前，谁也不能喝。"一壶水，成了穿越沙漠的信念之源，成了求生的寄托目标。 水壶在队员手中传递，那沉甸甸的感觉使队员们濒临绝望的脸上，又露出坚定的神色。终于，探险队顽强地走出了沙漠，挣脱了死神之手。大家喜极而泣，用颤抖的手拧开那壶支撑他们的精神之水。可是，打开后缓缓流出来的，却是满满的一壶沙子！

炎炎烈日下，茫茫沙漠里，真正救了他们的，又哪里是那一壶沙子呢？他们执着的信念，已经如同一粒种子，在他们心底生根发芽，最终领着他们走出了"绝境"。

……

读了这篇《信念是一粒种子》，我们知道了信念，是你坚持不懈，永不放弃的支撑；是你走出困境，走进希望的依靠。文章中用出一壶水或者说是一个谎言，给了人们无限的信心，让人产生了坚强的信念。最终，坚持到底就是胜利。

信念，是理想和意志的融合，是精神与品格的荟萃。信念的力量在于即使身处逆境，也能帮助你扬起前进的风帆；信念的魅力在于即使遭遇坎坷，也能召唤你鼓起生活的勇气；信念的伟大在于即使面临不幸，也能使你保持平和的心态。所以，准妈妈，坚持自己的信念吧！只要坚持着，努力着，就会像种子一样，慢慢地发芽、长大。

边动边唱手指歌

心灵手巧，常被用来形容一个人聪明能干。其实，它还有另外一层含义，手巧者心灵，也就是说，手指灵活的人更聪明。所以，准妈妈就开始活动下手指吧。在胎宝宝醒的时候，准妈妈一边唱手指歌一边用手比画，并同时跟胎宝宝交流，让胎宝宝一起动起来。

五根手指

一根手指打打打，
两根手指剪剪剪，
三根手指弯弯弯，
四根手指叉叉叉，
五根手指点点点，
大拇哥大拇哥，你最棒！

炒鸡蛋

一根手指加点油，
两根手指打鸡蛋，
三根手指加点盐，
四根手指炒鸡蛋，
五根手指盖上盖翻过啦，
尝尝我的炒鸡蛋。

一家人

大拇哥是爸爸，爸爸开汽车，“嘀嘀嘀”，
二拇哥是妈妈，妈妈洗衣服，“嚓嚓嚓”，
最高的是哥哥，哥哥打篮球，“砰砰砰”，
哥哥旁边是姐姐，姐姐会唱歌，“啦啦啦”，
最小的就是我，我会敲小鼓，“咚咚咚”。

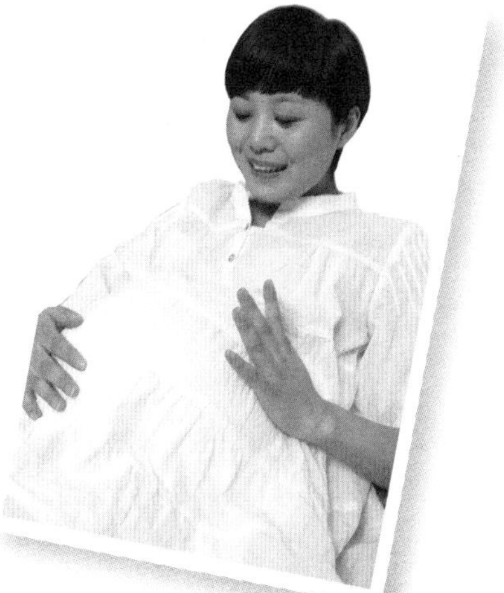

童话故事：
《丑小鸭》

安徒生的《丑小鸭》是一篇带有自传色彩的童话故事，是一个让人百听不厌的故事。胎宝宝一定也会很爱听，那准妈妈就翻开故事书吧。

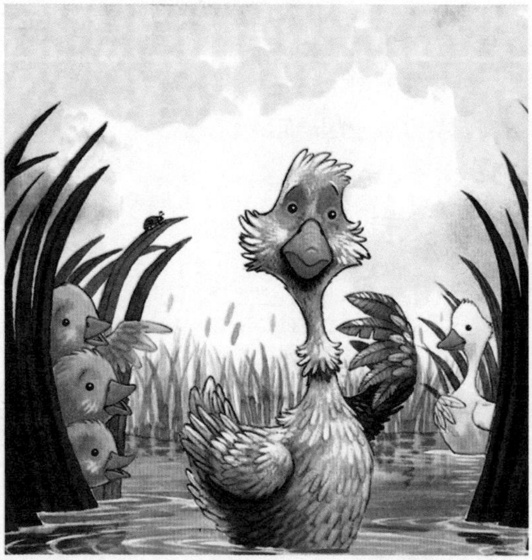

丑小鸭

农场池塘边有一片树林，有只母鸭正在林子边孵小鸭。一只只小鸭从蛋壳里爬了出来，可是还有一只最大的蛋一点动静也没有。母鸭又孵了好长时间，都有点等不及了。终于那只最大的蛋裂开了，爬出来一只模样奇怪的灰鸭子。

农场里的鸡鸭们看见它，都觉得它长得太丑不像鸭子，都来欺负它。大家还给它取了个名字叫丑小鸭。不管丑小鸭走到哪，都有人欺负它，赶它，它的兄弟姐妹也讨厌它，连鸭妈妈都认为它很丑，希望它能走得远远的。丑小鸭只好躲在一个小角落，经常饿着肚子睡觉。

鸭妈妈也没办法，只好劝它离开家。丑小鸭一口气跑到一块住着野鸭的沼泽地里。天亮的时候在这个沼泽地里有大规模的打猎，很多野鸭还有大雁都没能逃走。丑小鸭吓坏了，躺在草丛里不敢站起来，不知道该怎么办才好。正在这时，一只大猎狗来到它身边，张开大嘴，但猎狗并没有咬它，只看了看就跑了。丑小鸭心想：幸亏我长得丑，不然大猎狗准会吃掉我的。丑小鸭长得丑连猎人的猎狗对它都没兴趣。

丑小鸭拼命地跑出这块沼泽地，来到了一个农家小屋前。屋子里有一个老婆婆和她的猫儿，还有一只母鸡。老婆婆见它无家可归便收留了它，希望它能够下蛋。可是丑小鸭在这里住了三个星期，一个蛋也没生出来。那只猫儿和母鸡知道后觉得它没本事，都看不起丑小鸭，总是欺负它，可怜的丑小鸭只好离开了。

秋天到了，丑小鸭独自来到一个湖边。看到一群从灌木林里飞出来的天鹅，它从来没有见过这么美丽的大鸟。丑小鸭心里羡慕极了，可是想到自己，心里更加难过。转眼寒冷的冬天来了。美丽的天鹅都飞走了，丑小鸭没地方可去就在湖边游来游去，很快被冻住昏倒了。清晨丑小鸭被路过的农夫看到，农夫就把它抱回了家，农夫家的几个小孩子们想跟它玩，丑小鸭以为他们要欺负伤害它，就害怕得到处乱跳，就这样飞着逃了出去。

寒冷的冬天过去了，温暖的春天来了。丑小鸭又飞到有着天鹅的灌木林的湖边，湖面的冰已经融化了。它飞到水里，很多动物看着它都很惊讶，几只美丽的天鹅看到它，竖起羽毛向它游来。丑小鸭很自卑，低下了头，这时在清澈的水中看到了一只美丽的天鹅倒影。此时的丑小鸭已经变成了美丽的天鹅，大家都在惊叹着它的美丽，只有它自己还不知道。当它被别人称赞，仰慕的时候它才发现水中那只美丽的天鹅的倒影是自己。丑小鸭变成了一只美丽的天鹅。

小故事大道理

命运其实没有轨迹，关键在于对美好境界、美好理想的追求。人生中的挫折和痛苦是不可避免的，要学会把它们踩在脚下，每个孩子都会有一份属于自己的梦想，只要他们学会树立生活目标，在自信、拼搏中，他们会真正地认识到自己原来也可以变成“白天鹅”，也可以像丑小鸭一样实现心中的梦想，人只要有了梦想，那么，困难也不再是困难了。

准妈妈克服分娩疼痛方法

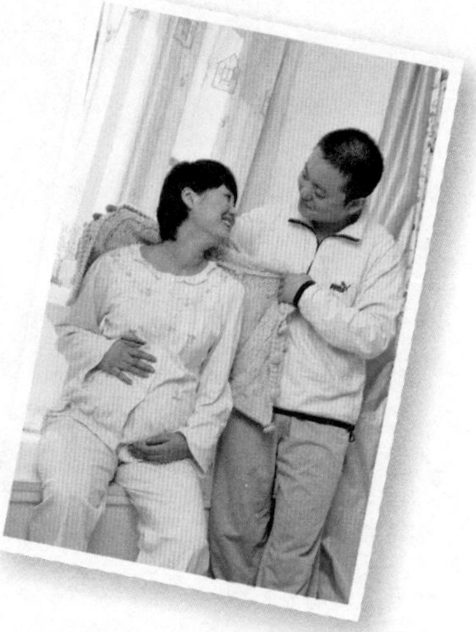

十月怀胎，一朝分娩。很多准妈妈一直担心着“一朝”——分娩到底疼不疼啊？能有多疼？准妈妈在心理上会有一些压力。这时候准爸爸一定不要袖手旁观，要陪着准妈妈一起来了解一些相关知识，为分娩做好充足的准备。

痛并快乐着

生命的诞生是一件伟大的事情，是一件值得一生回忆的事情，是值得用疼痛来纪念的。那种疼痛连接着幸福的入口，是新生命到来的必经之路。母子相见的那一刻，相信没有母亲再去关心自己是否还疼痛，痛并快乐着。这也体现出了母亲的伟大。

人类几千年繁衍下来，宫缩痛和下坠感是提醒你马上就要和宝宝见面了，骄傲与激动应占了上风，到时候，你会自觉自愿地选择勇敢。

缓解分娩疼痛方法

自然分娩疼痛并非像准妈妈想象的那般可怕，而且，掌握一些好的办法，也能为准妈妈有效缓解疼痛。

1.麻醉阵痛。硬膜外麻醉止痛法是一种麻醉方式，透过麻醉剂，能使产妇疼痛得到缓解。

2.导乐陪产。在分娩过程中雇请一名有过生产经历、有丰富产科知识的专业人员陪伴分娩全程，并及时提供心理、生理上的专业知识。

3.好好休息。如果在产程的早期你就手忙脚乱，把自己弄得精疲力竭，等阵痛来了，你自己会根本没有精力来应付痛苦的宫缩。所以，在产程的初期，应该好好休息，保存体力。

4.不要一直躺在床上。如果产妇不是特别累，准妈妈尽量不要躺在床上。保持直立，选择任何让自己觉得最舒服的姿势就好。

5.分散注意力。分散注意力的技巧是选择一件事物作为注意点，让产妇将注意力集中于此点，使其注意力从宫缩引起的疼痛和不适上转移开，增加对疼痛的耐受力。

6.调整呼吸的频率。调整呼吸频率会帮助准妈妈熬过每次的宫缩。

名画欣赏：

《吹笛少年》

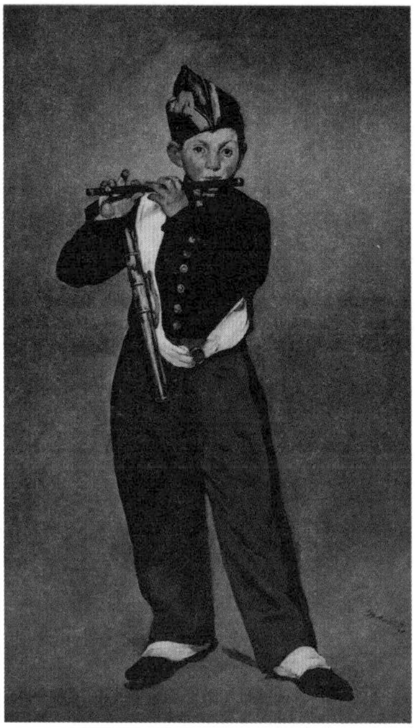

马奈的这幅油画描绘的是近卫军乐队里的一位少年吹笛手的肖像。这幅画中运用三种基本色调，吹笛少年红色裤子、黑色上衣以及赭石色的背景。红色裤子两边的黑色边线，与黑色上衣相互呼应，红、黑两色间的关系被马奈以金黄色的衣扣和吹笛少年肩上的白色披带突显出来。赭石色的背景，是既无横面又无竖面的抽象背景，赭石色的底色，以人物为中心，渐次向外加深，使吹笛少年处于明亮的空间中。

在这幅带有日本绘画风格的《吹笛少年》画作中，我们还可以看到委拉斯贵支以及戈雅不用任何背景和装饰的画风。画中的吹笛少年以右脚为重心站立，左腿向外伸展，上身自然向左倾斜，手指在乐器的孔洞上按压，悠扬的音符流泻而出，脸上神情专注，谨慎地演出。

画家在探索形与色的统一时，注意到人物个性特征的刻画。在色彩上追求一种稳定的、几乎没有变化的亮面，然后突然转入暗部，将人物置于浅灰色、近乎平涂的明亮背景中进行描绘，用比较概括的色块将形体显示出来。在这幅画中没有阴影，没有视平线，没有轮廓线，以最小限度的主体层次来作画，否定了三度空间的深远感。

马奈，印象主义奠基人

马奈是法国印象主义画派中的著名画家，开创了印象主义画风。他被世人认为是印象主义画派的奠基人。马奈的成就主要体现在人物画方面：他是第一个把印象主义的光和色彩带进了人物画，开创了印象主义画风。他的画既有传统绘画坚实的造型，又有印象主义画派明亮、鲜艳、充满光感的色彩，作品中很自然地反映出了人物的性格和心理。可以说他是一个承上启下的重要画家。

品读杜牧诗词

杜牧是唐代杰出的诗人、散文家，诗歌以七言绝句著称。

江南春

千里莺啼绿映红，
水村山郭酒旗风。
南朝四百八十寺，
多少楼台烟雨中。

秋夕

银烛秋光冷画屏，
轻罗小扇扑流萤。
天阶夜色凉如水，
坐看牵牛织女星。

山行

远上寒山石径斜，
白云生处有人家。
停车坐爱枫林晚，
霜叶红于二月花。

清明

清明时节雨纷纷，
路上行人欲断魂。
借问酒家何处有？
牧童遥指杏花村。

赤壁

折戟沉沙铁未销，
自将磨洗认前朝。
东风不与周郎便，
铜雀春深锁二乔。

泊秦淮

烟笼寒水月笼沙，
夜泊秦淮近酒家。
商女不知亡国恨，
隔江犹唱后庭花。

杜牧的诗词

杜牧的绝句画面优美，语言清丽，情韵绵长，风调悠扬，在艺术上别具一格，一直为后人所推崇，杜牧的七言绝句，题材多种多样，写景抒怀，宫怨边词，咏史状物，无所不有。其中以咏史绝句写得最有特色。

杜牧与晚唐另一位杰出的诗人李商隐齐名，并称“小李杜”。杜牧的文学创作有多方面的成就，诗、赋、古文都堪称名家。杜牧主张凡为文以意为主，以气为辅，对作品内容与形式的关系有比较正确的理解，题材广阔，笔力峭健，并能吸收、融化前人的长处，以形成自己特殊的风貌。

学唱儿歌：
《泥娃娃》

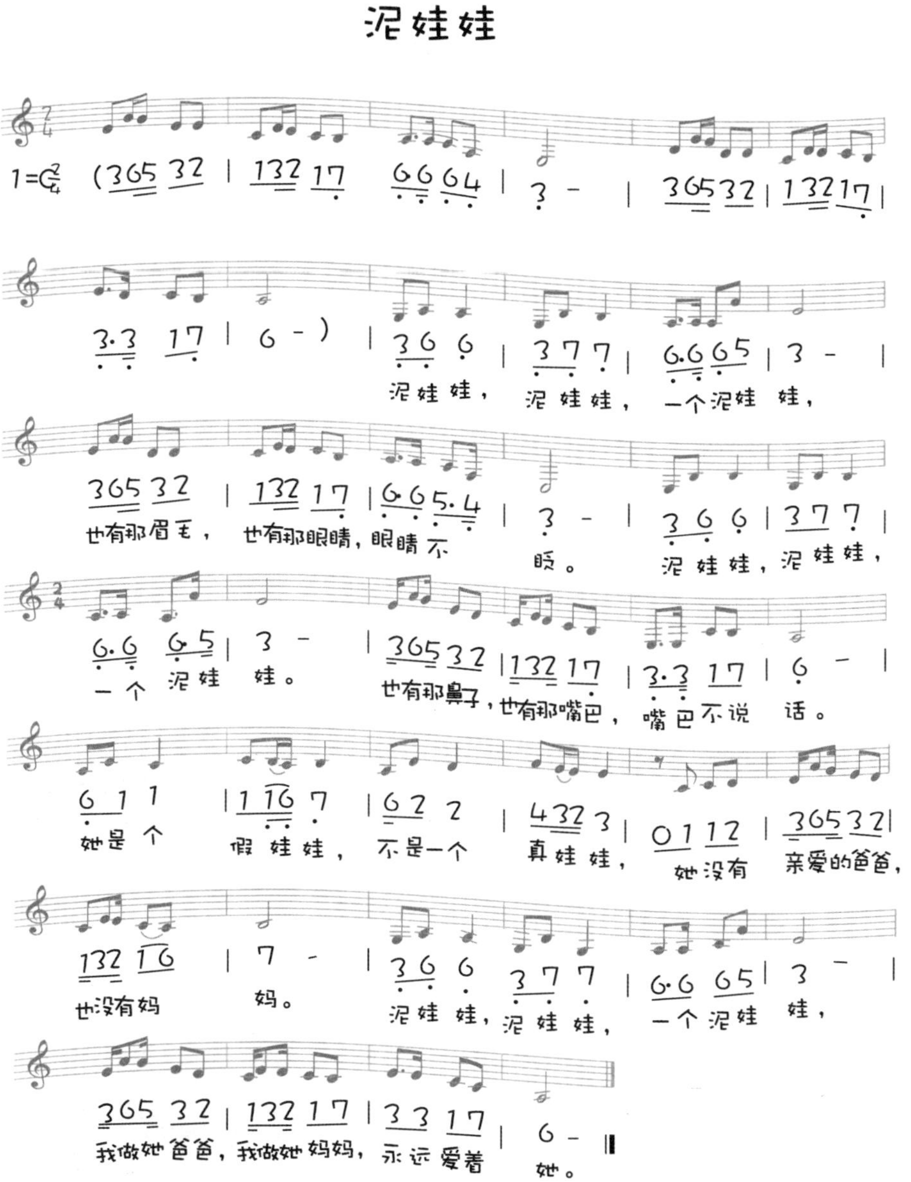
泥娃娃
1=C 2/4
泥娃娃，泥娃娃，一个泥娃娃，
也有那眉毛，也有那眼睛，眼睛不眨。泥娃娃，泥娃娃，
一个泥娃娃。也有那鼻子，也有那嘴巴，嘴巴不说话。
她是个假娃娃，不是一个真娃娃，她没有亲爱的爸爸，
也没有妈妈。泥娃娃，泥娃娃，一个泥娃娃，
我做她爸爸，我做她妈妈，永远爱着她。

中国民俗说重阳

重阳节，又称“重九节”、“踏秋”，在每年的农历九月初九日，也是中国传统四大祭祖的节日。这一天，应该登高、赏菊、插茱萸、吃重阳糕。

重阳节的起源

我国古代把九叫做“阳数”，农历九月九日，两九相重，都是阳数，因此称为“重阳”。据有关资料记载，重阳节的起源，最早可以推到春秋战国时期。屈原在《远游》诗中就有“集重阳入帝宫兮”的诗句。但这里的“重阳”是指天，还不是指重阳节；三国时期曹丕在《九日与钟繇书》中则明确写出了重阳的饮宴了“岁往月来，忽复九月九日。九为阳数，而日月并应，俗嘉其名，以为宜于长久，故以享宴高会”。到了魏晋时期就有了赏菊、饮酒的习俗；到了唐代，重阳节被定为正式节日。从此以后，全国上下一起庆祝重阳节，并且在节日期间进行各种各样的活动。

重阳节的民间民俗

重阳节首先有登高的习俗。金秋九月，天高气爽，这个季节登高远望可达到心旷神怡、健身祛病的目的。

吃重阳糕。九月九日天明时，以片糕搭儿女头额，口中念念有词，祝愿子女百事俱高，乃古人九月作糕的本意。讲究的重阳糕要作成九层，像座宝塔，上面还作成两只小羊，以符合重阳（羊）之义。

重阳赏菊、饮酒。重阳日，历来就有赏菊花的风俗，所以古来又称菊花节，当天要举办菊花大会，倾城的人潮赴会赏菊、饮酒。

佩茱萸。古代还风行九九插茱萸的习俗，所以又叫做茱萸节。民间认为九月初九也是逢凶之日，多灾多难，所以在重阳节人们喜欢佩带茱萸以辟邪求吉。而茱萸因此还被人们称为“辟邪翁”。

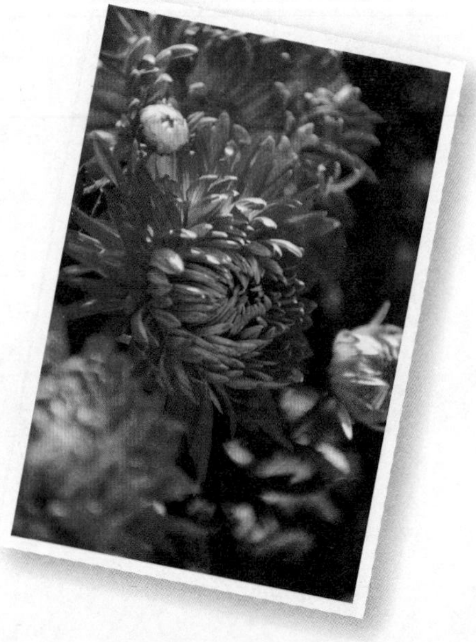

民族乐曲：
《平湖秋月》

《平湖秋月》又名《醉太平》，是广东音乐名家吕文成的代表作，20世纪30年代，吕文成于中秋时节畅游杭州西湖。西湖美丽的景色，使他感慨万分，触景生情，遂创作了这首描写月夜西湖景色、赞美大自然好风光的作品。

西湖美景之平湖秋月

杭州西湖，历来是最佳赏月之地。在白堤西端，就有一处月白风清的地方，那就是西湖十景之一的平湖秋月景区，它背靠孤山，面临西湖的外湖，景观沿湖一排敞开，包括御碑亭、水面平台、四面厅、八角亭、湖天一碧楼等建筑。由于它伸出水面的平台非常宽广，视野十分开阔，所以成为一流赏月胜地。历史悠久的平湖秋月，可以称得上是风水宝地。

音乐欣赏

晶莹透明的音质，像湖面泛起的涟漪，恰似薄暮时分飘荡的钟声，空灵梦幻、澄明悠远。这就是《平湖秋月》带给我们的感觉。

作者采用了浙江的民间音乐，但又有广东音乐的风格。该曲以清新明快、悠扬华美的旋律，描写了杭州西湖的胜景之一“平湖秋月”：一潭平静的湖水，映照着一轮皎洁的秋月，碧空万里，波光闪烁。青山、绿树、亭台、楼阁，在月光下仿佛披上了一层轻纱，整个西湖好像是一个童话世界。乐曲奏出诗般的意境，也寄托了人们向往美好生活、渴望太平的愿望和对大自然的热爱之情。描绘出江南湖光月色，诗情画意的夜景，表达了作者对大自然景色的感叹和热爱。

虚幻飘忽的音色，总能给人以无限的遐想。柔和流动的音符，如微风拂过湖面，自然淡雅。这样舒缓怡人、沁人心扉的旋律，令准妈妈联想起月明风清、湖光水色、曲径通幽的秋夜美景，让准妈妈感受到一种如梦般的朦胧和优美的意境。

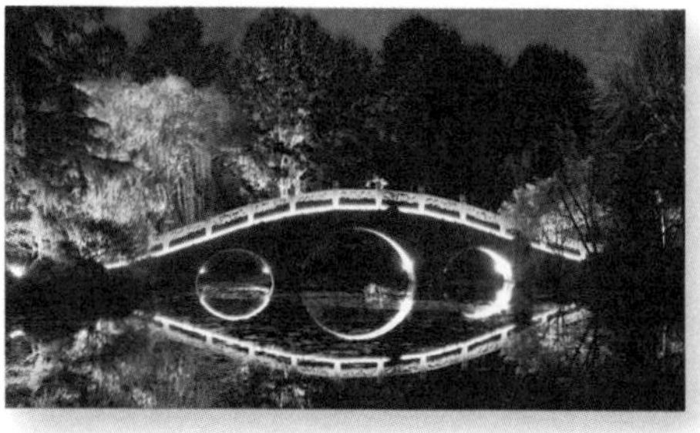

寓言故事：《乌鸦喝水》

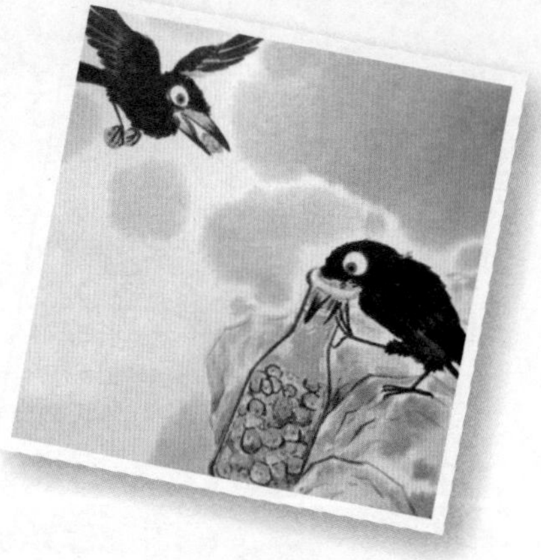

今天由准爸爸来给准妈妈和胎宝宝讲一个《乌鸦喝水》的故事吧，这个故事虽然简单，但却蕴含着深刻的智慧与教育意义。

乌鸦喝水

有一年夏天，乌鸦的家乡非常干旱，他到处都找不到水喝。乌鸦决定搬到一个新地方，那里有清澈的小河。乌鸦飞了很久也没有看到小河。他觉得好渴呀，真想马上就喝到水。

突然，乌鸦看到地上有个瓶子，瓶子里有一些水。“终于有水喝了!”乌鸦开心地飞到瓶子旁边。乌鸦把嘴伸到瓶子里，可是瓶口太小了，瓶子里的水又太低，乌鸦怎么也喝不着。

乌鸦急得团团转，怎么才能喝到水呢?

乌鸦想：“如果瓶口再低一点儿，就能喝到水了。”乌鸦一边想，一边衔起一块石子，准备把瓶口砸掉。“不行，不行，万一瓶子被砸碎了，水就流走了。”乌鸦扔掉小石子，转念一想，“如果能让水升到瓶口，就好了。”

乌鸦拨弄着瓶子旁边的小石子，忽然想出了一个好办法：往瓶子里放一些石子，水就能升高了。乌鸦衔来很多小石子，小心地把他们放进瓶子里，瓶子里的水渐渐升高了。

不一会儿，瓶子里的水就升到了瓶口，乌鸦开心极了。他张开嘴巴欢快地喝了一大口，凉凉的、甜甜的，真舒服！乌鸦拍着翅膀，大口大口地喝水。喝一会儿，他就往瓶子里放些小石子，然后继续大口喝水。乌鸦喝完水，感觉自己又有力气了。

小故事大道理

“乌鸦喝水”的故事告诫人们：遇到困难的时候要善于思考，动脑筋，再困难的事情也会迎刃而解的。不过也要注意：这世界上的一切事物都值得我们去留心探索、发现，千万不要被表面所迷惑。

动嘴又动脑：

绕口令说四和十

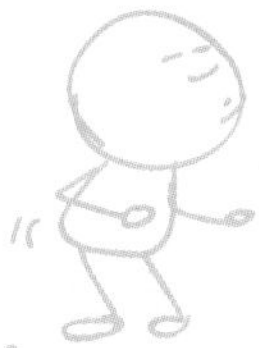

越到孕晚期，准妈妈的情绪越来越容易受到影响。为了有一个好心情，准妈妈一定要在平时多找一些自己感兴趣的事情来分散注意力。

四和十

四和十，十和四，十四和四十，四十和十四。

说好四和十得靠舌头和牙齿谁说四十是“细席”，他的舌头没用力；

谁说十四是“适时”，他的舌头没伸直。

认真学，常练习，十四、四十、四十四。

司小四和史小世

司小四和史小世，四月十四日十四时四十上集市。

司小四买了四十四斤四两西红柿，史小世买了十四斤四两细蚕丝。

司小四要拿四十四斤四两西红柿换史小世十四斤四两细蚕丝。

史小世十四斤四两细蚕丝不换司小四四十四斤四两西红柿。

司小四说我四十四斤四两西红柿可以增加营养防近视。

史小世说我十四斤四两细蚕丝可以织绸织缎又抽丝。

山前有四十四棵死涩柿子树

山前有四十四棵死涩柿子树,山后有四十四只石狮子。

山前的四十四棵死涩柿子树,涩死了山后的四十四只石狮子。

山后的四十四只石狮子,咬死了山前的四十四棵死涩柿子树。

不知是山前的四十四棵死涩柿子树涩死了山后的四十四只石狮子。

还是山后的四十四只石狮子咬死了山前的四十四棵死涩柿子树。

建筑艺术：比萨斜塔

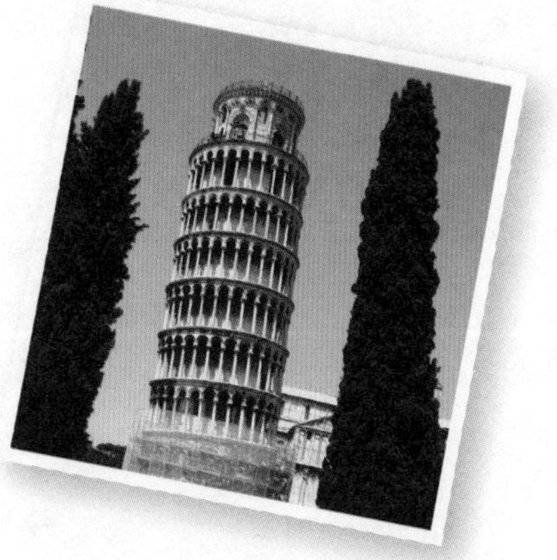

世界上有许多著名的建筑，而比萨斜塔无疑是其中之一。今天，就让我们一起来欣赏一下比萨斜塔的独特艺术，分享其中传奇的故事。

比萨斜塔

比萨斜塔位于意大利托斯卡纳省比萨城北面的奇迹广场上。广场的大片草坪上散布着一组宗教建筑，它们是大教堂、洗礼堂、钟楼和墓园，它们的外墙面均为乳白色大理石砌成，各自相对独立但又形成统一罗马式建筑风格。比萨斜塔就在比萨大教堂的后面。

比萨斜塔从地基到塔顶高58.36米，从地面到塔顶高55米，钟楼墙体在地面上的宽度是4.09米，在塔顶宽2.48米，总重约14453吨，重心在地基上方22.6米处。圆形地基面积为285平方米，对地面的平均压强为497千帕。倾斜角度3.99度，偏离地基外沿2.5米，顶层突出4.5米。但在1174年首次发现塔身在倾斜。

揭开比萨斜塔倾斜的奥秘

比萨斜塔为什么会倾斜，专家们曾为此争论不休。进入20世纪，随着对比萨斜塔越来越精确的测量，使用各种先进设备对地基土层进行的深入勘测，以及对历史档案的研究得出，比萨斜塔在最初的设计中本应是垂直的建筑，但是在建造初期就开始偏离了正确位置。

比萨斜塔之所以会倾斜，是由于它地基下面土层的特殊性造成的。比萨斜塔下有好几层不同材质的土层，各种软质粉土的沉淀物和非常软的黏土相间形成，而在深约一米的地方则是地下水层。

拯救比萨斜塔

斜塔的拯救，历经了很多的方案，最终拯救比萨斜塔的是地基应力解除法。比萨斜塔拯救工程于1999年10月开始，采用斜向钻孔方式，从斜塔北侧的地基下缓慢向外抽取土壤，使北侧地基高度下降，斜塔重心在重力的作用下逐渐向北侧移动。2001年6月，倾斜角度回到安全范围之内，关闭了十年的比萨斜塔又重新开放。

诗歌欣赏：
《水调歌头·明月几时有》

《水调歌头·明月几时有》是苏轼的代表作，备受后人的赞誉和喜欢。是一首独具特色，脍炙人口的传世词篇。准妈妈给胎宝宝诵读的时候，一定要把诗词中豪放洒脱的风格淋漓尽致地表达出来。

水调歌头·明月几时有

明月几时有？把酒问青天。

不知天上宫阙，今夕是何年。

我欲乘风归去，又恐琼楼玉宇，高处不胜寒。

起舞弄清影，何似在人间。

转朱阁，低绮户，照无眠。

不应有恨，何事长向别时圆。

人有悲欢离合，月有阴晴圆缺，此事古难全。

但愿人长久，千里共婵娟。

诗词欣赏

此词是中秋望月怀人之作，表达了对胞弟苏辙的无限怀念。

词上片望月。“明月几时有？把酒问青天。”苏轼把青天当做自己的朋友，把酒相问，显示了他豪放的性格和不凡的气魄。接下来两句：“不知天上宫阙，今夕是何年。”把对于明月的赞美与向往之情更推进了一层。他很想去天上宫阙看一看，所以接着说：“我欲乘风归去，又恐琼楼玉宇，高处不胜寒。”这一句一正一反，写出作者既留恋人间又向往天上的矛盾心理。但作者显然更热爱人间的生活，“起舞弄清影，何似在人间！”

词下片怀人，即兼怀子由。由中秋的圆月联想到人间的离别，同时感念人生的离合无常。“转朱阁，低绮户，照无眠。”这里既指自己怀念弟弟的深情，又可以泛指那些中秋佳节因不能与亲人团圆以至难以入眠的一切离人。接着，作者又说出了一番宽慰的话来为明月开开脱：“人固然有悲欢离合，月也有阴晴圆缺”，很有哲理意味。

词的最后说：“但愿人长久，千里共婵娟。”是要打通空间的阻隔。让对于明月的共同的爱把彼此分离的人结合在一起。

此词全篇皆是佳句，典型地体现出苏词清雄旷达的风格。仿佛是与明月的对话，在对话中探讨着人生的意义。既有理趣，又有情趣，很耐人寻味。

胎教百科：极光

极光，是常常出现于纬度靠近地磁极地区上空大气中的彩色发光现象。是大自然界中最壮丽的一幅美景。

绚烂夺目的极光

在地球南北两极附近地区的高空，夜间常会出现灿烂美丽的光辉。它轻盈地飘荡，同时忽暗忽明，发出红的、蓝的、绿的、紫的光芒。这种壮丽动人的景象就叫做极光。在南极发生的叫南极光，在北极发生的叫北极光。

极光多种多样，五彩缤纷，形状不一，绮丽无比，极光有时出现时间极短，犹如节日的焰火在空中闪现一下就消失得无影无踪；有时却可以在苍穹之中辉映几个小时；有时像一条彩带，有时像一团火焰，有时像一张五光十色的巨大银幕；有的色彩纷纭，变幻无穷；有的呈银白色，犹如棉絮、白云，凝固不变；有的异常光亮，有的又十分清淡，有的结构单一，状如一弯弧光，呈现淡绿、微红的色调；有的犹如彩绸抛向天空，上下飞舞翻动；有的软如纱巾，随风飘动。任何彩笔都很难绘出那在严寒的极地空气中嬉戏无常、变幻莫测的炫目之光。

极光最古老的神话传说

相传公元前两千多年的一天，夜来临了。随着夕阳西沉，夜已将它黑色的翅膀张开在神州大地上，把远山、近树、河流和土丘，以及所有的一切全都掩盖起来。一个名叫附宝的年轻女子独自坐在旷野上，她眼眉下的一湾秋水闪耀着火一般的激情，显然是被这清幽的夜晚深深地吸引住了。夜空像无边无际的大海，显得广阔。安详而又神秘。天幕上，群星闪闪烁烁，静静地俯瞰着黑魆魆的地面，突然，在大熊星座中，飘洒出一缕彩虹般的神奇光带，如烟似雾，摇曳不定，时动时静，像行云流水，最后化成一个硕大无比的光环，萦绕在北斗星的周围。其时，环的亮度急剧增强，宛如皓月悬挂当空，向大地泻下一片淡银色的光华，映亮了整个原野。四下里万物都清晰分明，形影可见，一切都成为活生生的了。附宝见此情景，心中不禁为之一动。由此便身怀六甲，生下了个儿子。这个男孩就是黄帝轩辕氏。

脑力游戏：
巧移火柴棒

小小火柴，除了可以带来光明，它还可以摇身一变，成为简单有趣的益智游戏。准妈妈、准爸爸小时候肯定玩过移火柴游戏，那让我们一起重温一下儿时的记忆，今天再来玩一次。胎宝宝肯定也会为你们的成功感到开心的。

巧移火柴棒

下面这个“回”字可以用24根火柴排成，它是由一大一小两个“口”字组成的。现在希望移动其中4根火柴，使图形变成由同样大小的两个“口”字，准妈妈有什么办法吗?

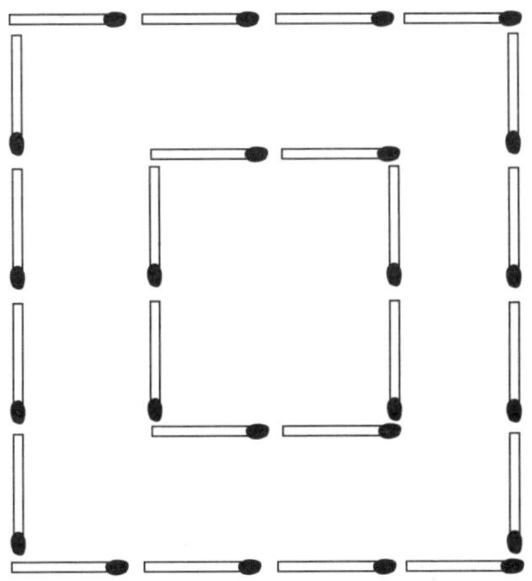

方法提示

1. 看看原来图中两个正方形组成的“回”字，大正方形每边有4根火柴棒，小正方形每边有2根火柴棒，一共24根。如果要改组成同样大小的两个正方形，边长就应该取平均数，大家都变成3根：24=4×3+4×3。

2. 把外围大正方形的左上角的两根移成向内折的，右下角的也向内折，就形成两个交叉的边长是三根火柴长度的正方形了，最后形成的图形是最外面的边框左上缺一角，右下缺一角，中间重叠的是回字中间那个框。

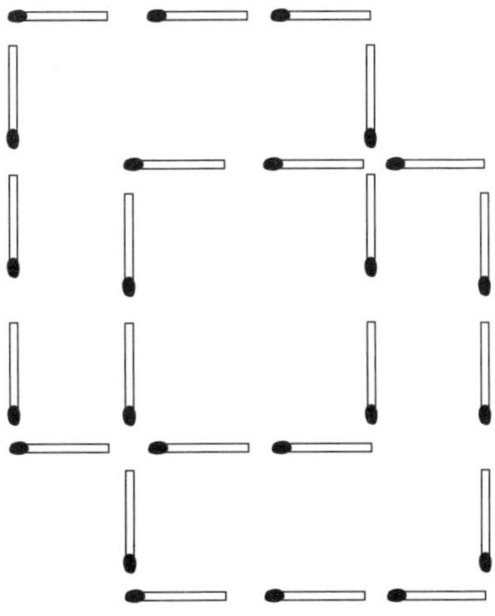

利尿消肿美味：

海米冬瓜汤

进入孕晚期，很多准妈妈都会出现水肿现象。如果你也遭遇了孕期水肿，在日常饮食中一定要少吃或不吃难消化和易胀气的食物，多摄取一些具有利尿作用的食物。今天给你推荐的海米冬瓜汤就是一个不错的选择。

食谱原料

冬瓜300克，海米50克，高汤300毫升，盐、香菜各适量。

制作方法

1. 将冬瓜清洗干净，去皮、瓤，切薄片。
2. 将海米泡发，洗净，捞出后沥干水分，备用。
3. 在锅中倒入高汤，用大火烧至沸腾。
4. 将冬瓜片、海米放入汤中，继续用大火烧至沸腾。
5. 调入盐，改用小火慢慢煲至汤熟，撒上香菜即可。

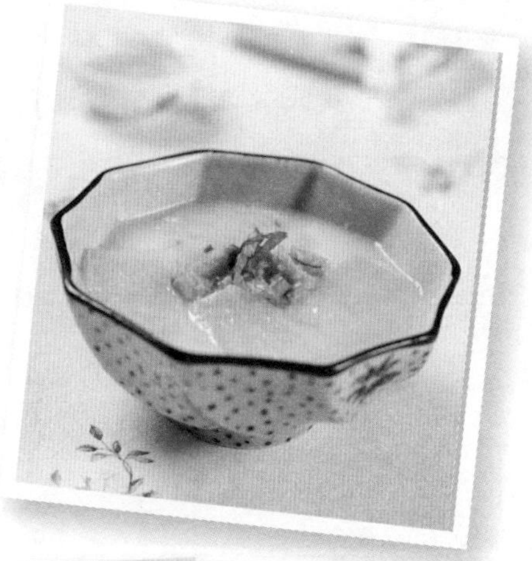

美食道理

冬瓜中含有丰富的糖类、维生素以及矿物质元素等营养成分，而且冬瓜钾含量高，钠含量少，有利水消肿的作用；海米富含钙、磷、钾、碘、镁等矿物质及维生素A、蛋白质、氨茶碱等成分，营养丰富且易消化，并可给菜品提鲜。海米冬瓜汤营养丰富，汤鲜味美，清淡可口，有利水消肿的功效，还是很好的补钙食谱。

国学经典：

《千字文》（节选）

温馨提醒

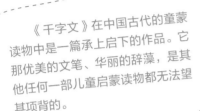

《千字文》在中国古代的童蒙读物中是一篇承上启下的作品。它那优美的文笔、华丽的辞藻，是其他任何一部儿童启蒙读物都无法望其项背的。

千字文，是由一千个汉字组成的韵文。《千字文》语句平白如话，易诵易记，是中国影响巨大的儿童启蒙读物。

千字文节选

天地玄黄，宇宙洪荒。日月盈昃，辰宿列张。

寒来暑往，秋收冬藏。闰余成岁，律吕调阳。

云腾致雨，露结为霜。金生丽水，玉出昆冈。

剑号巨阙，珠称夜光。果珍李柰，菜重芥姜。

海咸河淡，鳞潜羽翔。龙师火帝，鸟官人皇。

始制文字，乃服衣裳。推位让国，有虞陶唐。

吊民伐罪，周发殷汤。坐朝问道，垂拱平章。

爱育黎首，臣伏戎羌。遐迩一体，率宾归王。

译文

玄，天也；黄，地之色也；洪，大也；荒，远也；宇宙广大无边。太阳有正有斜，月亮有缺有圆；星辰布满在无边的太空中。寒暑循环变换，周而复始；秋季里忙着收割，冬天里忙着储藏。积累数年的闰余并成一个月，放在闰年里；古人用六律六吕来调节阴阳。云气升到天空，遇冷就形成雨；露水碰上寒夜，很快凝结为霜。金子生于金沙江底，玉石出自昆仑山岗。最有名的宝剑叫“巨阙”，最贵重的明珠叫“夜光”。果子中最珍贵的是李和柰，蔬菜中最看重的是芥和姜。海水咸，河水淡；鱼儿在水中潜游，鸟儿在空中飞翔。龙师、火帝、鸟官、人皇，这都是上古时代的帝皇官员。有了仓颉，开始创造了文字，有了嫘祖，人们才穿起了遮身盖体的衣裳。唐尧、虞舜英明无私，主动把君位禅让给功臣贤人。安抚百姓，讨伐暴君，有周武王姬发和商君成汤。贤君身坐朝廷，探讨治国之道，垂衣拱手，和大臣共商国事。贤君们爱抚、体恤老百姓，四方各族人都归附向往。远远近近都统一在一起，全都心甘情愿屈服贤君。

书中旅游：
走进荷兰

荷兰位于欧洲西偏北部，是著名的欧亚大陆桥的欧洲始发点，是世界有名的“低地之国”。荷兰以海堤、风车、郁金香和宽容的社会风气而闻名。准妈妈与胎宝宝就一起来欣赏一下这个美丽的国度，享受一下郁金香带来的芳香。

荷兰的海堤

荷兰有1/4的国土低于海平面。公元4世纪始建海堤，10世纪时渐多，海堤用黏土和沙筑成，外侧用石块或混凝土块砌护。今天，荷兰的有海堤1800余千米。它们为这个美丽的国家提供了保护。

荷兰风车

有一种风景，静静地竖立在地平线上，远远望见，仿佛童话世界一般，那一刻便注定你不能忘记，不能忘记她的国度：这就是风车，荷兰的风车。

人们常把荷兰称为“风车之国”，由于荷兰坐落在地球的盛行西风带，一年四季盛吹西风。同时它濒临大西洋，又是典型的海洋性气候国家，海陆风长年不息。这就给缺乏水力、动力资源的荷兰提供了利用风力的优厚补偿。

目前，荷兰大约有两千多架各式各样的风车。荷兰人很喜爱他们的风车，在民歌和谚语中常常赞美风车。每逢盛大节日，风车上围上花环，悬挂着国旗和硬纸板做的太阳和星星。

美丽的郁金香

郁金香是荷兰种植最广泛的花卉，也是荷兰的国花。它象征着美好、庄严、华贵和成功。在荷兰有一个关于郁金香来历的传说：古代有位美丽的少女住在雄伟的城堡里，三位勇士同时爱上了她，一个送她一顶皇冠，一个送给她一把宝剑，另一个送了一块金子。但她对谁都不钟情，只好向花神祷告。花神深感爱情不能勉强，便将皇冠变为鲜花，宝剑变成绿叶，金子变球茎根，这样合起来便成了一朵美丽的郁金香。

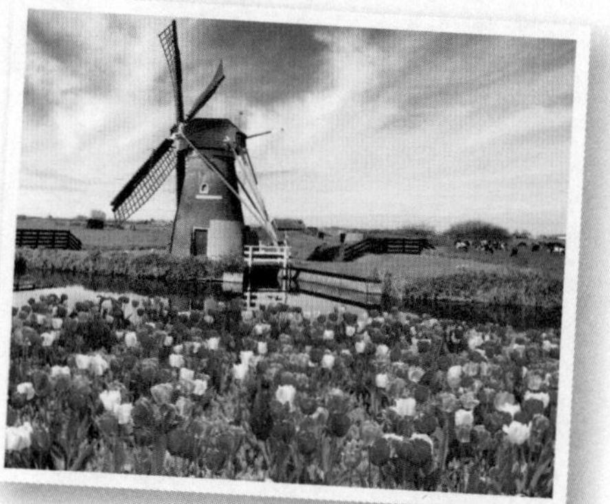

准妈妈快乐唱童谣（8）

对答童谣是小朋友非常喜欢的一种童谣形式，在一问一答的对唱中感受到了快乐，胎宝宝一定也会很喜欢的。准爸爸与准妈妈相互配合，就给胎宝宝说上一段。

我说一，谁对一

我说一，谁对一，哪个最爱把脸洗，

你说一，我对一，小猫最爱把脸洗。

我说二，谁对二，哪个尾巴像把扇，

你说二，我对二，孔雀开屏像把扇。

我说三，谁对三，哪个驮着两座山，

你说三，我对三，骆驼驮着两座山。

我说四，谁对四，哪个满身都是刺，

你说四，我对四，刺猬满身都是刺。

我说五，谁对五，哪个头上长小树，

你说五，我对五，梅花鹿上头上长小树。

我说六，谁对六，哪个爱在水里游，

你说六，我对六，鸭子爱在水里游。

我说七，谁对七，哪个叫人早早起，

你说七，我对七，公鸡叫人早早起。

你说八，谁对八，哪个唱歌呱呱呱，

你说八，我对八，青蛙唱歌呱呱呱。

我说九，谁对九，哪个会用头顶球，

你说九，我对九，海狮会用头顶球。

我说十，谁对十，哪个学话有本事，

你说十，我对十，鹦鹉学话有本事。

越剧：《西厢记》

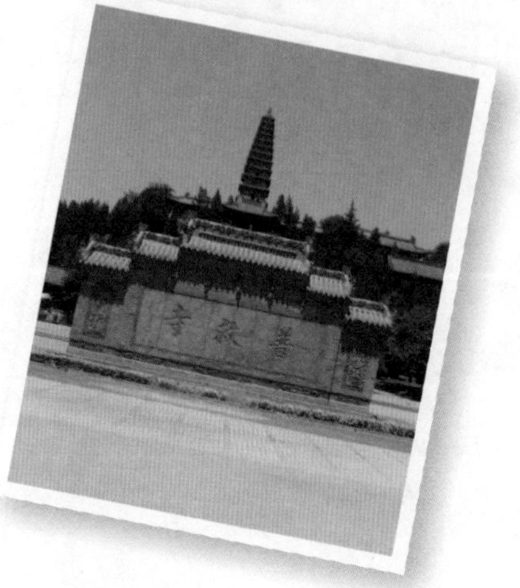

越剧是中国五大戏曲剧种之一，长于抒情，以唱为主，声音优美动听，表演真切动人，唯美典雅，极具江南灵秀之气。

《西厢记》故事

前朝崔相国去世后，夫人郑氏携小女崔莺莺送丈夫灵柩回老家安葬。途中暂住河中府普救寺。本是欣赏普救寺美景的进京赶考书生张生，无意中见到了容貌俊俏的崔莺莺；而张生夜夜苦读，也感动了小姐崔莺莺，她对张生即生爱慕之情。丫鬟红娘安排了他们相会于西厢房。

但是崔莺莺父亲在世时，就已将她许配给郑氏的侄儿郑尚书之长子郑恒。老夫人感念两人的真挚感情，告诉张生如果想娶莺莺小姐，必须进京赶考取得功名方可。

张生考得状元，写信向莺莺报喜。这时郑恒来到普救寺，捏造谎言说张生已被卫尚书招为东床佳婿。于是崔夫人准备将小姐许给郑恒。成亲之日，张生以河中府尹的身份归来，征西大元帅杜确也来祝贺。真相大白，郑恒羞愧难言，张生与莺莺终成眷属。

戏剧欣赏

《西厢记》全名为《崔莺莺待月西厢记》。之所以叫“西厢记”，是因为当时张生和崔莺莺约会在普救寺的西厢房。它的每段曲词华艳优美，富于诗的意境，可以说每支曲子都是一首美妙的抒情诗。

越剧《西厢记》是一卷精致的工笔画。其中的每一个场面都是一幅优美动人的画面；人物的一举一动、一颦一笑，风情万种，耐人品味。

越剧《西厢记》亦是一出心理剧，是一场古代青年男女恋爱时的心理博弈，四位主要人物的心理活动和思维，细腻而复杂，活跃而丰富，人物之间的矛盾冲突，扣人心弦。

越剧《西厢记》又是一部典型的中国式歌剧，一部诗化的歌舞剧，许多著名唱段都成为越剧的经典唱段，令人百听不厌。

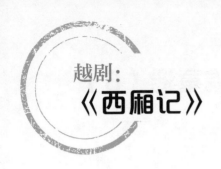

奇珍异宝赏美玉

在人们心中，玉是美好与高尚的象征，还能养生、辟邪，所以很多家庭都会为未出生的宝宝准备一件玉器。下面就给准妈妈介绍一下如何鉴别玉器。

玉

玉是宝石的一个分类。通常被称为玉的矿物主要为硬玉，也称翡翠，和软玉，即透闪石、阳起石一类。因化学成分的不同而呈现各种颜色。广义上的玉不仅包括硬玉和软玉，也包括蛇纹石、青金石、玛瑙、珊瑚、大理石及其他意义上的宝石。

玉经过岁月长河的洗礼，愈发显出恒久的光辉与魅力。玉真正的魅力在于历来被人们认为是大地的舍利，山川的精英。人们为那绚丽多彩的色泽、晶莹剔透的质地以及那份纯净祥和所感动，为那巧夺天工的精美所折服。

如何鉴赏玉

1.看玉的比重，比重越大，玉越珍贵。

2.看玉的硬度，硬度越强者玉石越佳。

3.看玉的色泽，红的为翡，绿的为翠，翡和翠布满就可以成为宝石。当然玲珑剔透也是一个方面。

4.听玉的声音，脆者为佳，哑者为劣。

5.看做工，玉同艺术相结合才突显它的价值。

6.看玉的时间，玉有古玉和新玉之分。古玉是文物，新玉则是艺术品。

玉与养生

现代科技表明，玉含有锌、镁、铜、硒、铬、锰、钴等对人体有益的微量元素，经常佩戴玉可使其中的微量元素被人体皮肤吸收，有助于人体各器官生理功能的协调平衡。有的玉具有白天吸光，晚上放光的物理特性，当玉的光点对准人体某个穴位时，可刺激经络、疏通脏腑，有明显的保健功能。

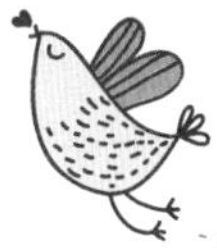

温馨提醒

准妈妈在怀孕期间是可以带玉制品的，但到了孕晚期，如果佩戴玉手镯时手脚都会有些肿，加上体重增加，胳膊也会变胖，手镯会暂时取不下来。所以请酌情佩戴。

名曲欣赏：《雨滴》

这是一首浪漫的钢琴前奏曲，也是一首流行很广的前奏曲。忧郁的淡淡阴影，开朗的浅浅亮色，肖邦用雨声展示了一个优美的内心世界。

《雨滴》的故事

1838年，活跃在巴黎乐坛上的肖邦，由于肺病的恶化，经女友乔治·桑的安排，千里迢迢地来到四季如春的地中海马尔岛。乔治·桑四处奔走，勉强借到一座山殿之中的古老寺院。寺院中不但毫无设备，而且漏雨，简直不能住人。因为寺院十分寒冷，所以，肖邦的养病得到了相反的效果。有一天，乔治·桑上街买东西，恰巧下了大雨，迟迟不能回来。肖邦躺在家里即寂寞又惧怕。正在这时候，房间又漏雨，滴滴答答令人心烦。肖邦在不耐烦之中，起身写作，一口气完成了这首著名的前奏曲。

音乐欣赏

《雨滴》创作于1838年，是肖邦在马约卡岛那个雨夜写的第15首降D大调前奏曲，因为乐曲始终贯穿着持续的同音反复，并伴随着单调的节奏，有如雨滴落地，被后人形象地加上《雨滴》的标题。

乐曲的开始部分十分抒情，歌唱性的旋律伴随着悠悠自如的“雨滴”声，是小雨在轻轻飘洒，舒展而又轻盈，每一个音符是那么清晰细腻。

优美的旋律过后，紧接着雨声如老僧念经般的单调沉闷，而后插入了色彩浓烈的小调以及明亮、带有动力性的大调，使这一部分的音乐形象显得十分强烈、鲜明，并随着雨滴声，慢慢地，思绪转向沉重。

末尾是一段十分抒情的音乐，优美的旋律和歌唱性的低音线条综合在中声部隐约可见的“雨滴”声中，显得十分静谧。音乐渐渐远去，“雨滴”声慢慢消失，真与幻、梦与醒、虚与实，意味深长：留给人们的是无比丰富的想象。

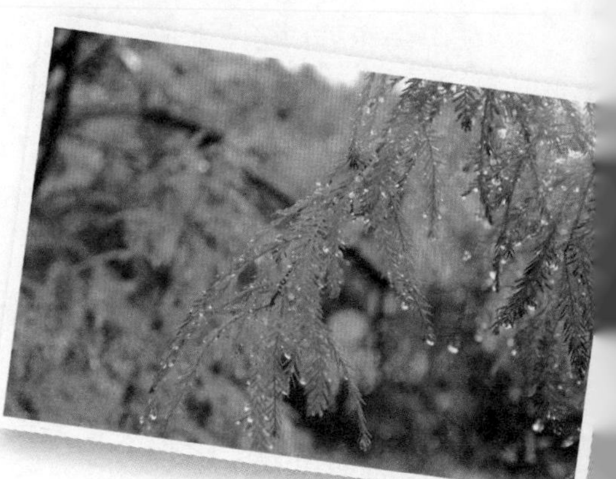

动嘴又动脑，
绕口令说士兵

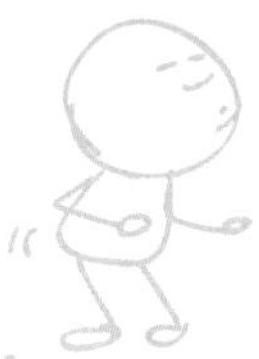

准妈妈听过连播音员都要练的绕口令“八百标兵”吗？你还知道有多少关于兵的绕口令，也可以问问准爸爸，这些“兵”他都知道吗？

标兵和炮兵

八百标兵奔北坡，
炮兵并排北边跑，
炮兵怕把标兵碰，
标兵怕碰炮兵炮。

炮兵和步兵

炮兵攻打八面坡，
炮兵排排炮弹齐发射。
步兵逼近八面坡，
歼敌八千八百八十多。

兵

解放军，最光荣，
青年人志愿当了兵，
因为我要当个兵，
所以今天光说兵，
要说兵，净说兵，
每句话里都带兵，
新兵、老兵、男女兵，
步兵、炮兵、坦克兵，
铁道兵、工程兵，
水兵、伞兵、航空兵，
报话架线通讯兵，
汽车驾驶运输兵，
灭火救灾消防兵，
指挥道路交通兵，
站岗放哨警卫兵，
救死扶伤卫生兵，
养猪做饭炊事兵，
登台表演文艺兵，
这个兵，那个兵，
都是人民子弟兵，
子弟兵，学雷锋，
人人负责当好兵，
冲锋陷阵是神兵，
战胜困难是尖兵，
完成任务是标兵，
爱护人民是好兵，
兵爱民，民爱兵，
兵民团结一家亲，
全国各地都有兵。

成语故事：
《一鸣惊人》

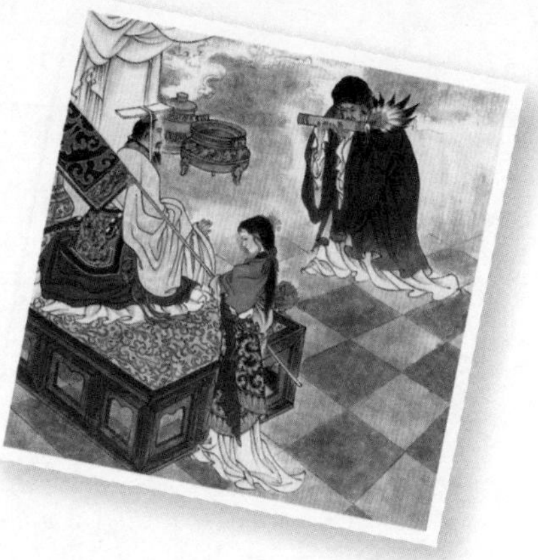

准妈妈有没有想过未来的宝宝将来要如何教育，要上什么幼儿园，上什么小学、中学、大学……呵呵，是不是想得有些遥远？那有没有想过你的宝宝将来会一鸣惊人？今天，我们就来看看“一鸣惊人”的故事。

一鸣惊人

春秋时期，楚庄王少年即位，面临朝政混乱，为了稳住事态，他表面上三年不理朝政，实则暗地里在等待时机。

楚庄王每天不是出宫打猎游玩，就是在后宫里和妃子们喝酒取乐，并且不允许任何人劝谏，并通令全国：“若有人敢于劝谏，立即处以死罪！”

当时，有一个主管军政的右司马看到天下各国争霸的形势对楚国很不利，他就想劝谏楚庄王放弃荒诞的生活，励精图治，使楚国成为强大的诸侯霸主。然而，他又不敢触犯楚庄王的禁令，去直接劝谏。

有一天，他看见楚庄王和妃子们做猜谜游戏。他灵机一动，决定用猜谜语的方法，在游戏中暗示楚庄王。他给楚庄王出了个谜语，说：“奏王上，我见过一种鸟，它落在土岗上，三年不展翅、不飞翔，也不鸣叫，这只鸟叫什么名呢？”

楚庄王知道右司马在讽刺他，便回答：“三年不飞，飞将冲天；三年不鸣，鸣将惊人。”

楚庄王觉得大臣们要求富国强兵的心情十分迫切，自己整顿朝纲，重振君威的时机已经到来。

楚庄王上朝，亲自处理政务，起用了多名有才干的文武官员。不久便把楚国治理得井井有条。于是便发兵讨伐齐国，在徐州战败了齐国；又出兵讨伐晋国，在河雍地区与晋军交战，楚军取得胜利。之后，陆续迫使鲁、陈、宋、郑等国归依，楚国成为春秋五霸之一。

小故事大道理

“一鸣惊人”的故事告诉我们平常表现不突出没关系，不是非要滔滔不绝才能显出自己的本事，平时不露声色是为长远观察问题，蓄积力量，将来在适当时机发力，也会取得惊人的成绩。

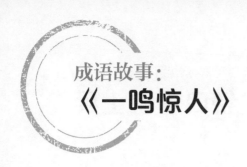

准妈妈唱英文儿歌

外语启蒙准妈妈还在继续吗？今天我们给准妈妈推荐几首英文儿歌，如果你实在没把握把音读准，没关系，读一读对照的译文也很好。

Clap，Clap Your Hands

Clap，clap your hands，
Clap your hands together.
Clapclap your hands，
Clap，your hands right now.

拍拍你的小手

拍拍你的小手，
手心在一起。
拍拍你的小手，
把手放一起。

The Eensy Weensy Spider

The eensy weensy spider went up the water spout，

Down came the rain and washed the spider out！

Out came the sun and dried up all the rain，

And the eensy weensy spider went up the spout again.

小蜘蛛

小蜘蛛顺着水管爬上去，
可是雨水把它冲了下来。
太阳出来了，水没有了，
小蜘蛛又可以顺着水管爬上去。

Here We Go Round the Mulberry Bush

Here we go round the mulberry bush，

the mulberry bush，

the mulberry bush，

Here we go ‘round the mulberry bushs，

Early in the morning.

我们绕着树林走

我们绕着树林走，
绕着树林，
绕着树林，
我们绕着树林走，
在很早的早上。

笑话说妈妈

准妈妈有没有听过一些跟妈妈有关的笑话。将来的某一天，也许你的宝宝也会如此跟你闹出各种各样的笑话呢！

女企鹅

妈妈带女儿去极地馆看企鹅，小姑娘一脸好奇地拽着我的手，问："妈妈，为什么这里的企鹅都是男的呢？"

妈妈说："怎么会呢？里面一定有女企鹅的啊！"

她不高兴地撇着嘴说："才不是呢，我知道，女企鹅头上会扎个蝴蝶结！"

没媳妇

儿子3岁，因为刚让他独立睡觉，所以经常吵着要跟爸爸妈妈一块儿睡。

一天，儿子要睡觉了，爸爸因为工作还没有回来。妈妈跟儿子说："儿子，你看你爸好可怜，工作到半夜那么辛苦，还不能挨着自个的媳妇儿睡！"

谁知小家伙冒了句："妈妈，我更可怜，我连媳妇儿都没有！"

我是领养的

妈妈生完孩子后身材一直没恢复。一天她跟孩子一起看以前的照片。

孩子指着一张相片问："妈妈，这漂亮姐姐是谁啊？"

妈妈一脸的自豪："是你妈啊！"

孩子想了想说道："妈妈，原来我是领养的啊！"

坐着不舒服

今天坐公交，我站在一小女孩旁边，她和她妈妈一起坐在位子上。

突然，小女孩对我说："叔叔，你坐我位子吧。"

我一愣："那你坐哪啊。"

"我可以坐你腿上啊。"

她妈妈就夸她"宝贝今天怎么这么懂事啊"。

小女孩说："凳子太硬了，我坐着不舒服。"妈妈立刻无语了。

手工剪纸：
有力的大树

准妈妈试过剪纸画吗？一张普通的纸，一把剪刀，就能剪出一幅好看的图画。我们今天就一起试试吧。

步骤

1. 将一张正方形的纸对折。

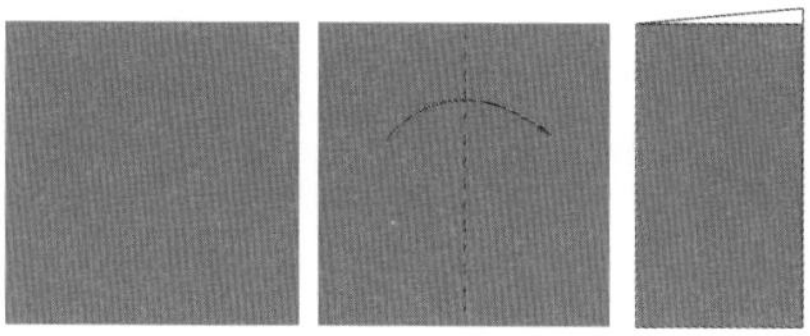

2. 如下图所示，在纸上画出树的轮廓。
3. 用剪刀按照轮廓剪纸，打开后就是一棵漂亮的大树。

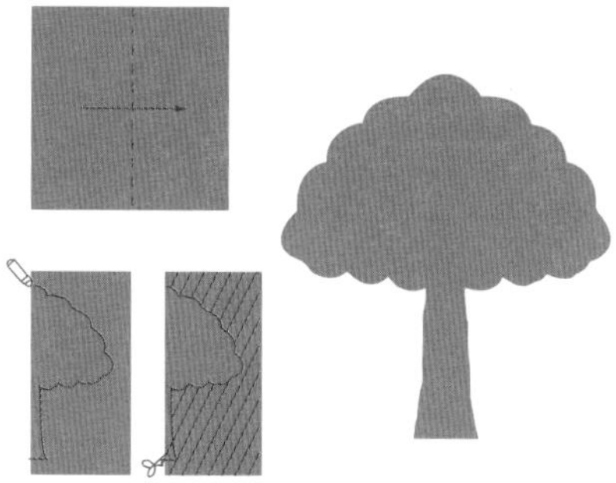

大树妈妈

大树妈妈，个儿高，
对着摇篮唱歌谣。
摇呀摇，摇呀摇，
摇篮里的小鸟睡着了。
大树妈妈，个儿高，
对着小鸟呵呵笑。
风来了，雨来了，
摇篮上的小伞撑开了。

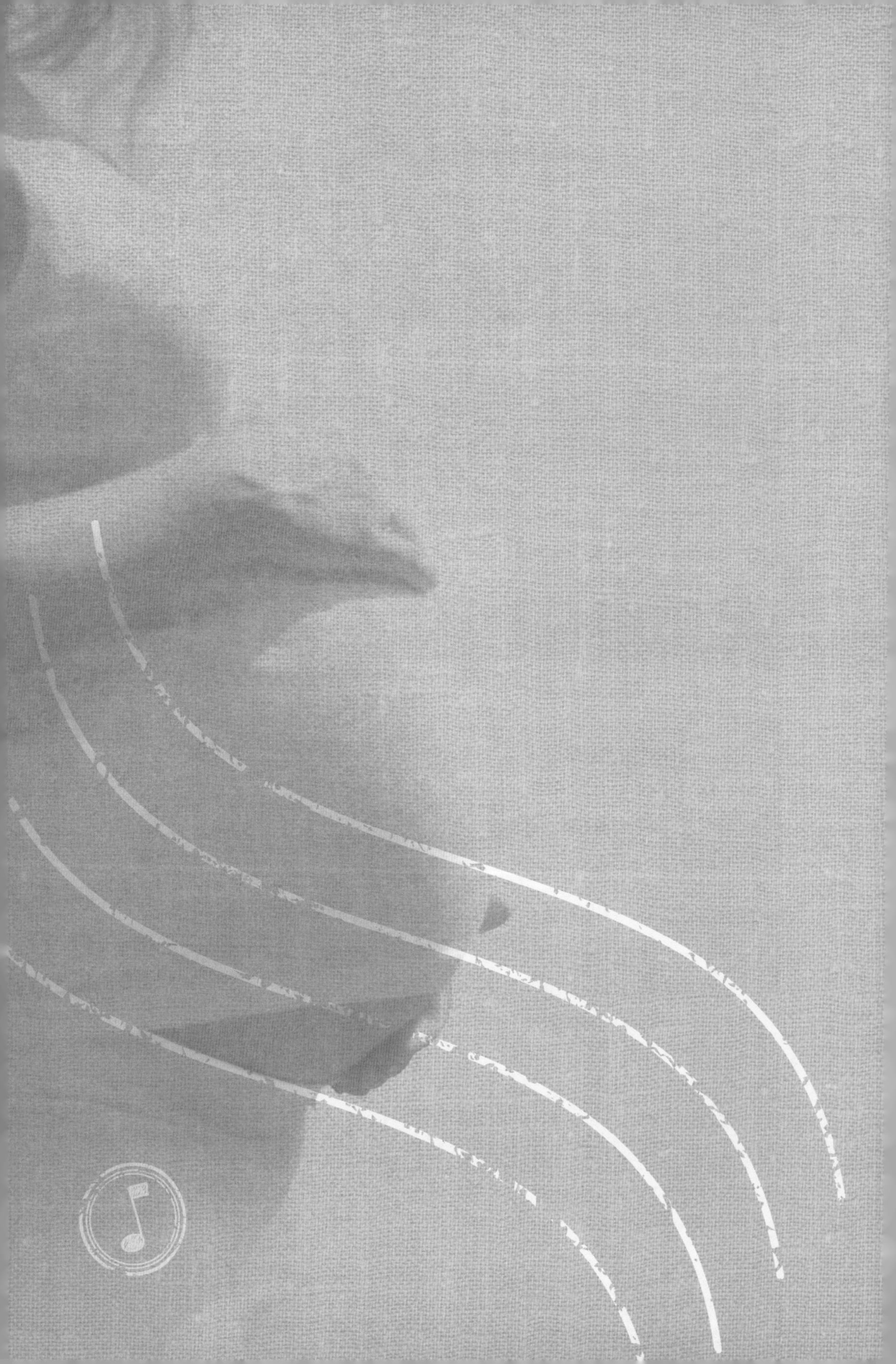

孕10月

幸福地迎接宝宝的到来

就要与宝宝见面了，准妈妈的心情一定非常激动。在即将结束整个孕期的日子里，准妈妈依然要做好自我监护，按时产前检查，及时了解分娩知识，调整好心情，对即将来临的分娩做好充分准备，坚持实施各种胎教，迎接幸福时刻的到来！

准妈妈快乐唱童谣（9）

准妈妈现在不妨找一些象声词的儿歌，在和胎宝宝聊天的时候，用这些有趣的象声词自问自答。

动物的声音

小鸡怎么叫呀？叽叽叽叽；小鸭怎么叫呀？嘎嘎嘎嘎。

小猫怎么叫呀？喵喵喵喵；小狗怎么叫呀？汪汪汪汪。

小猪怎么叫呀？嗯嗯嗯嗯；小牛怎么叫呀？哞哞哞哞。

小羊怎么叫呀？咩咩咩咩；老虎怎么叫呀？噢噢噢噢。

鸽子怎么叫呀？咕咕咕咕；青蛙怎么叫呀？呱呱呱呱。

盖房子

从林里，轰隆隆，
大家忙着盖房屋，
有的人在打铁，
有的人在敲钉，
钉，钉，钉，钉，
有的人锯木头，
拿着大锯在劳动，
吱嘎，吱嘎，吱嘎，吱嘎，
有的人在打眼，
有的人在钻洞，
嗡——，嗡——
嗡——，嗡——
有的人拿石头，
来把东西磨磨平，
沙沙沙，沙沙沙，
咚，咚，咚，咚，鼓声响，
干完了活，就收工！

美妙的声音

雨打着小伞滴答滴答，风吹着树叶哗啦哗啦。

小朋友上学哈哈哈哈，脚踩着水花哗啦哗啦。

读书的声音哇啦哇啦，管它雨大哗哗哗哗。

锣鼓的声音咚巴咚巴，笛的声音呜啊呜啊。

火车的声音轰隆轰隆，船的声音呜呜呜呜。

汽车的声音嘀嘀吧吧，自行车的铃声丁零丁零。

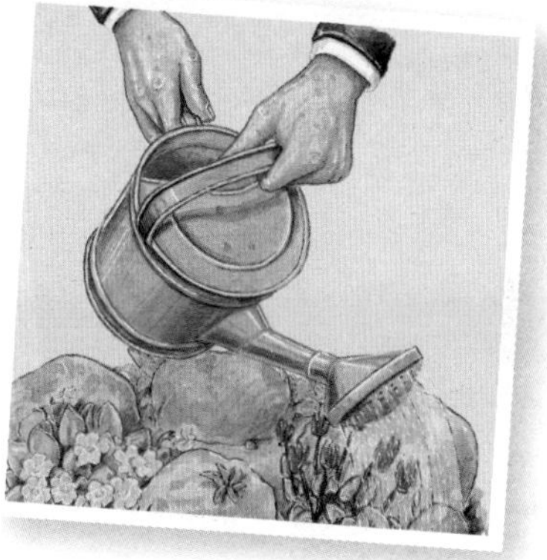

励志故事：《乐观向上的罗斯福》

准妈妈今天给胎宝宝讲一则关于美国总统罗斯福小时候的故事，这是一个积极向上的故事。故事告诉我们：积极乐观的生活态度很重要！

乐观向上的罗斯福

一个小男孩因为患脊髓灰质炎而留下了瘸腿和参差不齐的牙齿。他非常自卑，认为自己是世界上最不幸的孩子。

春天来啦，小男孩的父亲从邻居家要了一些小树苗，他想把它们栽在房前。于是，父亲叫他的孩子们每人栽一棵。父亲对孩子们说，谁栽的树苗长得最好，就给谁买一件最喜欢的礼物。

小男孩也想得到父亲的礼物，但看到兄妹们蹦蹦跳跳提水浇树的身影，心中有些伤感。因此，除了给小树浇过一两次水后，再也没去养护过它。

几天后，小男孩无意间看到他种的那棵树长出了几片新叶子，比兄妹们种的树更嫩绿，更有生气。

父亲兑现了他的诺言，为小男孩买了一件他最喜欢的礼物，并对他说："你长大后一定能成为一名出色的植物学家。"从那以后，小男孩慢慢变得积极、乐观、向上起来。

一天晚上，小男孩躺在床上睡不着，忽然想起生物老师的话："植物一般都在晚上生长。"他想去看看自己种的小树。

当他来到院子时，看见父亲正在向自己栽种的那棵小树施肥。顿时，他明白父亲的用意，理解了父亲的良苦用心。

几十年过去了，那瘸腿的小男孩虽然没有成为一名植物学家，但他却成为了美国总统，他的名字叫富兰克林·罗斯福。

心灵感悟

这是一个伟大的父亲，一个真正懂得去爱孩子的父亲。爱是生命中最好的养料，哪怕只是一勺清水，也能使生命之树苗壮成长。也许那树瘦小，甚至还有些枯萎，但只要有养料的浇灌，它就能长得枝繁叶茂，甚至长成参天大树。

美文欣赏：《春》

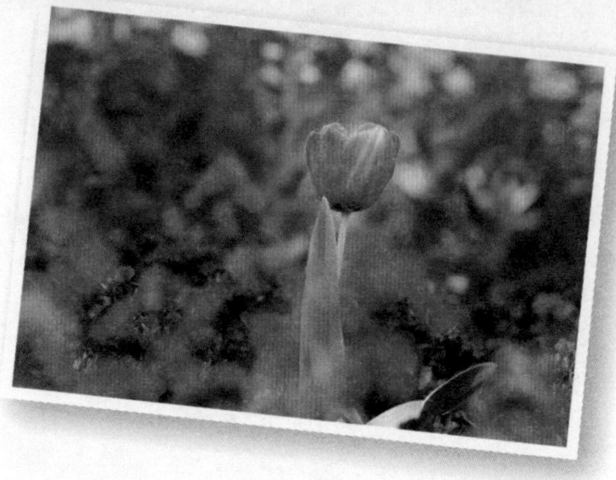

春

盼望着，东风来了，春天的脚步近了。

一切都像刚睡醒的样子，欣欣然张开了眼。山朗润起来了，水涨起来了，太阳的脸红起来了。

小草偷偷地从土里钻出来，嫩嫩的，绿绿的。园子里，田野里，瞧去，一大片一大片满是的。坐着，躺着，打两个滚，踢几脚球，赛几趟跑，捉几回迷藏。风轻悄悄的，草绵软软的。

桃树、杏树、梨树，你不让我，我不让你，都开满了花赶趟儿。红的像火，粉的像霞，白的像雪。花里带着甜味，闭了眼，树上仿佛已经满是桃儿、杏儿、梨儿。花下成千成百的蜜蜂嗡嗡地闹着，大小的蝴蝶飞来飞去。野花遍地是：杂样儿，有名字的，没名字的，散在花丛里，像眼睛，像星星，还眨呀眨的。

“吹面不寒杨柳风”，不错的，像母亲的手抚摸着你。风里带来些新翻的泥土的气息，混着青草味，还有各种花的香，都在微微润湿的空气里酝酿。鸟儿将窠巢安在繁花嫩叶当中，高兴起来了，呼朋引伴地卖弄清脆的喉咙，唱出宛转的曲子，与轻风流水应和着。牛背上牧童的短笛，这时候也成天在嘹亮地响。

雨是最寻常的，一下就是三两天。可别恼。看，像牛毛，像花针，像细丝，密密地斜织着，人家屋顶上全笼着一层薄烟。树叶子却绿得发亮，小草也青得逼你的眼。傍晚时候，上灯了，一点点黄晕的光，烘托出一片这安静而和平的夜。乡下去，小路上，石桥边，撑起伞慢慢走着的人；还有地里工作的农夫，披着蓑，戴着笠的。他们的草屋，稀稀疏疏的在雨里静默着。

天上风筝渐渐多了，地上孩子也多了。城里乡下，家家户户，老老小小，他们也赶趟儿似的，一个个都出来了。舒活舒活筋骨，抖擞抖擞精神，各做各的一份事去，“一年之计在于春”；刚起头儿，有的是工夫，有的是希望。

春天像刚落地的娃娃，从头到脚都是新的，它生长着。

春天像小姑娘，花枝招展的，笑着，走着。

春天像健壮的青年，有铁一般的胳膊和腰脚，他领着我们上前去。

名曲赏析：《春》

春天是新一年的开始，春天有旺盛的生命力。安东尼奥·维瓦尔第的这首《春》让准妈妈听到了鸟语花香，感受到了春意盎然，对宝宝的即将到来了充满了美好的憧憬。

春

春临大地，
众鸟欢唱，
和风吹拂，
溪流低语。
天空很快被黑幕遮蔽，
雷鸣和闪电宣示暴风雨的前奏；
风雨过境，鸟花语再度
奏起和谐乐章。
芳草鲜美的草原上，
枝叶沙沙作响，喃喃低语；
牧羊人安详地打盹，脚旁睡着夏日懒狗。
当春临大地，
仙女和牧羊人随着风笛愉悦的旋律
在他们的草原上婆娑起舞。

音乐欣赏

在整首乐曲中，曲作者分别两次用小提琴模仿小鸟的欢唱，两把小提琴在不同声部模仿鸟儿的啾鸣；独奏小提琴用各种音调模仿不同鸟儿的歌唱。听着这美妙的乐曲，我们好像看到了作曲家所要表达的春天生机盎然的景象。

听了这首赞美春天的乐曲，准妈妈会如同在充满绿意的公园里散步，如同听到清脆的鸟叫声、看到明媚的阳光和色彩鲜艳的花朵、闻到芬芳袭人的花香草香味，当你赞叹“生活是多么美好”时，这种快乐的情绪一定也会影响腹中的胎宝宝。

简笔画配诗

中国古代文人有吟诗作画的风俗，准妈妈也可以试一试。简单的几笔就可以画出一个很有意境的画，如果再配上几句诗，诗情画意尽在不言中。

望天门山

唐·李白

天门中断楚江开，
碧水东流至此回。
两岸青山相对出，
孤帆一片日边来。

江南

汉　乐府

江南可采莲，莲叶何田田。
鱼戏莲叶间，鱼戏莲叶东。
鱼戏莲叶西，鱼戏莲叶南。
鱼戏莲叶北。

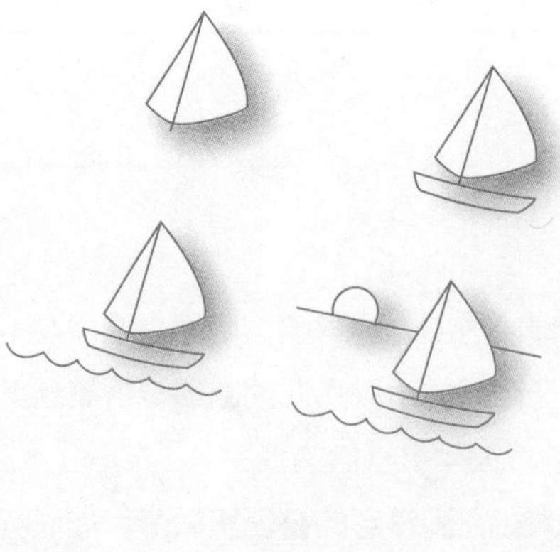

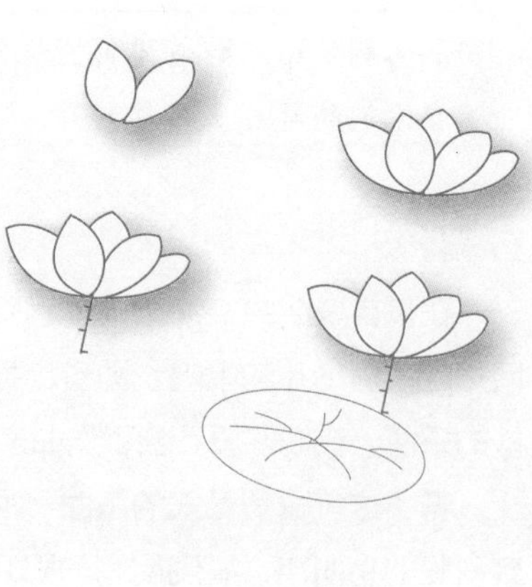

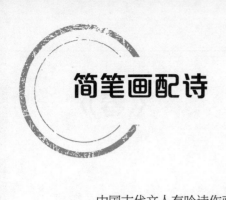

谜语猜日用品

今天，准妈妈和准爸爸玩个游戏吧，给准爸爸出几个谜语，让他猜猜这些东西都在家里的什么地方？肚子里的胎宝宝，一起来给准爸爸助助威。

红娘子，上高楼。心里疼，眼泪流。

2 一棵麻，多枝丫。雨一淋，就开花。

3 小小狗，手里走。走一走，咬一口。

一只罐，两个口。只装火，不装酒。

有硬有软，有长有宽。白天空闲，夜晚上班。

6 生在山崖，落在人家。凉水浇背，千刀万剐。

头大尾细，全身生疥。拿起索子，跟你讲价。

8 一只黑狗，两头开口。一头咬煤，一头咬手。

9 外麻里光，住在闺房。姑娘怕戳疼，拿它来抵挡。

10 口比肚子大，给啥就吃啥。它吃为了你，你吃端着它。

猛将百余人，无事不出城。出城就放火，引火烧身。

12 有头没有尾，有角又有嘴。扭动它的角，嘴里直淌水。

13 身穿红衣裳，常年把哨放，遇到紧急事，敢往火里闯。

14 前面来只船，舵手在上边。来时下小雨，走后路已干。

15 一只没脚鸡，立着从不啼。吃水不吃米，客来敬个礼。

答案

1蜡烛 2雨伞 3剪刀 4灯笼 5床 6磨刀石 7秤 8火钳 9顶针 10碗 11火柴 12水龙头 13灭火器 14熨斗 15茶壶

学唱儿歌：《摇篮曲》

准妈妈要用最深情的歌声来表达自己对宝宝的爱，腹中的宝宝会被你富有磁性的声音及伟大的母性所感染。在歌唱中，你的思绪也会回到自己美丽的童年，小时候也是在妈妈的怀抱中，听着妈妈哼唱着这首摇篮曲慢慢长大的……

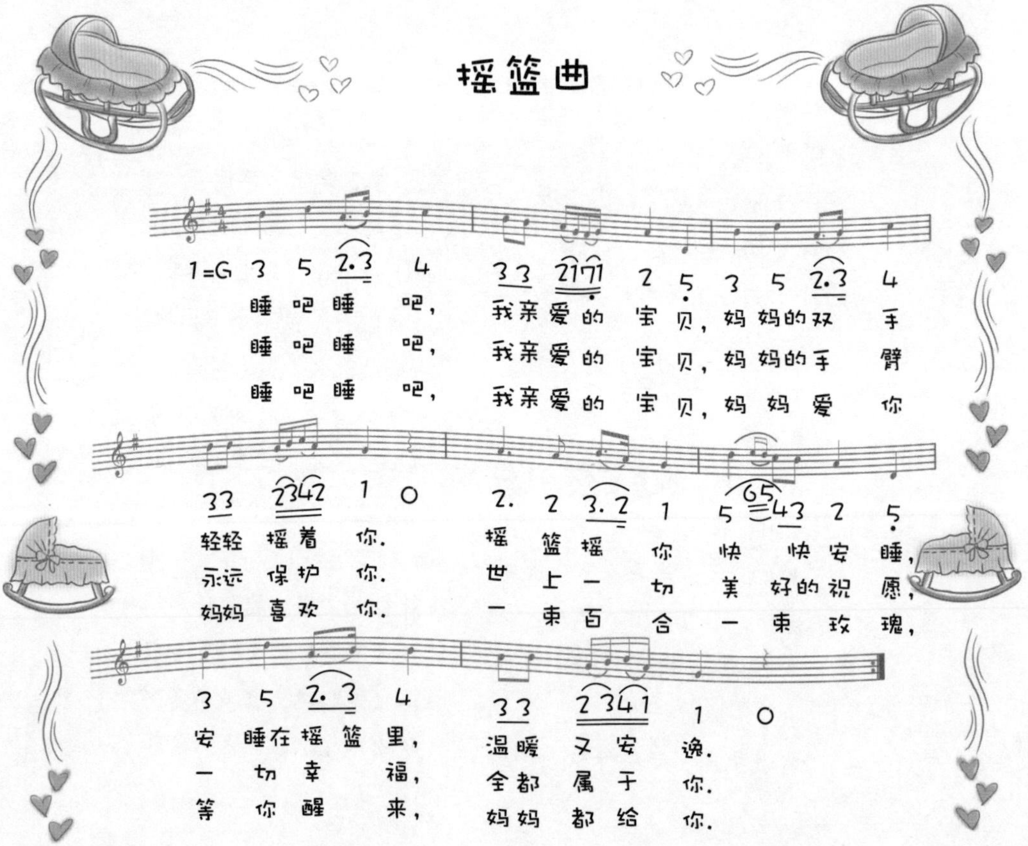

品读贺知章诗词

贺知章属于盛唐前期诗人，又是著名书法家。诗文以绝句见长，除祭神乐章、应制诗外，其写景、抒怀之作风格独特，清新潇洒，尤其是著名的《咏柳》、《回乡偶书》两首，脍炙人口，千古传诵。

回乡偶书

少小离家老大回，
乡音无改鬓毛衰。
儿童相见不相识，
笑问客从何处来。

这首诗运用对比的手法，含蓄地写出作者久居客地、重返故乡的无限感慨和欣慰。

诗的开头两句，作者置身于熟悉而又陌生的故乡，极概括又具体地说明了一“离”一“回”在时间上的间隔，离家时的少年英姿和回家时的老态龙钟，悲伤和喜悦庆幸尽在不言之中。“乡音无改鬓毛衰”，含蓄地表露了作者对故土的深情。三、四句转折活脱：“相见不相识”是意料中的事；“笑问客从何处来”的问话又是非常自然的问话。说者无意，听者有心，是老迈衰颓、反主为宾的悲哀，还是久别重逢、叶落归根的喜悦？说不清，但都包含在这句看似平淡的问话中。全诗就这样有问无答，悄然而止，只留下哀婉的余音不绝于耳。

咏　柳

碧玉妆成一树高，
万条垂下绿丝绦。
不知细叶谁裁出，
二月春风似剪刀。

这首《咏柳》诗形象的描摹出柳的美姿，点出了柳迎春的特点。作者不仅能摹其形，而且能传其神。先介绍了柳的种类，然后介绍柳的外形，最后介绍其功用。对柳的介绍，有直接的描写，也有资料的引用，既有说明性的文字，也有作者的议论和抒情。读之能使人对“柳”这一树种有清晰的了解。文章语言细腻、优美，用大量修辞手法，形象地写出了柳风姿绰约的形态，给人以美的享受。

民间艺术：皮影戏

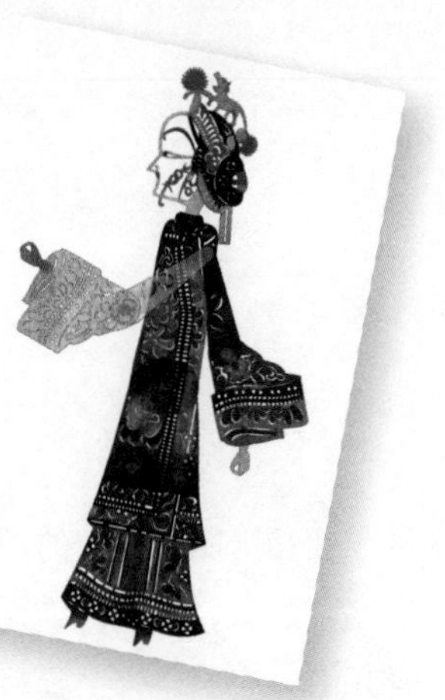

皮影戏是中国汉族民间的一门古老传统艺术，老北京人都叫它“驴皮影”。在过去还没有电影、电视的年代，皮影戏曾是十分受欢迎的民间娱乐活动之一。相信很多准妈妈应该没有看过皮影戏，今天我们就一起来了解了解。

皮影戏表演形式

皮影戏，又称“影子戏”或“灯影戏”，是一种以兽皮或纸板做成的人物剪影，在蜡烛或燃烧的酒精等光源的照射下用隔亮布进行演戏，是中国汉族民间广为流传的傀儡戏之一。表演时，艺人们在白色幕布后面，一边用手操纵戏曲人物，一边用当地流行的曲调唱述故事，同时配以打击乐器和弦乐，有浓厚的乡土气息。

一块皮影、几根细线，光影之间舞出金戈铁马的宏大场面；一双巧手、几个布偶，活灵活现展现一段才子佳人的千年佳话。

皮影的传承和发展

随着社会的进步，人们物质生活水平不断提高，审美水平也在逐步提高，因而大家把以前皮影中的角色与人物都以更精湛与更细腻的雕刻工艺表现出来，更强调了皮影的艺术性与装饰性。皮影的制作工艺正在从曾经以娱乐为主，欣赏为辅向现如今以欣赏为主，娱乐为辅缓慢过渡。将来的皮影更强调与突出其静态的艺术价值，通过场景的布置，角色的表情，丰富的色彩等，展示着它独特的魅力。

在中国，不少的地方戏曲剧种都是从皮影戏中派生出来的，而皮影戏所用的幕影演出道理、艺术手段，对电影的发明和美术片的发展也起到先导作用。如今，中国皮影被世界各国的博物馆争相收藏，同时也是中国政府与其他国家领导人相互往来时的馈赠佳品。

温馨提醒

皮影戏有不同的流派，常见有四川皮影、湖北皮影、湖南皮影、北京皮影、唐山皮影、山东、山西皮影、川北皮影、陇东皮影等风格各具特色的地方皮影。

经典动画片：
《葫芦兄弟》

动画片《葫芦兄弟》是我国最经典的动画片之一，是一部大人孩子都爱看的作品。

故事内容

在葫芦山里关着蝎子精和蛇精。一只穿山甲不小心打穿了山洞，两个妖精逃了出来。一位老爷爷取得了宝葫芦籽。老爷爷种下葫芦籽，很快结出了红、橙、黄、绿、青、蓝、紫七个葫芦，老爷爷精心照料着宝葫芦们，与他们建立了胜似祖孙的感情。妖精从如意镜中窥见老爷爷种出了七个葫芦，就想去摧毁他们，阴谋失败后就把老爷爷抓去。七个葫芦成熟了，相继落地变成七个男孩。他们为了消灭妖精，救出老爷爷，一个接一个去与妖精搏斗，后来被妖精使计抓了起来。妖精把七兄弟送进炼丹炉，想炼成七心丹。这时，老爷爷扔出七彩莲蓬，让七兄弟联合了起来，他们发挥各人的法术，终于打败了妖精。最后，七兄弟化作七彩山峰，将妖精镇于山下。

动画片欣赏

《葫芦兄弟》在简单幼稚的故事后面，其实隐喻着一个关于信念的故事、一个关于救赎的故事、一个关于牺牲的故事。正义与邪恶的斗争贯穿全篇。

《葫芦娃》的剧情设计引人入胜，每个葫芦娃都有自己的特点，也都代表着一种人类的感情：赤色是热情奔放，橙色是温柔宽容，黄色是刚强坚韧，绿色是和平慈悲，青色是愤怒不平，蓝色是乐观向上，紫色是阴沉思辨。通过故事的展开，几个葫芦娃都有着符合自身特点的表现。整个故事跌宕起伏，让我们看到了做事情要以柔克刚，扬长避短，冲动是魔鬼，要懂得吸取前车之鉴，还有那千古名句蕴含的道理：“本是同根生，相煎何太急。”最后，释放出葫芦兄弟们最终的力量，正义之士除暴安良，恢复了世界的和谐。

童话故事：
《咕咚来了》

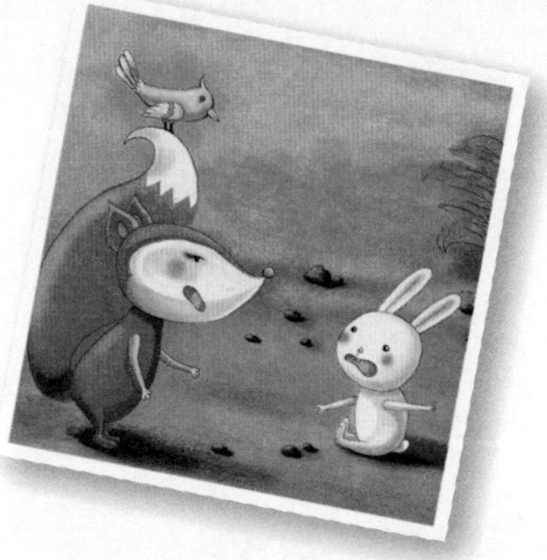

准妈妈给胎宝宝讲一讲下面这个故事，看看能否勾起准妈妈对童年的美好回忆。

咕咚来了

一天早上，太阳照着小河旁边的木瓜树，木瓜树上结着很多又白又圆的大木瓜。

这时候，不知道从哪儿跳出来一只小兔。“草儿绿，花儿红，小河边上好风景。小河水，清又清，让我照照自己的影儿。哎，浑身上下毛茸茸，两只长耳朵，一双圆眼睛。”

正在这时候，只听见“咕咚”一声，小兔吓得大叫起来：“哎呀！这是什么？哎，白黄黄，圆咚咚，跳到河里咕咚咚。快救命，快救命，一定是个大妖精！哎呀，这个妖精要来抓我啦！”

小兔拼命地跑，跑着跑着，“哎哟！”跟谁撞上了。啊，原来是小猴！“哎小兔子，你发了疯，干吗使劲向前冲，今天天气多么好，快来和我斗蜜蜂！”

“咳，猴大哥，猴大哥，你还在这斗蜜蜂，河边出了个大妖精，白黄黄，圆咚咚，跳到水里咕咚咚。要不是我跑得快，眼看就要活不成！”

“真的？快跑！”

“快跑吧！”

小兔小猴拼命地跑，跑着跑着，“哎哟！”又跟谁撞上了，哎哟，原来是老熊。老熊奇怪地说：“一个跳，一个蹦，慌里慌张好像一阵风！你们两个快站住，帮我老熊捉马蝇。来来来，来这儿呢！快点儿！”

“哎呀呀，熊大叔，你还有心捉马蝇。河边出了个大妖精。”“啊？什么？”

“白黄黄，圆咚咚，跳到河里咕咚咚。”“哦？”

“要不是我们跑得快，眼看就要活不成！”“那可了不得啦，快跑啊！”“快跑！”

小兔、小猴、熊拼命地跑，后来他们又遇到了狐狸、大象、老虎，他们都不问怎么回事也拼命地跟着跑。一边跑还一边嚷：快点跑，河边出了个大妖精，叫咕咚啊！

这时候，狮子从前面走过来。“站住！站住！出了什么事了？看看你们，这么不要命地使劲跑，稀里糊涂，好像一窝蜂！”

“狮子大王，河边出了个大妖精，白黄黄，圆咚咚，跳到河里咕咚咚！咕咚咚！”

“嗯？真的吗？谁看见的？”

“嗯，嗯，我们，我们是听熊说的。”“我是听猴子说的。”“那我是听小兔说的。”

“我，我是在河边亲眼看见的。真可怕，白黄黄，圆咚咚，掉到河里咕咚咚。”

“嗯？真是妖精吗？”“我想，也许是，没准就是！”

“哎呀，你们啦，都是听说的，小兔呢，又说没准。好了，咱们一块儿去看看吧！”

狮子让小兔引路，带着大伙回到了小河边。“妖精，在哪呢？”

“哎？我刚才明明看见就在这棵树底下。”扑通！

“哎呀！不好了，妖精又来啦！快跑！”

“站住！站住！小傻瓜，你仔细看看到底是什么？看清楚了吗？不是什么大妖精，那是木瓜长熟了，掉进水里咕咚咚。”

“木瓜？哎，真的是个木瓜。都怪我，太粗心，糊里糊涂没弄清！”

小故事大道理

“咕咚来了”的故事，其实就是告诉我们遇事要冷静，冷静地思考才会使人头脑清晰，思维敏捷，判断的结果才会准确、客观、真实。在未弄明白事情的真相时不要轻易下结论，要注意实地调查，不要人云亦云，盲信盲从，更不要以讹传讹。

经典传承：
《水经注·三峡》（节选）

郦道元所著的《水经注》是古代中国地理名著，是我国古代最全面、最系统的综合性地理著作。该书文笔绚烂，语言清丽，具有较高的文学价值。今天，准妈妈就读一读其中的三峡篇，看看当年的三峡与今天的三峡有什么不一样？

水经注·三峡

自三峡七百里中，两岸连山，略无阙处。重岩叠嶂，隐天蔽日，自非亭午夜分，不见曦月。

至于夏水襄陵，沿溯阻绝。或王命急宣，有时朝发白帝，暮到江陵，其间千二百里，虽乘奔御风，不以疾也。

译文

在三峡七百里江流的范围以内，两岸都是相连的高山，没有中断的地方；重重叠叠的悬崖峭壁，遮蔽了天空上的太阳，如果不是正午就看不见太阳，如果不是半夜，就看不见月亮。

到了夏天江水漫上丘陵的时候，下行和上行的船只都被阻绝了，不能通行。有时有皇帝的命令必须急速传达，早晨从白帝城出发，傍晚就到了江陵，这两地可是相距一千二百多里呀！即使骑上快马，驾着长风，也没有船快。

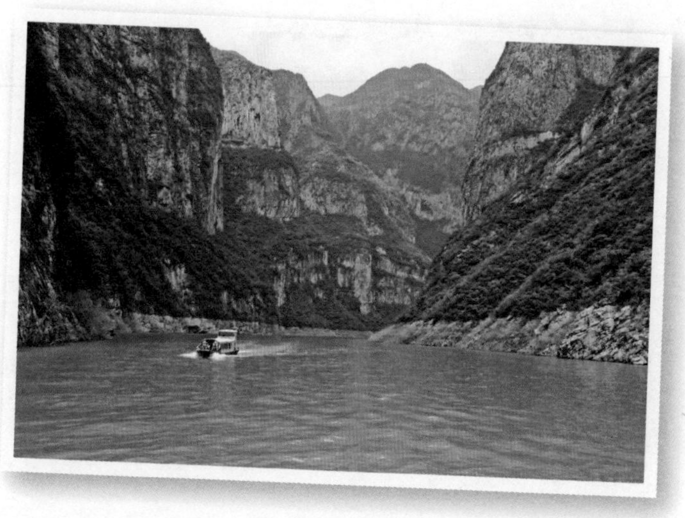

名画赏析：
《日出·印象》

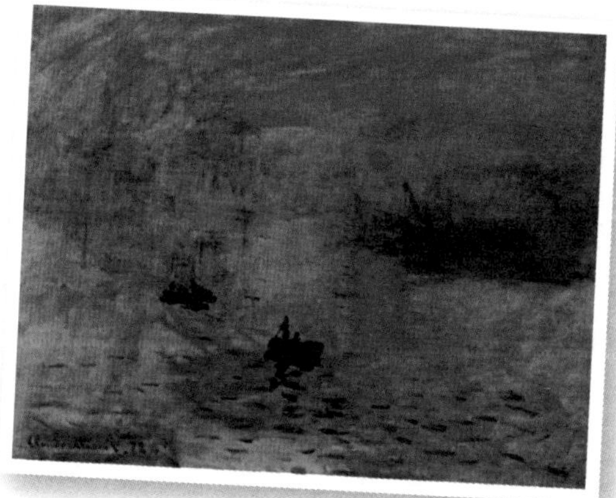

《日出·印象》是世界上最有价值的20幅经典画作之一，是莫奈于1873年在阿弗尔港口画的一幅写生画。

《日出·印象》描绘的是在晨雾笼罩中日出时的港口景象。在由淡紫、微红、蓝灰和橙黄等色组成的色调中，一轮生机勃勃的红日拖着海水中一缕橙黄色的波光，冉冉升起。海水、天空、景物在轻松的笔调中，交错渗透，浑然一体。多种色彩赋予了水面无限的光辉，近海中的三只小船在薄雾中渐渐变得模糊不清，远处的建筑、港口、吊车、船舶、桅杆等也都在晨曦中朦胧隐现。

这幅作品是莫奈画作中最具典型的一幅。画中的一切是画家从一个窗口看出去而画成的。它突破了传统画法的束缚，大胆地用“零乱”的笔触来展示雾气交融的景象，真实地描绘了法国海港城市日出时的光与色给予画家的视觉印象，是一种瞬间的视觉感受和活泼生动的作画情绪使然。

莫奈印象

莫奈是法国画家，他爱画天光水色，擅长光与影的实验与表现技法，其作品大多是现场完成的。莫奈在视觉观察方面无疑是一个富有创造性的天才。他善于从光与色的相互关系中发现前人从未发现的某种现象。他把全部注意力都集中在光与色上，从而找到了最适于表达光与色的明度差别变化的形式，他把这种光色明度差别变化从绘画的各种其他因素中抽象出来，把它提到了不可攀登的高度。为了研究阳光的变化，他反复画同一景物，如他画的《草垛》、《教堂》系列。莫奈是法国最重要的画家之一，印象派代表人物和创始人之一。

书写中体味“静”的意义

现在，准妈妈应该多在家休息，准备随时分娩。准妈妈更需要自己的身心处于一个安静的状态。如果烦躁了，提起笔写个“静”，也许能帮助你摒弃了所有的杂念。

书法赏“静”

在《说文解字》中：“静，审也。从青从争。”

金文：“静”，吴大澂氏以为“不争也，从争、从清省，古争从说文解字‘靜’，上以爪按其力，下以手承之，象三人相爭形。”

小篆：“靜，从青，静声，本意作‘审’解，详明得宜之意；青，草木初生色，为明审可见者，故从青。又以争本作引解，为引以入己意；审在引己意以为衡断，故静从争声。”

解读“静”

静，停止的，与“动”相对。形声。从青，从争，青亦声，“青”意为“蓝色”、“争”指两人抢夺一件物品。“青”与“争”联合起来表示让他们去抢夺天蓝色，而自己扬起头来去看天空的天蓝色了。

静，是一种气质，也是一种修养。诸葛亮云：“非淡泊无以明志，非宁静无以至远。”

静，是美的化身，是大自然的和谐之曲，是身与心的交融之光。

“人闲桂花落，夜静春山空”，在那万籁寂静的夜晚，“蝉噪林愈静，鸟鸣山更幽”，那是自然幽静的山林，“茅檐长扫静无苔，花木成畦手自栽”的自在恬静的山村。这静的意境勾起多少人对它的向往。

静的意思是不争，不争意味着不苛求名利，一切顺其自然。不争就能“知足常乐”。如果能不争，心就能得到宁静，静是一种安详平和，是一份怡然自得。我们常说：“生活中不是没有美，而是缺少一双发现美的眼睛。”当我们心平气和、静心感受身边所拥有的一切时，就会不断地发现生活中的美好，而不会有“身在福中不知福”的遗憾，只要懂得珍惜，幸福也就会来到我们的身边。

静，又是一种悠远的境界。宁静可以致远，可以使我们获得智慧和灵感。当我们从繁忙的工作中脱身出来，在一个宁静的夜晚，泡上一杯香茶，细细品味，曾经不曾想过的问题便会浮上心头，正困惑的事情便得到解决的答案。

当我们远离喧嚣的都市生活，来

到幽静的大自然中旅行，我们的身心便会为之陶醉，有着洗礼后的喜悦和欣慰，精神也会为之焕发。《大学》云：“知止而后有定，定而后能静，静而后能安，安而后能虑，虑而后能得。”人们若能经常保持宁静、安定的心念，有一个安详宁静的环境，无论工作、处事都能提高效率，时时皆能有所得有所悟。所以，古人常说“静思则通”，朱子说：“静中有无限妙理。”在道家那里要入静修炼，在佛家那里，要参禅打坐，也便是做戒定慧的功夫，来成就自己的德行智慧。

身要动，心要静，这是人们延年益寿的妙诀。健康、强壮的身体，离不开运动，经常锻炼身体才能促进血液循环，才能改善组织器官的功能，所以，“知者动，仁者静”。一个贪图安逸的人不是静，而只能使其走向堕落。所以说：“身之修养主乎动，心之修养主乎静。”对于人生来说，心静身动才能使身心健康，身心舒畅。

一个和睦的家庭，也需要“静”字来成就。如果家庭中每个成员都能平心静气对待一切人和事，就不会偏执，更不会走向极端，不会无缘无故地争吵。将心气静下来，“行有不得，反求诸己”，遇事便会多为他人着想，家人互相之间多一点关爱，家庭自然便会和睦。

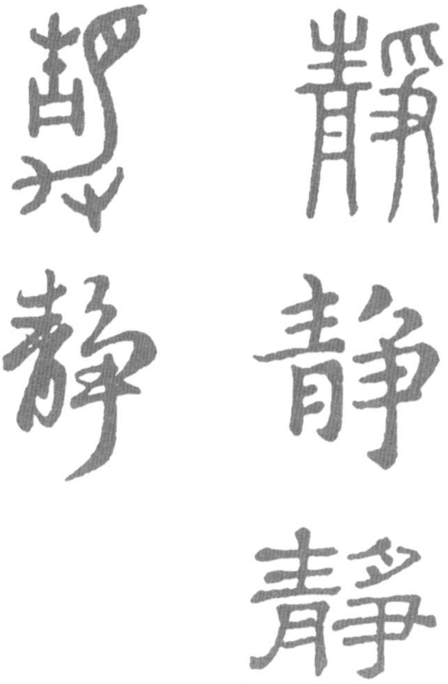

心灵感悟

静是形声字，本义为松开争夺的手去看天蓝色；引申义为停下来。一个“静”字，蕴含了古人圆融通达的智慧，对我们每个人、每个家庭、社会都有着深刻的内涵与意义，也更让我们体会到传统文化的博大精深。

临产补气美味：
羊肉红枣汤

分娩时是非常消耗体力的，所以，分娩前的饮食安排很重要。如果饮食得当，不但能保证准妈妈的营养，还能增加产力，促进产程的发展。在即将分娩的日子里，我们推荐给准妈妈吃下面这道温和滋补的羊肉红枣汤。

食谱原料

羊肉100克，大葱30克，生姜15克，红枣5颗，盐适量。

制作方法

1. 羊肉洗净，切片。
2. 大葱、生姜洗净，切细丝。
3. 红枣洗净，泡软，去核。
4. 将羊肉、大葱丝、生姜丝、红枣放入锅中，加入适量清水，炖煮至羊肉软烂，入盐调味即可。

美食道理

羊肉性温，富含蛋白质，热量高，能促进血液循环，增暖御寒，又可促进母体乳汁的分泌；红枣补血补气，对孕妇有很好的滋补作用。此汤具有补血、益气、安胎、止血、催乳的功效，可帮助准妈妈增加体力、解除疲劳。

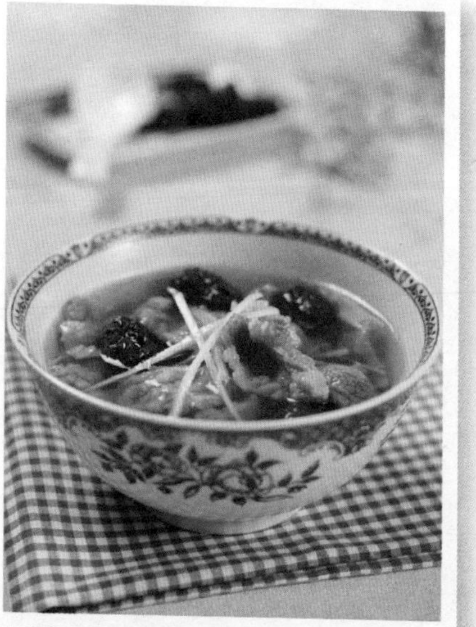

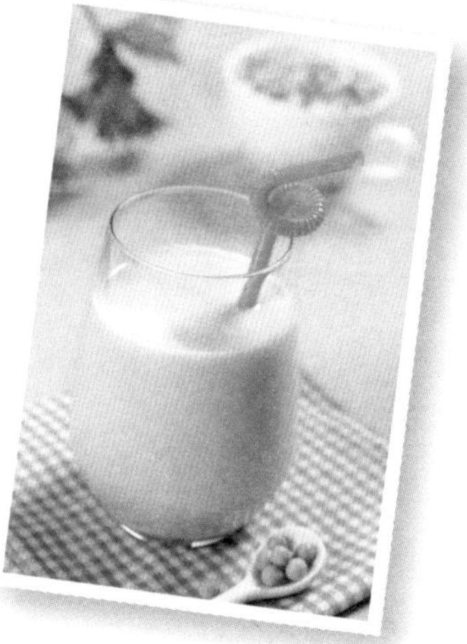

胎教百科：
如何喝对豆浆

准妈妈孕期和产后都是可以喝豆浆的。豆浆中的蛋白质消化率达到95%以上，准妈妈喝豆浆是摄入蛋白质的很好方式。但是，准妈妈必须要了解怎样正确地喝豆浆。

忌喝未煮熟的豆浆

很多人喜欢买生豆浆回家自己加热，加热时看到泡沫上涌就误以为已经煮沸，其实这是豆浆的有机物质受热膨胀形成气泡造成的上冒现象，并非沸腾，是没有熟的。没有熟的豆浆对人体是有害的，因此一定要煮熟了再喝。

忌在豆浆里打鸡蛋

很多人喜欢在豆浆中打鸡蛋，认为这样更有营养，但这种方法是不科学的，这是因为鸡蛋中的黏液性蛋白易和豆浆中的胰蛋白酶结合，产生一种不能被人体吸收的物质，大大降低了人体对营养的吸收。

忌冲红糖

豆浆中加红糖喝起来味甜香，但红糖里的有机酸和豆浆中的蛋白质结合后，可产生变性沉淀物，大大破坏了营养成分。

忌装保温瓶

豆浆中有能除掉保温瓶内水垢的物质，在温度适宜的条件下，以豆浆作为养料，瓶内细菌会大量繁殖，经过3~4个小时就能使豆浆酸败变质。

忌喝过量

一次喝豆浆过多容易引起蛋白质消化不良，出现腹胀、腹泻等不适症状。

忌空腹饮用

豆浆里的蛋白质大都会在人体内转化为热量而被消耗掉，不能充分起到补益作用。饮豆浆的同时吃些面包、糕点、馒头等淀粉类食品，可使豆浆中蛋白质等在淀粉的作用下，与胃液较充分地发生酶解，使营养物质被充分吸收。

忌与药物同饮

有些药物会破坏豆浆里的营养成分，如四环素、红霉素等抗生素药物。

古琴名曲：《潇湘水云》

经过十个月的熏陶，现在的胎宝宝真的应该是准妈妈的“知音”了，准妈妈的喜怒哀乐胎宝宝都能清晰地感觉到，准妈妈喜欢的音乐相信宝宝也一定爱听。胎宝宝今天就与准妈妈一起来听听这首古琴曲《潇湘水云》。

潇湘水云

黄　莱

鹿死徒负隅，虎视犹自固，
长怀惓惓情，环顾茫茫雾，
居正托空言，偏安终故步，
靖康耻未消，嘉定疑犹怖，
忍割重臣头，谄事儿皇父。
楼阁起荒村，笙歌杂野哭。
骠骑索绣珍，胥吏追徭赋。
竞供权贵嬉，那问灾黎诉。
蹈海不尊秦，入山惟望楚。
抱琴问九嶷，掇梃归三户。
纵指发奇哀，潇湘水云怒。

音乐欣赏

《潇湘水云》相传由南宋浙派琴家郭沔创作的。潇、湘乃是古代湖南境内的两条河流，九嶷山位于湖南省宁远县南，相传舜葬于此，是人们心中的圣地。其时，元兵南侵入浙，郭氏隐居湖南，常在二水合流处游航，每当远望九嶷山为云水所蔽，见到云水奔腾的景象，便引起他对山河残缺、时势飘零的感慨，于是作《潇湘水云》，以寄眷念之情。

此曲版本很多，《神奇秘谱》原载共十段，各段标题为：洞庭烟雨、江汉舒晴、天光云影、水接天隅、浪卷云飞、风起水涌、水天一碧、寒江月冷、万里澄波、影涵万象。清朝以后逐渐发展成十三段、十八段不等。

乐曲以泛音演奏的引子开始，营造了烟雨朦胧的氛围；入拍后，前半曲曲调委婉舒展，模拟了波涛翻滚的形象，而后半曲是奔腾激越的情绪发展，将全曲推向了高潮；之后速度减慢，再现主题曲调，结束在泛音尾声段上。全曲情景交融，寓意深刻。

从琴乐艺术的独特感染力来说，此曲是要透过对自然景物的描写，以音乐的形式，表现处于一定社会氛围中的个人情感体验，表达古代琴人的情志、意趣。

《潇湘水云》在古琴曲中是一首十分著名的琴曲，为众多琴家所推崇。历代琴人争相弹奏。不论是思想内容、曲式结构、技术技巧及旋律的可听性等方面，都是极具代表性的一首作品。

动嘴又动脑，
来场绕口令比赛

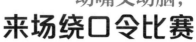

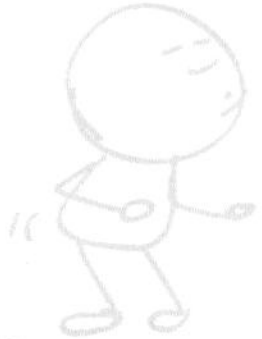

在迎接宝宝即将降临的时刻，准爸爸妈妈不妨进行一次有趣的绕口令比赛，看看谁吐字发音更为准确清楚呢！

两个排

营房里出来两个排，直奔正北菜园来，
一排浇菠菜，二排砍白菜。
剩下八百八十八棵大白菜没有掰。
一排浇完了菠菜，
又把八百八十八棵大白菜掰下来；
二排砍完白菜，把一排掰下来的八百八十八棵大白菜背回来。

酸枣子

山上住着三老子，山下住着三小子，山腰住着三哥三嫂子。
山下三小子，找山当腰三哥三嫂子，借三斗三升酸枣子，
山当腰三哥三嫂子，借给山下三小子三斗三升酸枣子。
山下三小子，又找山上三老子，借三斗三升酸枣子，
山上三老子，还没有三斗三升酸枣子，
只好到山当腰找三哥三嫂子，
给山下三小子借了三斗三升酸枣子。
过年山下三小子打下酸枣子，
还了山当腰三哥三嫂子，
两个三斗三升酸枣子。

怡情养性来插花

孕期的准妈妈一定都会喜欢花，因为花能给人带来美丽的憧憬。买来的鲜花准妈妈怎样摆放好看呢？今天我们就和准妈妈一起来试一试，学学如何插花。

插花的艺术表现

所谓插花，就是把花插在瓶、盘、盆等容器里。插花既不是单纯的各种花材的组合，也不是简单的造型，而是要求以形传神，形神兼备，以情动人，融生活、知识、艺术为一体的一种艺术创作活动。现代艺术插花不过分要求花材的种类和数量，但十分强调每种花材的色调、姿态和神韵之美。用一种花材构图，也可以达到较好的效果。不同的构图以及与不同花材花器的组合，达到的效果则是完全不同的，这也就是艺术插花的表现力。

自己动手插花

1.摘叶。根据插花器皿的高度摘去水面以下的所有叶子，这样子可以保持水质清新，如果是透明容器，还可以看到水中的茎干形状。

2.整修花枝。用小刀刮去花枝上的突起物，把花枝底部剪成斜口，使它有较大的面积可以吸水。

3.将处理好的花枝插到容器里，根据颜色。花型调整位置，尽量填满整个花器口，让造型看上去更加饱满。

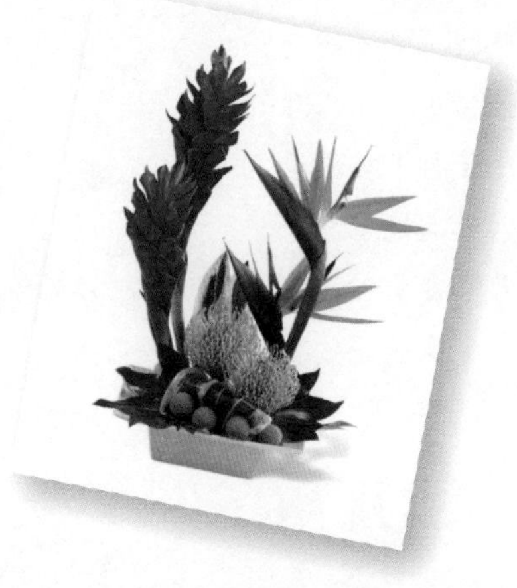

书中旅游：
美丽的普罗旺斯

普罗旺斯的美景令人迷恋，那成片成片的薰衣草会让准妈妈与胎宝宝流连忘返。

美丽的普罗旺斯传说

据说，村中有个少女，独自在寒冷的山谷中采着含苞待放的花朵，就在回家的途中，遇见一位来自远方受伤的旅人向她问路。少女捧着满怀的花束，深情地望着这位俊俏的青年，就在那一刹，她的心已经被青年热情奔放的笑容所占据。不顾家人的反对，少女坚持让青年留在家中的客房疗伤直到痊愈。随着日子一天一天地过去，青年的腿伤已好，两人的感情也急速加温。就在一个微凉的清晨，青年要告别离去，少女却不顾家人的反对也要随着青年远去，到远方青年开满玫瑰花的故乡……村中的老奶奶在少女临走前，握着一把初开的薰衣草花束，让痴情的少女用这初开的薰衣草花束试探青年的真心。据说，薰衣草花束的香气会让不洁之物现形。就在一个山谷中开满薰衣草的清晨，正当青年牵起少女的手准备远行时，少女将藏在大衣内的一把薰衣草花束，丢掷在青年的身上，就这样，一阵紫色的轻烟忽聚忽散，山谷中隐隐约约地可听到冷风飕飕，像是青年在低吟着：我就是你想远行的心啊。留下少女孤独的身影独自惆怅，没多久，少女也不见踪影，有人说，她是循着玫瑰花香找寻青年去了，有人说，她也被青年幻化成一缕轻烟消失在山谷中……

美丽的普罗旺斯

普罗旺斯是欧洲的“骑士之城”，位于法国东南部，毗邻地中海和意大利。

普罗旺斯最令人心旷神怡的是，它的空气中总是充满了薰衣草、百里香、松树等的香气。这种独特的自然香气是在其他地方所无法轻易体验到的。其中又以薰衣草最为得天独厚且受到人们喜爱。

如果有人说普罗旺斯是彻底的浪漫，大概也不过分，因为，这里除了流传很久的浪漫爱情传奇，还有因《马赛曲》而闻名的马赛，因《基督山伯爵》而为众人皆知的依夫岛，还有儒雅的大学城艾克斯和阿维尼翁，回味久远的中世纪山庄，街边舒适的小咖啡馆。

歌剧：《卡门》

比才是19世纪法国具有鲜明个性的作曲家，他的作品大都反映社会底层人民的生活。他的歌剧《卡门》成为法国及世界歌剧史上划时代的作品，也成为世界各国久演不衰的作品。

故事内容

相貌美丽而性格倔强的吉卜赛姑娘女工卡门和军人唐·豪塞堕入情网，唐·豪塞舍弃了他在农村时的情人米卡埃拉。后来唐·豪塞因为放走了与女工们打架的卡门而被捕入狱，出狱后他又加入了卡门所在的走私犯的行列。但是卡门后来又爱上了斗牛士埃斯卡米里奥。在人们为埃斯卡米里奥斗牛胜利而欢呼时，卡门却死在了唐·豪塞的匕首下。

歌剧欣赏

在《卡门》的第一场帷幕，观众似乎能闻到南方特有的干燥气味。广场上儿童嬉笑打闹着，年轻的小伙子们翘首等候吉普赛姑娘们的放工，每个人好像只关注一个问题“卡门在哪里？”卡门唱着巴哈聂拉来了，先是小调，随即是大调，所有人都为她神魂颠倒，她却偏偏将花儿扔在唐·荷塞的脚下。

第二幕，走私犯与吉普赛姑娘轻蔑地唱着五重唱。在响板伴奏下，卡门打碎玻璃，又唱有跳，其中又夹杂了远处的号角声，这似乎应该出自一位20世纪作曲家之手。卡门嘲笑唐·荷塞是个胆小鬼。他则是平生第一次鼓起勇气，向一个女子坦白了爱情——奏响了“花之咏叹歌”。这时，二人的声音第一次结合成一段短句。

第三幕结尾处，唐·荷塞向卡门高声、动情地保证“我们还会再见面”时，所有这一切都是完美地或者说时戏剧意义上的歌剧激情。每个人都逃不开爱情、嫉妒与报复的魔圈。“纸牌三重唱”中，卡门刚好理好牌，突然停止在一个音上——等待良久的死亡主题终于响起。最后一幕，生与死的较量不仅仅发生在幕后斗牛表演的竞技场上，卡门与唐·荷塞在台前的那场对话更具有生死一线的意义。唐·荷塞的歌声迷惑动人，徒劳地企图让卡门回心转意。然而对卡门而言，无法摆脱唐·荷塞的事实比死亡更加可怕——这段独白简洁、深刻、可信，使得她整个人物即极为真实又不失独特，更加衬托出她至死不渝的性格。

英文诗：《羔羊》

威廉·布莱克

威廉·布莱克被誉为英国浪漫主义的先驱；是一位具有天分的抒情诗人，是“最能表现精神的艺术家”；布莱克也是一位革命诗人，他在诗中表达了强烈的革命激情和反叛精神；布莱克还是一位象征主义者和神秘主义者，他的诗歌充满意象，象征主义和神秘主义色彩浓厚，诗句晦涩难懂。

The Lamb

Little Lamb, who made thee?
Dost thou know who made thee?
Gave thee life, and bid thee feed,
By the stream and o'er the mead;
Gave thee clothing of delight,
Softest clothing, woolly, bright;
Gave thee such a tender voice,
Making all the vales rejoice?
Little Lamb, who made thee?
Dost thou know who made thee?

Little Lamb, I'll tell thee,
Little Lamb, I'll tell thee.
He is called by thy name,
For He calls Himself a Lamb.
He is meek, and He is mild;
He became a little child.
I a child, and thou a lamb,
We are called by His name.
Little Lamb, God bless thee!
Little Lamb, God bless thee!

羔羊

小羔羊，谁造就了你？
你是否知道谁造就了你？
他给予你生命，给予你粮食
在河流边，在青草地。
给予了你欢乐的衣裳，
柔软，毛茸茸而明亮
给予了你这样温柔的声响
叫得所有的山谷欢声飞扬？
小羔羊，谁造就了你？
你是否知道谁造就了你？
小羔羊，我告诉你
小羔羊，我告诉你。
神主也被称作你的名字
他也称自己为一只羔羊。
神主温顺，神主仁慈；
神主成了一位小弟弟。
我是弟弟而你是羔羊
我们都以神主的名而声扬。
小羔羊，神主祝福你！
小羔羊，神主祝福你！

寓言故事：
《狐狸和葡萄》

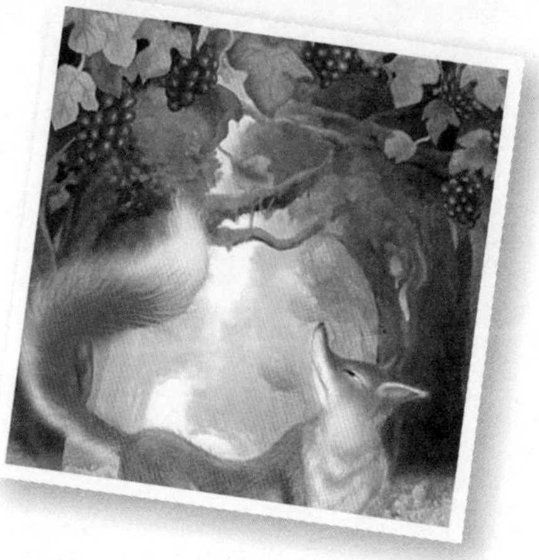

在一个烈日炎炎的夏天，一只又饿又渴的狐狸正在到处找吃的。忽然，看到前面有一个果园，心想：“里面一定有好多好吃的，我一定要吃个够。”于是，它飞快地向果园走去。

狐狸一进果园，就看到头顶上有一大串一大串熟透了的葡萄。狐狸是多么想吃到那些香甜、多汁的葡萄啊！

于是，它后退了几步，然后向前一冲，跳起来，怎奈狐狸太矮小了，无法够到葡萄。没摘到葡萄的狐狸不甘心，又后退了几步继续试着跳起来够葡萄。一次，两次，三次，跳了无数次后狐狸仍然没有摘到葡萄。狐狸实在太累了，再也跳不起来了。它凝视了葡萄很久，想了半天，也没想出摘到葡萄的办法。无可奈何的狐狸只好选择放弃。它昂起头，装作满不在乎的样子，一边走一边说：“我敢肯定这些葡萄还没有熟，一定是酸的，肯定一点都不好吃。”

正要摘葡萄的孔雀听了狐狸的话说：“既然葡萄是酸的那就不吃了，等熟了再摘吧。”

孔雀又告诉了准备摘葡萄的长颈鹿，长颈鹿听说葡萄没熟是酸的，也没有摘，又告诉了树上的猴子。

猴子说：“我种的葡萄已经熟透了，而且品种优良，肯定是甜的。”猴子说着便摘了一串吃了起来，口味非常香甜。

猴子又摘了几串分别给狐狸、孔雀、长颈鹿品尝。它们吃着香甜、多汁的葡萄，不好意思地笑了。

小故事大道理

这是一个寓言故事，启示我们不要像狐狸那样达不成某件事而反说此事的不好。人们对于自己得不到的东西常会说那东西是不好了。也许这是一种消极的自我安慰。我们要对所做的事勇于探索，持之以恒，并要讲究方法。

国学经典：
《三字经》（节选）

《三字经》与《百家姓》、《千字文》并称为三大国学启蒙读物。朗朗上口的《三字经》非常适合准妈妈经常给胎宝宝诵读，哪怕是反复诵读一小部分，都会发现自己的收获将是无限的。

《三字经》

人之初，性本善。性相近，习相远。

释义：人生下来的时候都是好的，只是由于成长过程中，后天的学习环境不一样，性情也就有了好与坏的差别。

启示：人从小就要好好学习，区分善恶，才能成为一个对社会有用的人才。

苟不教，性乃迁。教之道，贵以专。

释义：如果从小不好好教育，善良的本性就会变坏。为了使人不变坏，最重要的方法就是要专心一致地去教育孩子。

启示：百年大计，教育为本。要想使孩子成为对社会有用的人才，必须时刻注意对孩子的教育，专心一致，时时不能放松。

昔孟母，择邻处。子不学，断机杼。

释义：战国时，孟子的母亲曾三次搬家，是为了使孟子有个好的学习环境。一次孟子逃学，孟母就割断织机的布来教子。

启示：作为孩子，要理解这种严格的要求，是为了使自己成为一个有用的人才。

窦燕山，有义方。教五子，名俱扬。

释义：五代时，燕山人窦禹钧教育儿子很有方法，他教育的五个儿子都很有成就，同时科举成名。

启示：仅仅教育，而没有好的方法也是不行的。好的方法就是严格而有道理。

笑话说爸爸

老爸智斗俄罗强盗

老爸到俄罗斯出差，回旅馆的路上叫了一辆出租车，进车的时候发现两个俄罗斯人一左一右把他夹在中间。一个家伙指手画脚逼他去赌场。老爸连忙摇头："china not casino。"

其中一个家伙说了一句俄语，意思说："没关系，没关系。"

老爸又说："布尔什维克，布尔什维克。"

俄罗斯人耸耸肩膀："没关系，没关系。"

老爸爸没辙了，眼看车越开越远，他看到拐角处有个警察模样的人。小学一年级学的一个单词突然冒了出来。俄语"队长"读音和"国民党"很相近。老爸大叫："国民党，国民党。"

那两个俄罗斯人吓了一大跳，连忙打开车门让老爸下车。

就这样，一个单词救了老爸一命。

野菊花蜂蜜

妻子怀孕后便秘，在营业员推荐下，买了瓶野菊花蜂蜜。妻子问老公："要怎么才能知道蜜蜂采的是野菊花的蜂蜜？难道这中间就不夹杂着玫瑰花、油菜花的蜂蜜？"老公一本正经地说："养蜂人在每只蜜蜂脖子里拴根绳子，牵着它们去野菊花地里的！"

取名字

我高中班里有个男生，名字叫何难。因为这个特别的名字，老师常常叫他回答问题，反正对他来说，"这有何难！"

我对他名字的来源很感兴趣，就去问老爸，什么情况下可能取这个名字。

老爸告诉我："可能是因为他爸爸很想有个儿子，如愿以偿后就很得意，'这有何难！'"

"如果他妈妈再生一个儿子呢？"我问爸爸。

爸爸说："就叫何必。你想想，一个儿子就好了，再生一个，这又何必？"

"那如果他妈妈又生了一个呢？"

爸爸叹了口气："那只有叫何苦了。"

胎教手语：
我们是一家人

马上就要和宝宝见面了，准爸爸准妈妈喜悦的心情真是难以言表。准妈妈用充满爱的手势告诉即将出生的宝宝：我们是一家人！

我们▶右手食指指自己表示我，然后右手平伸手掌，掌心向下体前水平画一圈表示一群人，连起来就是表示“我们”。

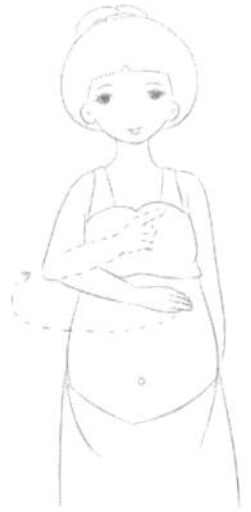

是▶右手食指中指交叉打“十”的动作向下一敲，表示“是”。

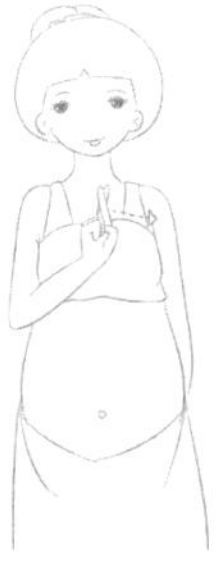

一▶伸右手食指表示“1”。

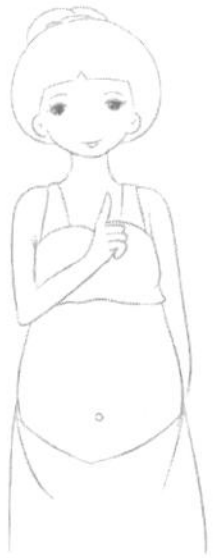

家▶两手掌各自并拢，指尖相触搭一个三角的顶，表示“家”。

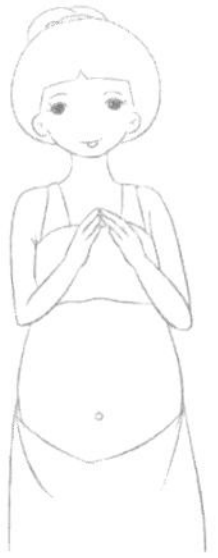

人▶两手示指互搭成汉字“人”字形表示“人”。

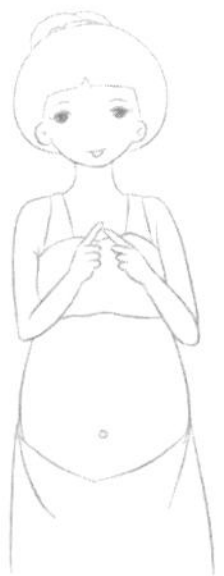